FUCHANKE ZHUYUAN YISHI
GUIFANHUA PEIXUN JIAOCAI

妇产科住院医师规范化培训教材

欧卫香 —————— 主编

天津出版传媒集团

天津科学技术出版社

图书在版编目(CIP)数据

妇产科住院医师规范化培训教材／欧卫香主编. ——
天津：天津科学技术出版社，2021.5
ISBN 978 - 7 - 5576 - 8904 - 9

Ⅰ．①妇… Ⅱ．①欧… Ⅲ．①妇产科病 - 诊疗 -
岗位培训 - 教材 Ⅳ．①R71

中国版本图书馆 CIP 数据核字(2021)第 063263 号

妇产科住院医师规范化培训教材
FUCHANKE ZHUYUAN YISHI GUIFANHUA PEIXUN JIAOCAI

责任编辑:张　跃

天津出版传媒集团
出　　版: ——————————————
　　　　　 天津科学技术出版社

地　　址:天津市西康路 35 号
邮　　编:300051
电　　话:(022)23332399
网　　址:www. tjkjcbs. com. cn
发　　行:新华书店经销
印　　刷:新乡市天润印务有限公司

开本 710×1010　1/16　印张 19.5　字数 317 000
2021 年 5 月第 1 版第 1 次印刷
定价:58.00 元

目 录
CONTENTS

第一部分 绪 论

1993 年，住院医师规范培训开始，卫生部印发《关于实施临床住院医师规范化培训试行办法的通知》，这是医学生毕业后教育的重要组成部分。2013 年，国家七部门联合发布《关于建立住院医师规范化培训制度的指导意见》及相关文件。2015 年，全国全面启动住院医师规范化培训工作，并逐步建立住院医师规范化培训制度，要求所有新进医疗岗位的本科及以上学历临床医师均接受住院医师规范化培训。

住院医师规范化培训是指医学类专业毕业生在完成医学院校教育之后，继续以住院医师的身份在国家认定的专业培训基地，即临床科室接受以提高临床能力为主的系统性、规范化培训。

住院医师规范化培训对于培训临床医师、提高临床医师医疗质量极为重要，占据了临床医师医学终生教育的承前（医学院校基本教育）启后（继续医学教育）的重要地位，是临床医师成为医学临床专家形成过程的关键所在。

既往，我国没有规范化住院医师培训制度，学生从医学院校毕业后，未经规范化培训培养，就直接进入医院从事临床工作，临床医师以后的能力和水平一定程度上取决于所在医院的条件，导致临床医师专业能力相差太大。20 世纪 80 年代开始，国家恢复了住院培训的试点工作。国家卫生部经过十余年的实践，总结出住院医师规范化培训的制度和模式，并逐步完善。

住院医师培训是医学生毕业后教育的主要阶段，对于培养高层次医师、提高医疗质量极为重要。从全世界范围看，欧美发达国家均已确立了医学教育连续统一体，由学校基本教育、毕业后医学教育和继续医学教育三个相对独立又相互联系的阶段组成，建立了比较成熟的住院医师培训和准入制度，对保证其医疗水平与质量发挥了重要作用。在中华人民共和国成立初期，一些著名的医学院校在培养住院医师方面要求极其严格。改革开放后，这一制度得到恢复和发展，住院医师培训工作更加规范。

目前我国卫生事业正处在前所未有的战略发展时期，人民对卫生健康的要求不断提高，卫生人才队伍专业技术的总体水平提高，为建设小康社会，提高全民健康素质，保证卫生服务公平、效率和水平提供人才保证。医学是一门需要博学的科学，住院医师规范化培训对强化住院医师的基本功有很好的帮助。

妇产科住院医师规范化培训在规培生中占据重要地位，为母婴安全提供重要的保驾护航作用。

本书为妇产科住院医师规范化培训教材，为妇产科住院医师提供理论学习工具。其中有大量临床工作经验供妇产科住院医师学习。

妇产科学是一门研究女性在妊娠期、分娩期及产褥期全过程中孕产妇、胚胎及胎儿所发生的生理和病理变化，并对病理改变进行预防、诊断和处理的临床医学学科。

妇产科规培医师需要在三年规培期产科轮转时间内通过学习进一步掌握产科学的知识，为以后的工作打下良好的基础。

妇产科规范化培训分为理论学习和临床学习两个方面。理论学习是基础，要认真学习基础理论和基础知识，为临床实践打好基础。临床学习要培养正确的临床思维方法，掌握各种诊断方法和治疗措施。

"不为良相，则为良医"，医师必须具备高尚的医德医风和良好的人文素养，规培医师在学习期间，要牢固树立"以患者为中心"的服务理念，在学习过程中，要将自己培养为一名"服务好、质量好、医德好、群众满意"的合格医师。

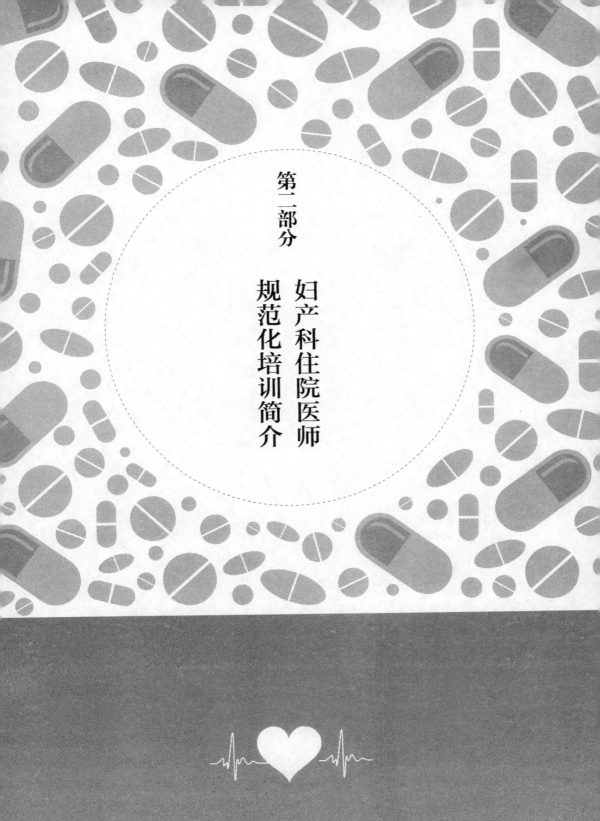

第二部分

妇产科住院医师
规范化培训简介

第一章　培训内容

一、培训年限

住院医师规范化培训实行分阶段培训。第一阶段规范化培训，本科毕业生培训时间为 3 年，硕士毕业生培训时间原则上不少于 2 年。专科规范化培训时间还需要 2 年。

在规定时间内未按照要求完成培训或考核不合格者，培训时间可延长，延期培训时间不超过 3 年。延期培训期间费用由个人承担。

二、培训目标

培训的目标是为各级医疗机构培养具有良好的职业道德、扎实的医疗理论知识和临床技能，能更加专业化、同质化地承担本专业常见多发疾病诊疗工作的临床医师。

培训主要在专业基地范围内进行轮训，培训学员参加专科各主要科室和相关学科的临床医疗工作，并在培训老师的指导下对临床诊断、治疗、技能操作等内容进行严格的培训。具体要求如下。

1. 专业理论

掌握本专业的基本理论，具有较系统的二级学科知识，了解相关学科的基础知识。

2. 临床技能

掌握本专业的基本诊疗技术及本学科主要疾病的病因、发病机制、临床表现、诊断和鉴别诊断、处理办法、门急诊处理、危重患者抢救、规范化病历书写等临床知识和临床技能。

3. 教学能力

具有指导本科生临床实习能力。

4. 传染病知识

掌握常见传染病基本防治知识，初步掌握主要传染病诊断、处理和预防能力，能及时、正确地报告传染病病例。

5. 循证医学知识

掌握临床循证医学理论和方法。

6. 科研能力

掌握临床科研方法，能总结临床经验，初步写出具有一定水平的文献综述、病例报道、论文及科研课题。

7. 外语水平

能借助词典或者电脑阅读专业外文文献，并具有一定的听说读写的外语能力。

8. 人文素质

具备良好的医师道德和从医所需的人文综合素质。

培训一年之后必须参加执业医师资格考试。

三、培训内容及要求

通过完成本学科主要科室或者其他学科有关科室的轮转，提高临床工作能力。要求掌握本学科基本理论、基础知识和基本技能。

1. 综合素质要求

（1）以"三严"即"严肃的态度、严格的要求、严谨的作风"培养严谨、求实的工作作风及医疗技术精益求精的科学态度。

（2）医师应学习法律，拥有法律意识、依法行医，保护患者隐私、尊重患者合法就医的各项权利。

（3）树立"以人为本""以患者为中心"的职业理念和优良的医德医风。

（4）具备良好的与患者及家属沟通的能力。

（5）遵纪守法、团结协作，具有良好的人际沟通能力和人文素养。

2. 基本理论、基础知识及基本技能

依照各专业《住院医师规范化培训标准与内容细则（试行）》要求执行。

（1）病种：达到各专业《住院医师规范化培训标准与内容细则（试行）》的病种各种要求。

（2）轮转培训：要求达到各专业《住院医师规范化培训标准与内容细则（试行）》的轮转要求，如果未完成轮转计划或轮转训练未达到要求，视为培训不合格，不能参加省卫生健康委组织的考核。

（3）临床技能培训：达到各专业《住院医师规范化培训标准与内容细则（试行）》规定的临床技能训练要求。

3. 专业外语

能借助词典、电脑进行阅读各学科指定的外文专著、有关文献、专业杂志，并具有一定的听说写能力。

4. 临床实践时间

培训期间每年病、事假不超过 10 天，超过的时间需补上，方可结业。

第二章　住院医师规范化培训的考核

住院医师规范化培训考核包括过程考核和结业考核，以过程考核为重点。过程考核合格和通过执业医师资格考试是参加结业考核的必备条件。培训对象申请参加结业考核须经培训基地初审合格并报省卫生健康委或省卫生健康委委托的行业组织考核。

一、过程考核内容

过程考核是对各专业住院医师规范化培训在临床科室培训过程中的动态综合评价，由医院依照各专业规范化培训内容和标准，严格组织实施。过程考核一般安排在完成某专业科室轮转培训后由指定专家进行，内容包括医德医风、出勤情况、临床实践能力、培训指标完成情况和参加业务学习情况等方面。

过程考核包括日常考核、出科考核和年度考核。

日常考核由带教老师按照医院制定的考核表负责组织。

出科考核是规培学员按照住院医师规范化培训大纲要求完成每一科室轮转培训后，由相应科室的培训管理小组按照《住院医师规范化培训标准与内容细则（试行）》要求组织考核。

年度考核由科教科组织院规培考核小组成员按照《住院医师规范化培训标准与内容细则（试行）》要求，对规培学员进行年度理论、技能考核。

二、结业考核内容

结业考核包括理论考核和临床实践能力考核，由省卫生健康委组织。

三、考核结束

对通过住院医师规范化培训结业考核的培训对象，颁发统一制式的住院医师规范化培训合格证书。

第三章　住院医师规范化培训岗前培训

岗前培训的目的是使新进入专业基地的住院医师规范化培训学员能尽快适应医院的工作环境，帮助学员了解医院，熟悉岗位，明确自己的义务和职责。

一、岗前培训

凡新进住院医师规范化培训学员必须参加医院组织的岗前培训，未经岗前培训不得上岗。

二、岗前培训的时间、内容及形式

1. 培训时间

新进规培学员下科室培训前进行，且培训时间不少于一周。

2. 岗前培训的内容

（1）医院基本概况，劳动纪律，医院的院规院纪等教育。

（2）医院行风建设、医德规范教育，培养培训学员廉洁从医的责任意识。

（3）医院核心制度、医疗安全措施、执业医师法释义、医疗事故处理办法，传染病管理办法、操作常规等卫生法规。

（4）病历书写规范、体格检查、常见症状的诊断与鉴别诊断、抗菌药物合理应用等临床基础知识。

（5）应用工作制度、医务人员的岗位职责。

（6）医院临床住院医师规范化培训制度、考核制度、奖惩办法等相关政策。

（7）传染病知识教育。

（8）预防与控制医院感染基本知识教育。

（9）法制教育及消防安全常识教育。

3. 岗前培训的形式

岗前培训主要以集中理论授课的方式进行。

三、岗前培训的要求

新进住院医师规范化培训规培学员到人事科报到后，人事科负责组织规培学员的岗前培训，制订规培计划，安排具体学习日程，岗前培训结束后组织考核，考核合格者方可上岗。考核不合格者，人事科安排其继续培训，并补考一次，仍不合格者，将取消其规培资格。

第四章 住院医师规范化培训入科前教育

为使住院医师规范化培训学员能尽快适应医院的工作环境，熟悉岗位，明确自己的义务和职责，根据国家住院医师规范化培训有关要求，结合医院实际情况，为进一步规范管理，特进行住院医师规范化培训入科前教育。

入科教育分为专业基地层面和科室层面分别进行。

凡新进入的住院医师规范化培训学员必须参加专业基地层面的入科教育，否则不得入科培训。

住院医师规范化培训学员轮转到新科室时，必须参加科室的入科教育，否则按照轮转不合格处理。

一、入科教育的时间和内容

专业基地层面组织的入科教育安排在医院组织的岗前培训结束后进行，由专业基地负责实施，由专业基地负责人或教育秘书主持。培训的内容应包括：专业基地的培训小组组成情况、专业基地带教老师情况、考勤管理规定、各种管理制度及要求、轮转手册登记要求和注意事项等，培训在半天内完成，并做好相应的记录。

二、科室层面的入科教育

入科教育安排在住院医师规范化培训学员转科后第一天进行，由科室负责人或教育秘书组织开展。培训内容包括：科室培训小组成员以及带教老师情况、科室规章制度及要求、常用医疗质量管理及核心制度、出科考核相关规定，医疗文书的书写规范等，培训在 2 小时内完成，并做好培训及签到记录。

第五章 住院医师规范化培训沟通反馈机制

为使住院医师规范化培训工作顺利实施，营造和谐、积极向上的工作环境，确保医院住院医师规范化培训工作能够在统一计划、部署的原则下达到及时沟通、理解一致、解决有效、执行畅通、师生满意的目的，故建立与带教老师、住院医师规范化培训学员沟通反馈机制。

建立与带教老师、住院医师规范化培训学员沟通反馈机制，体现了医院在住院医师规范化培训学员教育和管理中以人为本的人文精神，体现了医院对住院医师规范化培训学员的关心及爱护。定期与住院医师规范化培训学员沟通，可以充分倾听学员对住院医师规范化培训工作的意见和建议，回答住院医师规范化培训学员关注的热点和难点问题，解决他们学习和生活中遇到的实际困难。

第六章 住院医师规范化培训学员的保障措施

一、编制保障

国家机构编制部门在制定医疗卫生机构编制标准时，根据情况，将有关机构承担的住院医师规范化培训任务作为核定编制时统筹考虑的因素。

二、住院医师规范化培训学员管理与待遇

住院医师规范化培训学员是培训基地住院医师的一部分，应遵守培训基地的有关规定，并依照规定享受相关待遇。

（1）单位委派的培训对象（单位人）培训期间原人事（劳动）、工资不变，委派单位、培训基地和培训对象三方签订委托培训协议，委派单位发放的工资低于培训基地同等条件住院医师工资水平的部分由培训基地负责发放。单位委派的培训对象培训结束后必须回到原单位工作，培训基地不得留用。

（2）面向社会招收的培训对象（社会人）在培训期间，培训基地与培训对象签订培训和劳动合同，委托省、市（州）人才交流服务中心管

理人事关系及档案，其培训期间的生活补助由培训基地负责发放，标准参照培训基地同等条件住院医师平均水平确定，由培训基地按照国家和省有关政策规定，为住院医师规范化培训对象代缴基本养老、基本医疗、失业、工伤和生育五项社会保险费。培训时间计算为连续工龄。培训结束后，培训对象自主择业。

（3）医学专业学位研究生参加培训，由培训基地、所在高等院校和研究生三方签订委托协议，其待遇执行国家研究生教育有关规定，培训基地可根据培训考核情况向其发放适当生活补贴。

（4）在规定时间内未按照要求完成培训或考核不合格者，按照国家卫生健康委的规定顺延培训时间，延长期内不再享受培训基地发放的工资和社会保障待遇，培训所需费用由个人承担。

三、经费保障

建立政府投入、基地自筹、社会支持的多元投入机制。政府对按照规划建设设置的培训基地基础设施建设、设备购置、教学实践活动以及面向社会招收和单位委派对象给予必要补助，中央财政通过专项转移支付予以适当支持。国家立项支持的各全科医学基地按照标准抓好基地建设，配备教学设备设施，在住院医师规范化培训中发挥应有作用。

四、学位衔接

主要是探索住院医师规范化培训与医学硕士专业学位（临床、口腔、中医）研究生教育有机衔接的办法，逐步统一住院医师规范化培训和医学硕士专业学位研究生培养的内容和方式。

到2020年，我省高等医学院校招录的医学硕士专业学位研究生，应全部纳入住院医师规范化培训管理，高等医学院校和规培基地要加快推进。取得住院医师规范化培训合格证并符合国家学位要求的临床医师，可授予医学硕士专业学位；符合住院医师规范化培训管理要求，按照住院医师规范化培训标准内容进行培训并考核合格的医学硕士专业学位研究生，可取得住院医师规范化培训合格证。

五、执业注册管理

规范化培训前已经取得执业医师资格证书的培训对象，应当将培训基地注册为执业地点，可不限执业范围。培训期间尚未取得执业医师资格证书的，可在具有执业资格的带教师资指导下进行临床诊疗工作。培训期间，可依照执业医师资格证书相关规定参加国家医师资格考试，取得执业医师资格后，医师执业证书应当注明类别，可不限制执业范围，但应当按照有关规定填写相应规范化培训信息。培训结束后，根据实际情况确定执业范围和地点，依法办理相应执业注册变更手续。

六、政策引导

从 2014 年开始新进入各级各类医疗机构岗位的本科及以上学历医学类专业毕业生，按照实施住院医师规范化培训的年度，本科医学类专业毕业生取得住院医师规范化培训合格证作为报考中级专业技术资格的必备条件之一，硕士及以上学历（学位）医学类专业毕业生取得住院医师规范化培训合格证作为考评副高专业技术职务的必备条件之一。市（州）级及以下医疗卫生机构在核准岗位总量和相应专业技术岗位空缺情况下，可采取公开直接考核方式招录取得住院医师规范化培训合格证的人员。住院医师规范化培训合格者到基层医疗卫生机构工作，可提前 1 年参加全国卫生专业技术中级资格考试，同等条件下优先聘用。培训对象到基层实践锻炼的培训时间，可计入本人晋升中高级职称前到基层卫生单位累计服务年限。申请个体行医，在符合规定条件的前提下，卫生健康行政部门应当予以优先，2020 年起，申请个体行医将参加住院医师规范化培训合格作为必备条件。

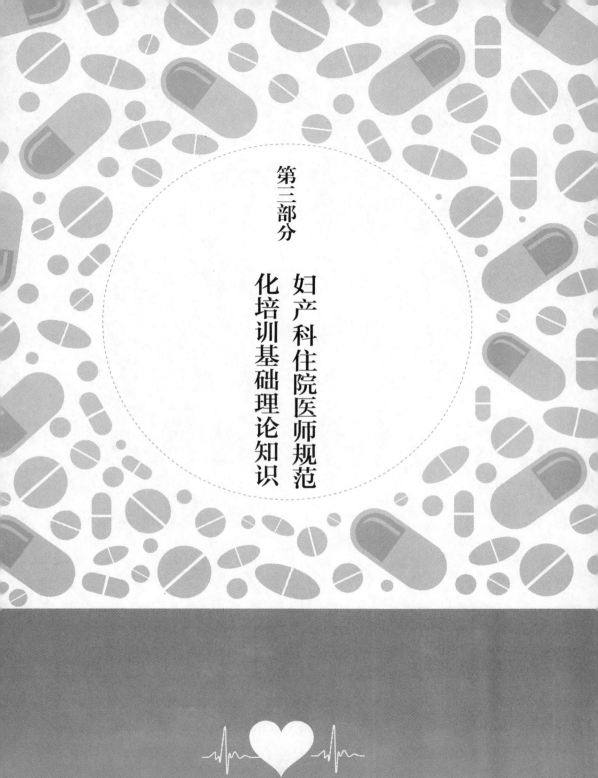

第三部分

妇产科住院医师规范化培训基础理论知识

第一章 女性生殖系统解剖

女性生殖系统解剖包括内、外生殖器及其相关组织。而其中的骨盆与分娩关系密切，胎儿经骨产道及软产道娩出。

第一节 外生殖器

一、女性外阴的范围
女性外阴的范围为耻骨联合至会阴和两股内侧之间的组织。

二、女性外阴的组成

1. 阴阜
阴阜位于耻骨联合前面，青春期发育后，皮下有丰富的脂肪组织，青春期开始长有阴毛，容易发生毛囊炎，阴毛为倒三角形分布。

2. 大阴唇
大阴唇在阴阜下，为外阴两侧一对隆起的皮肤皱襞。女性大阴唇皮下富含脂肪组织和静脉丛等，局部受外伤后易形成血肿。分娩时损伤，血管断裂，会导致大血肿形成。

3. 小阴唇
大阴唇内侧有一对纵行皮肤皱襞，富含神经末梢，故非常敏感，小阴唇表面湿润，极似黏膜，色褐、无毛。幼女的小阴唇如果感染，会导致小阴唇粘连，有的甚至导致排尿困难。

4. 阴蒂
阴蒂为位于小阴唇前端的海绵体组织，阴蒂头富含神经末梢，性交时，阴蒂极为敏感，可以刺激阴蒂导致增大。

5. 阴道前庭
阴道前庭为两小阴唇之间的菱形区域，前方有尿道口，后方有阴道口。其内有如下结构。

（1）前庭大腺：位于大阴唇后部，为阴道口两侧的腺体，容易感染，导致前庭大腺脓肿，若治疗不及时，可以导致严重感染、破溃。前庭大腺腺口堵塞，会导致前庭大腺囊肿。

（2）尿道口：位于阴道前庭前方，阴道口上面，为一不规则的椭圆形小孔。 尿道口后壁两旁有一对腺体，称尿道旁腺，常为细菌潜伏之处，可以感染淋球菌等细菌。

（3）阴道口及处女膜：位于阴道前庭后方，尿道口下方，在阴道口上覆有一层薄膜，称为处女膜，膜中央有一开口，行经时经血由此流出。 如处女膜闭锁，月经排出受阻，需行处女膜切开。 处女膜受到分娩损伤，产后可仅留处女膜痕迹。

第二节　内生殖器

女性的内生殖器位于盆腔，包括阴道、子宫、输卵管及卵巢，而输卵管及卵巢常被称为子宫附件。

一、阴道

阴道为月经血排出和胎儿娩出的通道及性交时的器官。 阴道内腺体分泌受阻，会形成阴道壁囊肿。 阴道壁内有静脉丛，损伤后易出血或形成血肿。 分娩时需要严格检查，损伤后需及时正确缝合，避免血肿形成。 阴道在怀孕后，会变松弛，以利于胎儿娩出。 在处女膜破裂后，由于与外界相通，可能发生各种阴道炎。 按照上下分，与宫颈相连处有前、后穹隆，后穹隆为盆腔最低点，如果有积液，或者腹腔内出血，则容易在后穹隆聚集，宫外孕破裂出血时，行后穹隆穿刺，穿出不凝血，是最简单的诊断方法。

二、子宫

子宫是女性生殖器官的重要器官，是胎儿发育生长的场所。

子宫的功能：从青春期到更年期，子宫内膜受卵巢激素的影响，有周期性改变，并产生月经。 性交时，精子经过子宫到达输卵管，在输卵管形成受精卵后，到达子宫，晚期囊胚在子宫内着床，胚胎开始在子宫内发育，胎儿开始成长。 分娩时，子宫肌肉收缩，促使胎儿及其附属物娩出。

没有分娩过的妇女的子宫颈外口呈圆形，分娩过的经产妇受到分娩影响形成横裂，将子宫颈分为前唇和后唇。 有的宫颈坚硬，分娩会导致宫颈裂伤。

子宫内有黏膜，称为子宫内膜，子宫内膜可分为浅表的功能膜和深部的基底层，子宫内膜功能层较厚，约占内膜厚度的4/5，基底层较薄较致密，约占1/5。 在月经周期中，子宫内膜功能层可剥脱，混合血液，形成月经，而基底层不可剥脱。 人流时如损伤基底层，可以导致再次妊娠时胎盘粘连或者植入。

子宫是一个倒置的三角形，宫颈在前面，其上角左右各有一边（输卵管）向两侧延伸；宫体是中空的，宫腔内大概可以容纳5mL液体。

女性子宫是孕育胎儿的地方，而在性爱过程中，这里也会产生一系列显著变化，导致高潮发生。

成年妇女的子宫长 7～8cm，底部宽 4～5cm，厚 2～3cm，重 40～50g，宫颈下端与阴道相连。

子宫位于女性盆腔中部，膀胱与直肠之间。 其位置可随膀胱与直肠的充盈程度或体位而有变化。 成人正常的子宫呈轻度前倾、前屈姿势，前倾即子宫轴与阴道轴之间呈向前开放的角度，前屈为子宫体与子宫颈之间的弯曲。 但也有后位子宫，子宫向盆腔后弯曲。 子宫的正常位置主要依靠子宫附着的各个韧带、盆膈、尿生殖膈及会阴中心腱等结构维持，这些结构在分娩时受损，导致松弛时，可以引起子宫脱垂。子宫可分为子宫底、子宫体、子宫峡、子宫颈四部。 子宫上端钝圆隆起，位于两侧输卵管子宫口以上的部分为子宫底；下段窄细呈圆柱状的部分为子宫颈，子宫颈外口柱状上皮与鳞状上皮交接处，是炎症和癌症的多发部位。 子宫底与子宫颈之间的部分为子宫体；子宫体的下部与子宫颈之间的狭窄部分为子宫峡，子宫峡在妊娠后由非孕期的1cm长，逐渐伸展延长，妊娠末期可达到 7～10cm，临产时明显形成子宫下段。所以在中孕期 B 超提示前置胎盘，随子宫下段子宫峡部的延伸，可以转为正常位置的胎盘。 子宫峡部在妊娠晚期，行剖宫产时，产科常在此处切开子宫峡部进行剖宫产，娩出胎儿。 子宫两侧缘的上部与输卵管相接处，称为子宫角。 子宫前面与膀胱相邻，在子宫颈阴道上部的前方与膀胱底部相邻，在子宫颈阴道部与尿道相邻；在子宫后面结直肠子宫陷凹及直肠阴道隔与直肠相邻。

子宫在盆腔内为倒置扁梨形，前面扁平，后面稍突出，壁宽腔小，上端宽而游离于盆腔内，朝前上方；下端较窄，呈圆柱状，接阴道的上部。 子宫如果有异常发育，可以变为双子宫、单角子宫等异常子宫形状。

子宫位于盆腔中央，正常情况下子宫借其各韧带被牵拉固定呈前倾前屈位，子宫的四对韧带分别是：子宫阔韧带、子宫圆韧带、子宫主韧带、骶子宫韧带。 它们维持子宫于正常位置，就如同"8 人"（韧带）抬"大轿"（子宫）。

（一）子宫韧带

1. 子宫阔韧带

子宫阔韧带位于子宫两侧，为双层腹膜皱襞。阔韧带上缘游离，包裹输卵管，其外侧端覆盖卵巢悬韧带。阔韧带内侧缘与子宫前、后面的腹膜相连。子宫阔韧带的作用是固定于盆腔中部，限制子宫向两侧移动。

2. 子宫主韧带

子宫主韧带又称子宫颈横韧带。位于子宫阔韧带基底部及宫旁，由结缔组织和平滑肌纤维构成。连接子宫颈和盆侧壁，呈扇形。其作用是子宫主韧带是固定子宫颈，使其维持在坐骨棘平面以上的重要结构，多次分娩损伤会导致该韧带松弛，容易引起子宫脱垂，膀胱脱垂。

3. 子宫圆韧带

子宫圆韧带呈圆索状，由结缔组织和平滑肌纤维组成。长 12 ~ 14cm。连接子宫角，输卵管附着部的前下方，在子宫阔韧带前叶覆盖下弯向盆侧壁前行，越过髂外血管至腹壁下动脉外侧，入腹股沟管，连接于阴阜及大阴唇皮下，它是维持子宫前倾的主要结构。子宫圆韧带为宫角妊娠和输卵管间质妊娠的区分点，如果胚胎附着于子宫圆韧带上，考虑是输卵管间质妊娠，应该尽早手术，如果位于子宫圆韧带下，考虑宫角妊娠，多数能向宫腔内生长，发展为正常位置的妊娠。

4. 骶子宫韧带

骶子宫韧带也由结缔组织和平滑肌纤维构成，起自子宫颈后面，然后向后环形绕过直肠外侧，最后附着于第 2、3 骶骨前面的筋膜。骶子宫韧带表面有腹膜覆盖，并形成直肠子宫襞。该韧带的主要作用是向后上方牵引子宫颈，防止子宫前移，使子宫维持前屈姿势。宫颈癌浸润生长达骶子宫韧带，则骶子宫韧带会变硬。

（二）子宫血管

子宫动脉为营养子宫的主要动脉，子宫动脉走行弯曲，分支多，被称为盆腔内"最美丽的血管"，子宫动脉起自髂内动脉的前干，沿盆侧壁向前内下方走行，进入子宫阔韧带基底部，在距子宫颈外侧约 2cm 处，横向越过输尿管盆部的前上方，被称为"水（输尿管）从桥下（子宫动脉）过"。到子宫颈侧缘迂曲上行，沿途分支进入子宫壁。子宫动脉主干行至子宫角处即分为输卵管支及卵巢支，卵巢支在子宫阔韧带内与卵巢动脉分支吻合，故子宫的血液供应也有一部分来自卵巢动脉。

所以，在难治性产后出血时，有时需结扎卵巢支。子宫动脉在与输尿管盆部交叉后，向下发出阴道支，分布于阴道上部。在难治性产后出血时，需结扎子宫动脉下行支，以更好止血。子宫静脉丛位于子宫两侧，由该丛发出的小静脉常汇合成两条子宫静脉，最后汇入髂内静脉。子宫切除时应注意此处静脉丛，稍有不慎容易导致严重渗血，止血困难。子宫静脉丛接膀胱静脉丛，后连直肠静脉丛，向下与阴道静脉丛相续，合成子宫阴道静脉丛。

（三）淋巴

子宫的淋巴结中的子宫底及子宫体上部的多数淋巴管，沿卵巢血管上行，并注入腰淋巴结和髂总淋巴结。而子宫底两侧的一部分淋巴管，沿子宫圆韧带注入腹股沟浅淋巴结。另外子宫体下部及子宫颈的淋巴管，沿子宫血管注入髂内淋巴结或髂外淋巴结，一部分淋巴管向后沿骶子宫韧带注入骶淋巴结。总的来说，盆内脏器的淋巴管之间均有直接或间接的吻合，因此，如患子宫颈癌时，可有广泛转移，需逐步清扫各组淋巴结。

（四）神经

子宫的神经来自盆丛分出的子宫阴道丛，随血管分布于子宫和阴道上部。

（五）子宫内膜的周期性变化

子宫内膜受到激素影响，发生周期性变化，脱落混合血液形成月经。

三、输卵管

输卵管位于子宫两侧，正常情况下有两条，左、右输卵管各位于子宫一侧。它们由子宫底外侧角部向外走行，且呈弓形而覆盖于卵巢上，然后向下、向内行，最后终止于卵巢的游离缘及其内侧面上部。双侧输卵管被腹膜即阔韧带两叶所包裹。

右侧输卵管与小肠、阑尾接近。左侧输卵管与小肠、乙状结肠相邻。若女性有阑尾炎，可以导致输卵管感染，导致右侧输卵管伞端梗阻及盆腔粘连。急性盆腔炎时输卵管可以发生输卵管积脓，慢性盆腔炎还可以导致输卵管积液，伞端闭锁，输卵管堵塞，导致不孕。

（一）输卵管的分部

左右输卵管呈管状，长 8 ~ 14cm。输卵管由内口到外口，依据输卵管节段可将其分为四部分：间质部、峡部、壶腹部、伞部。

1. 输卵管间质部

输卵管间质部是输卵管位于子宫肌壁内的部分，故间质部又称壁内部，长约1cm，是输卵管内径最小的部位，管腔直径0.5~1mm。盆腔炎导致输卵管间质堵塞时，可以做经X线的输卵管介入治疗来疏通输卵管。

2. 输卵管峡部

输卵管峡部输卵管由子宫壁向外延伸的部分。峡部直而短，占输卵管内1/3，长2~3cm，此部短而细直，壁厚腔窄。双侧输卵管峡部管腔直径最小0.9mm，最大达2mm。双侧输卵管峡部肌层较厚，其管腔由内纵、中环和外纵三层平滑肌组成。形成的受精卵在管腔内，输卵管肌层有节奏的收缩可引起输卵管由远端向近端的蠕动。输卵管黏膜皱折减少，纤毛细胞仅占上皮细胞总数的20%~30%。输卵管峡部横断面可见管腔呈不规则形，输卵管黏膜皱襞明显，上皮为单层柱状，固有膜较薄，中为肌层，最外层为浆膜。

输卵管峡部的神经分布，同样是沿输卵管血管行走，但大多数神经分布在输卵管肌层中，且各个节段分布不一。

输卵管峡部非常细，而且管腔狭小，若输卵管有炎症，积脓，是最容易堵塞的部位，从而造成不孕或宫外孕。同时输卵管峡部堵塞的治疗可以进行经X线的输卵管介入复通术治疗。在临床计划生育手术中，输卵管峡部是节育术中输卵管结扎术和栓堵术的首选部位。

3. 输卵管壶腹部

输卵管峡部向外延伸的膨大部分为输卵管壶腹部。壶腹部管壁薄而弯曲，占输卵管全长1/2以上。输卵管壶腹部管腔充满了富含复杂皱褶的黏膜，黏膜为单层上皮，由纤毛细胞、分泌细胞和基底细胞组成。输卵管纤毛的运动，可以帮助受精卵到子宫种植，壶腹部是卵子受精处，若受精卵植入此部，则形成输卵管壶腹部妊娠。

4. 输卵管伞部

输卵管壶腹部继续向外逐渐膨大呈漏斗状，称为伞部或漏斗部。输卵管漏斗边缘有多个放射状的不规则突起，称为输卵管伞。输卵管伞端中有一个最长的黏膜纵襞亦为最深的突起，与卵巢的输卵管端相接触，称为卵伞，有"拾卵"作用。发生输卵管炎时，输卵管伞端粘连，甚至成盲端，失去正常"拾卵"作用，导致不孕。

卵子进入输卵管主要是由于输卵管伞端的捡拾作用。人们在腹腔镜直视下观察，发现卵巢排卵过程是卵泡液带着卵丘细胞的次级卵母细胞经排卵点缓慢流出。卵巢排卵后由于孕激素的作用，输卵管伞端发生变化，输卵管收缩强度增加，输卵管伞端离排卵点很近以及伞端大量纤毛摆动，短时间卵子就被迅速送至壶腹部，卵子在输卵管壶腹部等待精子，之后形成受精卵。

输卵管与其他空腔器官相似，其管壁由内向外为黏膜层、肌层和浆膜层所构成。

（二）输卵管的供应血管

输卵管的动脉血液来自子宫动脉和卵巢动脉分支。妊娠后输卵管系膜内血管增粗，如有损伤，止血困难。

（三）输卵管淋巴

输卵管的黏膜层、肌层和浆膜层均有淋巴管，且三者间的淋巴管是相通的，同时也和子宫淋巴系统有共同通道，当淋巴通道阻塞时，癌细胞可以发生逆行传播。

（四）输卵管神经

输卵管受交感和副交感神经支配。

输卵管的痛觉输入神经纤维是沿胸11、12段和腰1、2段所组成的交感神经干，经背侧神经根进入相应的脊髓段。伞部及壶腹部的输入神经纤维也可经卵巢神经丛和内脏神经进入胸10段和胸11段脊髓段。

（五）内分泌变化对输卵管的影响

女性内分泌变化会影响输卵管。在月经周期中，受卵巢激素影响，除输卵管肌肉的节律性收缩外，输卵管上皮也受到影响发生变化。精子在输卵管管腔中运行，输卵管受卵巢激素控制的输卵管蠕动、输卵管系膜活动影响。排卵期，由于高水平雌激素的影响，刺激输卵管蠕动的方向由近端向远端，引导精子由子宫角向输卵管壶腹部移动。同时，峡部内膜分泌液增加，其液体向腹腔方向移动，更好地帮助精子运行。当卵巢成熟卵子排出后，输卵管伞部便"拾捡"卵子，并使卵子飘浮于输卵管液中。在输卵管壶腹部，空间宽敞，有大量的皱襞帮助精子与卵子在此停留、受精，形成受精卵。受精卵在卵巢孕激素作用下，刺激输卵管的蠕动性收缩和纤毛的摆动，使受精卵向子宫腔运行，着床于子宫腔。

（六）输卵管病变

1. 双侧输卵管缺如

常与组织同源的子宫缺如，残角子宫、幼稚子宫等类型的子宫畸形并发。

2.单侧输卵管缺如

常伴有同侧子宫缺如，临床发现为单角子宫畸形，一条输卵管。

3.副输卵管单侧或双侧

正常输卵管附近另有一小型输卵管，有或者无伞部，近侧端可有管腔与主输卵管管腔相通，但多数发育异常，阻塞。输卵管的这些畸形可能成为不孕因素或诱发宫外孕，因此一般应予以切除，必要时可进行修复、重建。

4.输卵管畸形

输卵管先天发育不全、先天性闭合、闭锁畸形或伞部完全呈现为一纤维性条索连接。这种输卵管畸形常导致不孕或宫外孕，手术修复重建困难。

5.输卵管中部节段状缺失

输卵管同输卵管绝育手术后的状态，缺失段组织镜下呈纤维肌性，没有正常管腔，导致不孕。

6.输卵管缩短、卷曲或呈囊袋状

这类输卵管畸形少见，可见于其母亲孕期有服用己烯雌酚病史者。

输卵管功能障碍会导致不孕。随着胚胎移植和试管婴儿等生殖辅助技术的发展，帮助了有输卵管病变导致不孕的家庭。临床上若将结扎术后的输卵管进行输卵管吻合术，可能正常生育。

四、卵巢

女性的卵巢为一对呈扁椭圆形的性腺，偏灰白色。其具有两项生理功能，一是产生和排出卵细胞，二是分泌性激素。

（一）卵巢的基本结构

卵巢分为内、外、上、下、前、后。卵巢的内侧面朝向盆腔，多与回肠紧邻，卵巢的外侧面与盆腔侧壁相接触。卵巢上端钝圆，称为输卵管端，与输卵管伞端相邻近，下端略尖，面向子宫，称为子宫端。卵巢前缘还有卵巢系膜附着，称为卵巢系膜缘，卵巢系膜缘的中央有一裂隙，称为卵巢门，是主要卵巢血管、淋巴管和神经出入之处。卵巢的后缘游离，称为独立缘，较为凸隆，朝后内方。

卵巢是位于盆腔内子宫两侧的一对卵圆形的生殖器官。盆腔内的卵巢的外表有一层上皮组织，卵巢下方有薄层的结缔组织。卵巢的内部组织可分为皮质和髓质。皮质位于卵巢的周围部分，主要由卵泡和结缔组织构成，卵巢卵泡成熟后，卵巢排卵。卵巢质地韧硬脆，如果出血，捆扎容易割裂卵巢。卵巢髓质位于中央，主要由疏松结缔组织构成，其中有许多血管、淋巴管和神经。

（二）卵巢韧带

卵巢由卵巢系膜固定于子宫阔韧带外，同时有卵巢悬韧带和卵巢固有韧带与盆腔侧壁及子宫相连。

1.卵巢悬韧带

卵巢悬韧带是由双层腹膜皱襞包裹，其内主要含有卵巢动脉、静脉、淋巴管、卵巢的神经丛、少量平滑肌纤维和致密的结缔组织等。卵巢悬韧带起自骨盆上口，髂总血管的分叉处，位于骶髂关节前方，并向下连于卵巢。

2.固有韧带

卵巢固有韧带是卵巢与子宫底外侧角间的索条，主要由平滑肌和纤维组织构成，其内含有血管。双侧卵巢韧带起自卵巢的子宫端，经子宫阔韧带的两层间，连接于子宫底。

卵巢位于子宫底的后外侧，双侧卵巢通过卵巢悬韧带与盆腔侧壁相接。当妊娠时，子宫增大，其位置可以上移。双侧卵巢属于腹膜内位器官。双侧卵巢完全被子宫阔韧带包裹形成卵巢囊。双侧卵巢系膜是卵巢与子宫阔韧带间的腹膜皱襞。卵巢系膜很短，内有至卵巢的血管、淋巴管和神经通过。双侧卵巢的移动性较大，其位置变化大，如果体位突然改变等因素导致卵巢包块扭转，会导致严重腹痛，出现急腹症。

（三）卵巢的形态特征

卵巢左右各一，质较韧硬，灰红色，呈扁平的椭圆形，幼女者表面平滑，性成熟后，卵巢排卵，导致卵巢表面凸隆不平。卵巢的大小和形状，也因年龄、人种不同而异。随着年龄增加，绝经后，卵巢卵泡减少，卵巢体积明显缩小，萎缩。即便同一人，左右卵巢并不一致，一般左侧大于右侧。卵巢重为 3 ~ 4g。如有多囊卵巢，则卵巢卵泡多，卵巢体积明显增大，如有多发性黄体囊肿，则卵巢体积增加更加明显。由于卵巢持续每月排卵，卵泡破裂萎缩，结缔组织逐渐代替，随年龄增加，其实质渐逐渐变硬。

（四）卵巢的附属器官

卵巢的附属器官是附属于卵巢的胚胎残余器官，包括卵巢冠、囊状附件及卵巢旁体。

卵巢冠又名副卵巢。卵巢冠位于卵巢系膜内，卵巢冠由数条横行的小管和一条卵巢冠纵管构成。

囊状附件：卵巢冠有的有囊状附件，囊状附件有一个或数个不等，有的会超过5cm，称为卵巢冠囊肿，常位于输卵管漏斗附近，其内含有液体，质软，光滑，无粘连，为中肾管头端的遗迹。

卵巢旁体：卵巢旁体由数条上皮小管和血管球构成，是胚胎期中肾尾侧部中肾小管的遗迹。

（五）卵巢血管

卵巢有双侧的卵巢动脉和子宫动脉的卵巢支供血。依据卵巢动脉和子宫动脉对卵巢血液供应状况，可以将其动脉供应分为四型：Ⅰ型，卵巢由双侧子宫动脉和卵巢动脉的分支互相吻合共同供血；Ⅱ型，双侧子宫动脉的分支供应卵巢的内侧部，双侧卵巢动脉的分支供应卵巢的外侧部；Ⅲ型，双侧只有子宫动脉供血营养卵巢；Ⅳ型，仅有双侧卵巢动脉供血营养卵巢。

供血营养卵巢的双侧子宫动脉和卵巢动脉，从卵巢门进入髓质，形成螺旋状分支，逐渐呈辐射状伸入皮质，在双侧卵巢内形成毛细血管网，由毛细血管网集合形成微静脉，然后在髓质内汇成小静脉，最后经卵巢门离开双侧卵巢。小静脉在双侧卵巢系膜内构成卵巢静脉丛，最后汇集成双侧卵巢静脉，与同名动脉伴行。通常情况下，左侧卵巢静脉注入左肾静脉，右侧卵巢静脉直接注入下腔静脉。

（六）卵巢淋巴管

卵巢内有丰富的淋巴管互相连接成网。双侧卵巢淋巴毛细管围绕在卵泡的外膜和黄体的周围，而卵巢内膜和颗粒层则往往缺乏。在卵巢髓质内，卵巢淋巴毛细管集合成较大的淋巴管出卵巢门，注入腰淋巴结。

（七）卵巢神经

卵巢的神经来自双侧卵巢神经丛和子宫神经丛，与双侧卵巢动脉伴行，由卵巢门进入髓质，在卵巢髓质内形成神经丛，再由该神经丛发出神经纤维进入卵巢皮质内，多分布于血管壁上，并在次级卵泡内形成末梢感受器，终止于卵巢黄体细胞之间。病检在卵巢闭锁卵泡的内膜中可见神经纤维，并且，卵巢生殖上皮和白体都有极细的神经纤维分布。

（八）卵巢的生殖和内分泌功能

卵巢是女性的性腺，女性双侧卵巢均能产生卵细胞和分泌性激素，因此具有生殖和内分泌功能。

卵巢在女性生殖功能中占有重要地位。生育年龄妇女除妊娠和哺乳期早期外，一般情况下卵巢每个月发生 1 次周期性变化，优势卵泡成熟并排出卵细胞，排卵期多在下次月经前第 14 天。卵细胞是由卵巢内卵泡分泌排出的，多数情况下发育成熟的一般只有 1 个，因此女性每个月只有 1 个卵子成熟。排卵后卵子存活数小时，此时，卵子如经输卵管伞端进入输卵管壶腹部，并遇到精子即受精成为孕卵（受精卵）。

卵巢就像妈妈体内的一座"小花园"。在双侧卵巢妈妈小的时候就已成形，双侧卵巢内藏有许许多多个"种子"，随着双侧卵巢妈妈长大，"种子"也慢慢长大，双侧卵巢妈妈体内"种子"靠什么长大呢？"花园"周围的环境——双侧卵巢妈妈身体内部的环境很重要，就像真正的"花园"，如果双侧卵巢妈妈周围没有良好的气候和空气质量，体内的"种子"是无法茁壮成长的。所以双侧卵巢妈妈健康才能保证"种子"质量好。随着年龄的增加，女性受到外界有毒物质、病毒等的影响，多数情况下女性 35 岁后卵子质量下降，容易导致胎儿唐氏综合征等畸形增加。所以 35 岁后怀孕的女性应做产前诊断，减少出生缺陷发生，提高人口素质。

另外还需要给女性的子宫等生殖器官这个"花园"定期施肥，双侧卵巢分泌的雌性激素和孕激素（或称黄体酮），就相当于这种肥料。卵巢分泌的雌激素的主要作用是促进女性生殖器官的生长发育，并促进女性第二性征的出现等；而卵巢分泌的孕激素的主要作用是促进子宫内膜在雌激素作用的基础上继续发育，并为受精卵着床在子宫里做子宫内膜准备工作。

慢慢地，"卵子"长大了、成熟了，排卵，离开了生养她的"花园"，到了另一个地方，即输卵管壶腹部里，等候着男方精子的到来。

卵巢的功能之一就是产生卵细胞（即卵子）。女婴出生时，每一卵巢内约含 30 万个原始卵泡，随着女性年龄的增长，绝大部分原始卵泡逐渐解体并消失。从女性青春期开始，卵巢每月有一定数量的卵泡生长发育，但通常双侧卵巢只有一个优势卵泡发育成熟，并且排卵。成熟卵泡的直径可达 2cm 左右，逐渐突出于卵巢表面，慢慢排卵。女性一生中一般情况只有 400～500 个卵泡发育成熟并排卵，仅仅占总数的 0.1% 左右。

1. 生殖功能

生育年龄妇女除外在妊娠和哺乳期外早期，双侧卵巢每个月发生 1 次周期性变化并排出卵细胞，排卵多在下次月经周期前第 14 天。在卵巢每月数个卵泡的发育中，成熟的一般只有 1 个，因此每个月只有 1 个卵子成熟，也有极少数人同时排 2 个卵子。排卵后卵子存活数小时，此时，卵子如经过输卵管伞端进入输卵管并遇到精子即受精成为孕卵（受精卵）。

2. 内分泌功能

卵巢分泌三种激素：即雌激素、孕激素和极少量的雄激素，它们对机体有着重要的作用。

我们知道，卵巢作为女性的性腺，颅内的腺垂体分泌两种影响卵巢功能的激素，其中一种是促卵泡成熟激素，主要作用是促进卵泡的发育成熟。 而另一种是黄体生成激素，主要作用是促进排卵。 卵巢受到大脑皮质、下丘脑和垂体调节。 女性的下丘脑含有各种内分泌腺的释放因子，调节垂体促性腺激素的分泌。 不过，双侧卵巢功能的反馈作用，也对女性大脑皮质、下丘脑和垂体有一定的调节作用。 由此看来，当机体的内外环境发生变化，女性大脑皮质、下丘脑、垂体和卵巢间任何一个环节发生障碍，均可导致女性卵巢功能的紊乱。

双侧卵巢卵泡的发育始于卵巢内始基卵泡到初级卵泡的转化，卵巢内的始基卵泡可以在女性卵巢内处于休眠状态数十年，当卵巢内始基卵泡进入生长轨道，其大小、结构及在双侧卵巢皮质中的位置发生显著变化。 卵巢始基卵泡发育开始较早，从卵巢始基卵泡至形成窦前卵泡需9个月以上的时间。 从卵巢窦前卵泡发育到卵巢的成熟卵泡经历持续生长期（1~4级卵泡）和指数生长期（5~8级卵泡），共需85天时间，实际上跨越了3个月经周期，也就是3个月左右。 而卵巢的卵泡生长的最后阶段需15天，是月经周期的卵泡期。

（九）卵巢卵泡的发育

根据双侧卵巢卵泡的形态、大小、生长速度及组织学特征，可将生长过程分为以下几个阶段。

1. 始基卵泡

由卵巢内停留于减数分裂双线期的初级卵母细胞被单层梭形前颗粒细胞围绕而形成。

2. 窦前卵胞

卵巢的始基细胞的梭形前颗粒细胞分化为单层立方形细胞，成为卵巢初级卵泡，同时，卵巢内颗粒细胞合成和分泌黏多糖，在卵巢卵子周围形成一透明环形区，称透明带。 卵巢初级卵泡颗粒细胞的增殖增加了细胞的层数，卵泡增大，形成次级卵泡。 卵巢的颗粒细胞内出现卵泡刺激素（FSH）、雌激素（E）和雄激素（A）三种受体，并具备了对上述激素的反应性。

3. 窦卵泡

在卵巢雌激素和 FSH 的协同作用下，卵巢的颗粒细胞间隙集聚的卵泡液增加，最后融合成卵泡腔，卵巢内卵泡增大直径达 500μm，称为窦卵泡。 B 超可以看到窦卵泡。

4. 排卵前卵泡

为卵巢卵泡发育的最后阶段，亦称格拉夫卵泡。 卵巢内卵泡液急剧增加，卵泡腔增大，卵泡体积显著增大，直径可达 18～23mm，卵泡逐渐向卵巢表面突出，其结构从外到内依次为：①卵泡外膜；②卵泡内膜；③颗粒细胞；④卵泡腔；⑤卵丘；⑥放射冠；⑦透明带。

（十）卵巢的生殖周期

双侧卵巢内有多种结构相互作用，维持女性的生殖周期。 在女性月经周期中，根据双侧卵巢结构功能的变化，分为卵泡期、排卵期、黄体期。

1. 卵泡期

双侧卵巢内一组窦状卵泡群脱离了静止的卵泡库，进入"生长发育轨道"，这个现象称为募集。 约在周期的第 7 天，上述发育的卵泡群中，双侧卵巢有 1 个卵泡优先发育成为优势卵泡；其余卵巢内卵泡皆逐渐退化闭锁，这个现象称为选择。 正是募集与选择机制精确地控制了人类双侧卵巢自然周期排出卵子的数目。

2. 排卵期

血垂体分泌 LH/FSH 峰是卵巢排卵必不可少的前提条件，一般出现在卵巢卵泡破裂前 36h。 血 LH/FSH 峰与黄体酮(孕酮)协同作用，激活卵巢内卵泡液内蛋白溶酶活性，使卵巢内卵泡壁隆起尖端部分的胶原消化形成小孔，称排卵孔。 卵巢排卵时随卵细胞同时排出的还有卵巢的透明带、放射冠及小部分卵丘内的颗粒细胞。 卵巢排卵多发生在下次月经来潮前 14 天左右，卵子可由两侧卵巢轮流排出，也可由一侧卵巢连续排出。

3. 黄体期

卵巢排卵后卵泡液流出，卵巢上卵泡腔内压下降，卵泡壁塌陷，形成许多皱襞，卵巢卵泡壁的卵泡颗粒细胞和卵泡内膜细胞向内侵入，周围由结缔组织的卵泡外膜包围，共同形成卵巢黄体。 卵巢黄体的功能主要是在 LH 的作用下，利用来自血运的低密度脂蛋白胆固醇，生成与分泌 P 及 E2，使子宫内膜转变为分泌期，为接纳受精卵着床及维持早期胚胎发育做准备。

（十一）卵巢的激素调节

卵巢受到的激素调节如下。

1. FSH

FSH 是刺激卵巢卵泡发育首要的激素。

（1）促使卵巢窦前卵泡及卵巢窦状卵泡颗粒细胞增殖与分化，缝隙连接形成、分泌卵泡液，使卵巢卵泡生长发育。

（2）前一周期晚卵巢黄体期及早卵泡期 FSH 的上升，促使卵巢内窦状卵泡群的募集。

（3）激活卵巢颗粒细胞芳香化酶，促使卵巢雌激素的合成与分泌。

（4）促使卵巢颗粒细胞合成分泌 IGF 及其受体，抑制素 A、激活素等自分泌、旁分泌物质。

（5）卵巢晚卵泡期与雌激素协同，诱导卵巢颗粒细胞生成 LH 受体，为排卵及黄素化做准备。

2. LH

卵巢卵泡期血 LH 的作用是通过激活酶的活性，为卵巢分泌雌激素的合成提供底物——雄烯二酮。

排卵前血 LH 峰能促使卵巢卵母细胞最终成熟及排卵，LH 峰值及持续时间同样重要。黄体期低水平 LH 能增加 LDL 受体及卵巢黄体细胞对 LDL 的摄取，促进 P、抑制素 A 及雌激素的合成分泌。

（十二）卵巢分泌的激素

1. 雌激素

卵巢是分泌卵巢雌激素的主要器官。此外，睾丸、胎盘和肾上腺也能分泌少量雌激素。卵巢分泌的雌激素主要是雌二醇。卵巢体内的颗粒细胞是合成卵巢雌激素的场所，其产生过程是将雄烯二酮转变成雌激素。内膜细胞在 LH 的作用下，使胆固醇转变为雄烯二酮；卵巢颗粒细胞在 FSH 的作用下，发育过程中产生芳香化酶，促使雄烯二酮转变成雌激素，形成的卵巢雌激素分泌到卵泡液和血液中。分泌入血液中的卵巢雌激素的代谢过程是在肝内被灭活成活性较小的雌酮和雌三醇，并与葡萄糖醛酸或硫酸结合，增加水溶性后，由尿排出。

2. 孕激素

孕激素在女性卵巢内主要在 LH 的作用下由黄体产生，主要为黄体酮（孕酮）。女性体内的孕激素在肝脏中灭活，转变为孕二醇，再与葡萄糖醛酸结合后由尿和胆汁随粪便排出。

孕激素与雌激素的协同和拮抗作用，孕激素在雌激素作用的基础上，进一步促使女性体内生殖器和乳房的发育，为妊娠准备条件，二者有协同作用；另一方面，雌激素和孕激素有拮抗作用，雌激素促进子宫内膜增生及修复，孕激素则限制子宫内膜增生，并使增生的子宫内膜转化为分泌期，使子宫内膜不至于增生异常。其他拮抗作用表现在子宫收缩、输卵管蠕动、宫颈黏液变化、阴道上皮细胞角化和脱落以及钠和水的潴留与排泄等方面。

3. 雄激素

卵巢及肾上腺均可分泌雄激素。

（十三）卵巢功能衰退

卵巢激素分泌减少，卵巢功能衰退会导致以下疾病。

1. 生殖系统

女性月经不调、阴道萎缩干涩、排卵率低、性生活障碍和性冷淡等。

2. 自主神经系统

女性潮热、易怒、抑郁、失眠等。

3. 体形

女性发胖，小腹臃肿、臀部下坠、水桶腰等。

4. 皮肤、毛发

皮肤干燥、失去弹性等，脱发，光泽减退。

5. 免疫力降低

女性易感冒、感染炎症或患慢性病等。

6. 心血管系统

女性动脉粥样硬化如心肌缺血、心肌梗死。

7. 泌尿系统

女性尿道萎缩，尿多、尿频、尿失禁等。

8. 骨骼

女性颈椎病、风湿病、关节炎，骨质疏松症等。

9. 消化系统

女性胃部不适、食欲减退、便秘等。

35 岁以后的女性，进入了卵巢功能衰退期，女性卵巢早衰是引起体内一系列变化的根本原因。而卵巢功能的改善，可从本质上解决女性衰老的相关问题。

第三节 骨 盆

一、骨盆的骨骼

骨盆由骶骨、尾骨和左右两块髋骨及其韧带连接而成。女性每块髋骨又是由髂骨、坐骨及耻骨组成的不规则骨骼。女性骶骨形似三角，前面凹陷称骶窝，三角形底的中部前缘突出，形成骶岬（相当于髂总动脉分叉水平）。骶岬是妇科腹腔镜手术的重要标志之一，也是产科骨盆内测量对角径的重要据点。

二、骨盆的关节

（一）耻骨联合

女性重要的骨性标志，由两耻骨间的纤维软骨连接。

（二）骶髂关节

位于骶骨与髂骨间，由宽厚的骶髂骨韧带连接。

（三）骶尾关节

活动性较大，分娩时受到胎头压迫，可发生后移，甚至骨折，可使骨盆出口前后径增大以利于胎儿娩出。

三、骨盆的韧带

女性骨盆有两对重要的韧带，包括女性骶骨、尾骨与坐骨结节间的骶结节韧带和骶骨、尾骨与坐骨棘之间的骶棘韧带。女性骶棘韧带宽度即坐骨切迹宽度，是判断女性中骨盆后矢状径是否狭窄的重要指标，如果骶棘韧带宽度小于 3cm，则考虑骨盆狭窄。妊娠期受激素影响，女性韧带较松弛，各关节的活动度也有所增加，有利于胎儿娩出。

四、骨盆的分界

以耻骨联合上缘、髂耻线及骶岬上缘的连线为界，将女性骨盆分为上下两部分。女性大骨盆位于界线以上，又称假骨盆，是腹腔的髂窝部。女性小骨盆位于界线以下，又称真骨盆，其内腔即盆腔，前界为耻骨和耻骨联合，后界为骶、尾骨的前面，两侧为髋骨的内面、闭孔膜及韧带，侧壁上有坐骨大、小孔。盆部系指界线以下的小骨盆部分，它包括盆壁、盆膈和盆腔器官等。女性盆腔上口由骨盆界线围成，下口封以盆膈，盆膈以下的软组织称为会阴。女性大骨盆能支持妊娠时增大的子宫，但与分娩无关。临床上可通过观察女性大骨盆的形状和测量某些径线间接了解真骨盆的情况。女性小骨盆有上、下两口，上口又称为入口，由界线围绕；下口又称为出口，高低不平，由两个在不同平面的三角形组成，其周界由后向前为尾骨尖、骶结节韧带、坐骨结节、坐骨下支、耻骨降支、耻骨联合下缘。女性两侧耻骨降支在耻骨联合下缘所形成的夹角为耻骨弓角度，角度为 90°～100°。女性大骨盆与产道、性功能无直接关系。女性小骨盆容纳子宫、卵巢、输卵管、阴道及邻近的输尿管、膀胱、尿道、直肠等器官。女性小骨盆的大小对能否进行阴道分娩有关键作用。

五、骨盆的类型

根据骨盆形状，女性骨盆分为以下 4 种类型。

（一）女型骨盆

骨盆入口呈横椭圆形，入口横径较前后径稍长。骨盆侧壁直。坐骨棘不突出，耻骨弓较宽，坐骨棘间径≥10cm，女性最常见的为正常骨盆，我国妇女占 52.0%～58.9%。

（二）扁平型骨盆

女性盆骨入口呈长椭圆形，入口横径大于前后径，盆骨侧壁直，耻骨弓宽，骶骨失去正常弯度，变直向后翘或深弧形，故盆骨浅，在女性较为常见，我国妇女占 23.2%～29.0%。

（三）类人猿型骨盆

此种盆骨入口呈长椭圆形，入口前后径大于横径，盆骨两侧壁稍内聚，坐骨棘较突出，坐骨切迹较宽，而耻骨弓较窄，骶骨向后倾斜，故骨盆前部较窄而后部较宽，而且骶骨往往有 6 节，类人猿型骨盆较其他类型深，我国妇女占 14.2%～18.0%。此类型骨盆容易导致难产。

（四）男型骨盆

此种骨盆入口略呈三角形，两侧壁内聚，而且坐骨棘突出，耻骨弓较窄。坐骨切迹窄呈高弓形，骶骨较直而前倾，导致出口后矢状径较短。此类骨盆腔呈漏斗形，往往造成难产。少见，我国妇女仅占 1.0%～3.7%。此类型骨盆也容易导致难产。

六、骨盆平面

女性骨盆腔为一前短后长的弯曲圆柱形管道，胎儿分娩时需通过骨盆或者称为骨产道，现将骨盆的形状，按以下三个平面分别叙述，由上至下为入口平面、中骨盆平面、出口平面。

（一）骨盆入口平面

骨盆入口处，在女性大小骨盆的交界面，多呈横椭圆形，称为骨盆入口平面，骨盆入口平面的径线如下。

1. 骨盆入口平面前后径

骨盆入口平面前后径为女性骨盆的耻骨联合上缘至骶岬前缘中点距离，又称骶耻内径，平均长约11cm。

2. 骨盆入口平面横径

骨盆入口平面横径是两髂耻线间的最宽距离，也是女性骨盆入口平面最大径线，骨盆入口平面平均横径约为13cm。

3. 骨盆入口平面斜径

左右各一条，为女性一侧骶髂关节至对侧髂耻隆突间的距离，骨盆入口平面斜径长约12.5cm。从女性骨盆左骶髂关节至右髂耻隆突者为左斜径，反之为右斜径。

临床上以前后径最为重要，女性扁平骨盆的前后径较小，将影响胎儿胎头入盆，导致胎儿不衔接。

（二）中骨盆平面

骨盆中上段为女性骨盆腔的最宽大部分，近似圆形，其前方为耻骨联合后方的中点，两侧相当于髋臼中心，后缘位于第二、三骶椎之间。女性中骨盆平面为骨盆的最小平面，系耻骨联合下缘、坐骨棘至骶骨下端的平面，呈前后径长的椭圆形。女性坐骨棘之间的间距和坐骨切迹的宽度，决定女性中骨盆平面是否狭窄，正常女性中骨盆平面前后径约11.5cm，横径（坐骨棘间径）长约10cm。

（三）出口平面

女性骨盆的出口平面由两个以坐骨结节间径为其共同底边的三角平面组成。前三角的顶为女性耻骨联合下缘，两侧边为女性耻骨降支，后三角的顶为尾骨尖，两侧边为骶结节韧带。坐骨结节间径，即出口横径，平均长9cm。女性耻骨联合下缘至尾骨尖的距离为其前后径，平均长9.5cm。分娩时女性尾骨尖可向后移1.5~2.0cm，使前后径伸长至11.0~11.5cm。女性两侧耻骨降支在耻骨联合下方形成一接近直角的耻骨弓。由耻骨联合下缘至坐骨结节间径的中点称为前矢状径，平均长6cm；骶尾关节至坐骨结节间径的中点称后矢状径，平均长9cm。临床上女性单纯出口平面狭窄者少见，多同时伴有中骨盆平面狭窄。 如果出现产程中胎头下降受阻，要考虑骨盆狭窄。

七、骨产道异常

骨盆径线过短或形态异常，致使女性骨盆腔小于胎先露部可通过的限度，阻挡胎先露部下降，影响胎儿顺利分娩，称为骨盆狭窄。 女性狭窄骨盆可以为一个径线过短或多个径线过短，也可以为一个平面狭窄或多个平面同时狭窄。 当女性一个径线狭窄时，要观察同一个平面其他径线的大小，再结合女性整个骨盆的大小与形态进行综合分析，做出正确判断。

（一）骨盆入口平面狭窄

我国妇女较常见。 测量骶耻外径＜18cm，骨盆入口前后径＜10cm，对角径＜11.5cm。常见以下两种情况：

1. 单纯扁平骨盆

女性骨盆入口呈横扁圆形，骶岬向前下突出，使女性骨盆入口前后径缩短而横径正常。

2. 佝偻病性扁平骨盆

由于童年患佝偻病骨骼软化使骨盆变形，骶岬被压向前，女性骨盆入口前后径明显缩短，使女性骨盆入口呈肾形，骶骨下段向后移，失去骶骨的正常弯度，变直向后翘。 尾骨呈钩状突向骨盆出口平面。 由于髂骨外展，使女性髂棘间径等于或大于髂嵴间径；由于坐骨结节外翻，使骨盆耻骨弓角度增大，骨盆出口横径变宽。

（二）中骨盆及骨盆出口平面狭窄

1. 漏斗骨盆

骨盆入口各径线值正常，但是两侧骨盆壁向内倾斜，状似漏斗，故称漏斗骨盆。 特点是女性中骨盆及骨盆出口平面均明显狭窄，使女性坐骨棘间径、坐骨结节间径缩短，耻骨弓角度＜90°。 坐骨结节间径与出口后矢状径之和＜15cm，常见于男型骨盆。

2. 横径狭窄骨盆

与类人猿型骨盆类似，女性骨盆入口、中骨盆及骨盆出口的横径均缩短，前后径稍长，坐骨切迹宽。 测量骶耻外径值正常，但骨盆的髂棘间径及髂嵴间径均缩短。

（三）骨盆三个平面狭窄

骨盆外形属女型骨盆，但骨盆入口、中骨盆及骨盆出口平面均狭窄，每个平面径线均小于正常值2cm或更多，称为均小骨盆，多见于身材矮小、体型匀称的妇女。如果孕妇身高小于140cm，要考虑有均小骨盆的情况。

（四）骨盆与分娩

女性产道由骨产道和软产道组成，女性骨盆是产道的重要组成部分，其大小、形状直接影响到胎儿能否经阴道顺利分娩。女性骨盆上半部宽大，所以对分娩关系不大（产科称为假骨盆）；而其下部小，则与分娩关系十分密切（称为真骨盆），所谓的"骨产道"即指这一部分。女性真骨盆根据它与分娩的关系又分为三个平面，即骨盆入口平面、中骨盆平面及骨盆出口平面。这三个平面都是比较狭窄的部分，分娩时胎儿可受到阻力，其中中骨盆平面是最窄的部分。骨盆的大小及形状对分娩的是否顺利影响很大，它与产力及胎儿构成了分娩的三要素。正常的骨盆，如产力及胎儿无异常，胎儿很容易经阴道娩出。明显狭窄的骨盆，活的胎儿根本不能娩出，除非胎儿不足月，或者瘦小。相对狭窄的骨盆，常需要决定于胎儿大小及产力情况。宽而浅的女性骨盆，有利于胎儿经阴道分娩。但并非所有妇女骨盆的形状均如此。异常骨盆导致女性骨产道狭窄，类似男性的骨盆，即骨盆深而窄，女性骨盆前后径相对长，而横径相对较短，胎儿就不易娩出。有的女性骨盆呈扁平状，入口前后径很短，胎儿就不能通过骨盆入口。但有的女性骨盆入口正常，而中、下平面却越来越窄，称为漏斗骨盆，也会造成难产。出口平面狭窄导致的难产是最难处理的，所以在胎儿胎头下降困难，中骨盆平面受阻时，要仔细检查是否有骨盆出口狭窄。特殊情况下，由于骨及关节的病变也可造成骨盆形状的异常，如因钙缺乏引起的佝偻病（骨软化症），常常造成骨盆严重变形，胎儿不能从阴道分娩。如果外伤造成骨盆骨折，日后发生畸形的，也均可能造成分娩时的难产。除非有明显的畸形，一般不能只从外形就准确地判断骨盆的大小。因此女性妊娠后一定要做产前检查，而内骨盆的测量更重要，一般在妊娠34～36周测量骨盆的大小，以决定分娩方式。

第四节　骨盆底

骨盆底由多层肌肉和筋膜构成，封闭骨盆出口，承托并保持盆腔脏器于正常位置。骨盆底前方为耻骨联合和耻骨弓，后方为尾骨尖，两侧为耻骨降支、坐骨升支和坐骨结节。两侧坐骨结节前缘的连线将骨盆底分为前后两个三角区：前三角区为尿生殖三角，有尿道和阴道通过；后三角区为肛门三角，有肛管通过。

骨盆底由外向内分为以下 3 层。

一、外层

外层由会阴浅筋膜与肌肉组成，包括会阴浅横肌、球海绵体肌、坐骨海绵体肌及肛门外括约肌。均会合于女性阴道出口与肛门之间，形成会阴中心腱。

二、中层

中层为泌尿生殖膈，覆盖在女性耻骨弓及两坐骨结节间所形成的骨盆出口前部的三角平面上。中层包括女性的会阴深横肌及尿道括约肌。

三、内层

内层称为盆膈，由女性的提肛肌、盆筋膜组成，为女性尿道、阴道、直肠所贯穿。

第五节　邻近器官

女性的生殖器与盆腔内的尿道、膀胱、输尿管、直肠及阑尾相邻。当女性生殖器出现问题时，常会累及邻近器官，邻近器官病变也会波及女性的生殖器，增加诊断及治疗上的难度。在妇产科手术中，要注意避免损伤邻近器官。女性生殖器的发生与泌尿系统同源，故女性生殖器发育异常时，也可能伴有泌尿系的异常。

一、尿道

女性尿道较男性短，长仅 2.5～5.0cm，平均为 3.5cm，直径约为 8mm，易于扩张，可达 10～13mm，没有弯曲，在阴道之前耻骨联合之后，自膀胱颈部开始向下向前止于尿道口。

二、膀胱

空虚的膀胱呈三棱椎体形，分尖、体、底和颈四部。膀胱尖朝向前上方，由此沿腹前壁至脐之间有一褶襞为脐正中韧带。膀胱尖与膀胱底之间为膀胱体。膀胱的最下部为膀胱颈，和女性的盆膈相毗邻。子宫前壁下段直接邻近膀胱。

三、输尿管

输尿管左右各一条中端起于肾盂，在腰大肌表面下降，跨越髂总动脉和静脉，进入盆腔，沿盆腔壁下降，跨越骶髂关节前上方，在坐骨棘转折向内，斜行穿膀胱壁，开口于膀胱，全长20～30cm。输尿管的功能是输送尿液。

输尿管有三个狭窄：第一狭窄一个在肾盂与输尿管移行处（输尿管起始处）；第二狭窄在跨越髂动脉入小骨盆处；第三狭窄在穿入膀胱壁处。当肾结石随尿液下行时，容易嵌顿在输尿管的狭窄处，并产生输尿管绞痛和排尿障碍。

输尿管按其走行位置，可分为三部：①输尿管腹部；②输尿管盆部；③输尿管精索部。三个狭窄包括①输尿管起始处；②跨越小骨盆入口处；③斜穿膀胱壁处。

上1/3输尿管由肾动脉分支供应，中1/3输尿管由腹主动脉、髂总动脉、精索内动脉或子宫动脉供应，下1/3输尿管由膀胱下动脉供应。这些分支到达输尿管后，分布在筋膜层并上下沟通，形成动脉网，然后再散布到其他各层。因此做输尿管移植时，切断下1/3输尿管血流，对移植部分血液供应，影响并不大。输尿管静脉是随着动脉回流的，静脉通过黏膜下层回到筋膜层后由肾、髂、精索、子宫、膀胱静脉等回流。在广泛性子宫切除术中，要注意保护输卵管血运供应，避免输卵管因缺血导致坏死。在剖宫产手术中，有切口延裂时，要注意下推膀胱，避免缝扎输卵管。

输尿管神经是自主神经，来自女性肾及腹下神经丛，网状分布于输尿管结缔组织中，其后再进入肌肉层。神经节细胞大多数在输尿管下端见到，少数在上端，中段则极少。由于输尿管的蠕动可由类似交感神经、副交感神经的药物来改变，所以这些神经即使受伤，输尿管的蠕动也不受影响。

四、直肠

直肠为消化管的最末一段，位于盆腔内，长15～20cm，其行程不是直线而有几个弯曲，它有三条横皱襞，其中两条在左，一条在右，高度不同，从下面看来三个皱襞互相掩叠，围直肠一周，承载粪块。

直肠近肛门的一段扩大成为直肠壶腹，里面有垂直皱襞6～10条，名肛柱，肛柱上面有静脉丛。直肠终于肛门。肛门有肛门外括约肌及肛门内括约肌。肛门外括约肌是随意肌，属会阴肌。肛门内括约肌是肠内环肌加厚而成，属平滑肌，其作用是于大便临完结的时候彻底清除残存在肛门管里的废物。孕妇分娩时，要注意在宫缩间隙，协助胎儿以最小经线通过会阴体，娩出，避免损伤导致肛门括约肌断裂，必要时行会阴侧切。

子宫内膜异位症患者直肠前方的道格拉斯陷窝常受到累及，手术时要注意避免损伤直肠。在剖宫产术中，行子宫下段缝扎时，要注意避免损伤直肠。

五、阑尾

阑尾尖端可指向各个方向，阑尾一般以回肠后位和盲肠后位最多，盆位次之，再次为盲肠下位和回肠前位。此外，还有少见肝下位和左下腹位等。阑尾的长度平均 7～9cm，也可介于 2～20cm 之间，阑尾上端开口于盲肠，阑尾开口处有不太明显的半月形黏膜皱襞。阑尾外径介于 0.5～1.0cm，阑尾管腔的内径狭小，静止时仅有 0.2cm。

阑尾在腹腔内的位置决定于盲肠的位置，附于其后内侧壁，随盲肠位置而变动，一般位于右下腹。阑尾基底部位置一般固定于盲肠三条结肠带的汇合处。阑尾体表投影约在脐与右髂前上棘连线中、外 1/3 交界处，称为麦氏点。有时也以左、右髂前上棘连线的中、右 1/3 交点表示回结肠动脉的分支。因此，一旦发生血液循环障碍，易使阑尾发生坏死。阑尾静脉回流是经阑尾静脉、回结肠静脉、肠系膜上静脉、门静脉入肝。因此，当阑尾发生化脓性感染时，阑尾的细菌栓子可引起门静脉炎和肝脓肿。

阑尾是一个淋巴器官，参与免疫系统工作，其淋巴液回流方向与静脉血回流相一致，可达回结肠淋巴结。阑尾的淋巴组织在出生后就开始出现，12～20 岁达高峰，以后渐减少，60 岁后渐消失，因此成人切除阑尾，无损于机体的免疫功能。阑尾也是黏液性肿瘤最常见的原发部位，卵巢黏液性癌时，容易转移至阑尾，故需同时切除阑尾组织。

阑尾的神经由交感神经纤维经腹腔丛和内脏小神经传入，因其传入的脊髓节段在第 10、11 胸节，所以急性阑尾炎发病开始时，常有第 10 脊神经所分布的脐周围牵涉痛。临床上会出现典型的转移性右下腹疼痛。

第二章　女性生殖系统生理

第一节　女性一生各阶段的生理特点

　　女性从受精卵到胎儿形成、新生儿、幼儿、儿童、青春期、成年、更年期、衰老是一个逐渐变化的过程，女性一生根据其年龄和生理特点可分为 7 个阶段：胎儿期、新生儿期、儿童期、青春期、性成熟期、绝经过渡期、绝经后期。女性各期的时间长短可因遗传、环境、营养等因素影响而有个体差异。

一、女性胎儿期

　　女性胚胎在子宫内生长发育的阶段，称为女性的胎儿期。胚胎受精卵形成开始发育。受精卵在母体子宫内着床并且分裂发育，长成胎儿，而后分娩诞生，脱离母体。胎儿期是女性发育的第 1 阶段，约长 280 天。在这个时期，女性从微小的受精卵长成约长 50cm、重约 3 000 ~ 3 500g的新生儿。

二、女性新生儿期

　　新生儿期是指个体出生后第一个月（严格讲为 28 天）。胎儿从母体娩出就进入新生儿期。新生儿出生后继续发育，特别是脑神经的发育还很不够，仍然需要继续发育。女性新生儿在母体内受到胎盘及母体卵巢产生的女性激素影响，刚出生的女性新生儿的外阴较丰满，乳房略隆起或少许泌乳，但不需要挤压乳房，否则容易损伤乳房。女性新生儿分娩后脱离母体环境，新生儿血中女性激素水平的突然下降，可以出现女性新生儿少量阴道出血，还有白带分泌。

三、女性儿童期

　　女性从出生 4 周到 12 岁左右为儿童期。女性儿童期是人生发育的最重要阶段。女性全身各系统发育的速度不同，其中头部发育最早，停止也早；而下肢发育的开始及停止较迟；体内的神经系统和淋巴系统的发育先快后慢。新生儿出生后第一年，脑的发育最快。幼儿时期的咽部淋巴组织和扁桃体增长较快，10 岁以后发育减慢。女性的盆腔生殖系统及全身的肌肉到青春期后方迅速发育。身高及体重在女性的乳幼儿期及青春期有两次高速度增长。

　　女性儿童早期（8 岁之前）下丘脑 – 垂体 – 卵巢轴的功能处于抑制状态，女性生殖器不发育，所以此时期女性生殖器为幼稚型。女性表现为阴道狭长，上皮薄，无皱襞，细胞缺乏糖原，阴道酸度低，抗感染能力弱，容易发生炎症。此时期女性的子宫小，而宫颈长，约占子宫全长的三分之二。在儿童后期（约8岁之后），女性的下丘脑促性腺激素释放激素抑制状态开始解除，女性双侧卵巢内卵泡受头部垂体分泌的垂体促性腺激素的影响有一定发育并分泌性激素，但是仍然还达不到成熟阶段。女性的皮下脂肪开始在胸、髋、肩膀及耻骨上堆积，乳房开始发育，开始初步出现女性特征。

四、女性青春期

女性青春期为10～19岁，是女性从儿童向成人的转变，是女性生殖器、内分泌、体格等逐渐发育成熟的阶段。

女性青春期第一性征的变化是在体内分泌的促性腺激素作用下，双侧卵巢开始增大，卵巢中的卵泡开始发育和分泌雌激素，女性生殖器开始发育，从幼稚型变为成人型。女性阴阜隆起，女性大小阴唇变肥厚并出现色素沉着；女性阴道长度及宽度开始增加，阴道黏膜逐渐变厚并出现皱襞；女性子宫开始增大，子宫体增大明显，子宫体与宫颈的比例逐渐变为2：1；双侧卵巢体积增大，卵巢的皮质内充满不同发育阶段的各种卵泡。这个时期的女性虽然已经初步具有生育能力，但整个生殖系统的功能还未完善。

月经初潮是女性第一次月经来潮，是女性青春期的重要标志。但是此时女性的中枢神经系统对雌激素的正反馈机制没有完全成熟，即使卵泡成熟也不能排卵，故女性月经周期不规律，多数经过5～7年建立规律的周期性卵巢排卵后，月经才逐渐正常。

五、女性性成熟期

女性的性成熟期又称为生育期，一般从女性18岁开始，到30岁以后，此时期女性卵巢功能成熟并分泌性激素，卵巢已建立规律的周期性排卵。女性生殖器各部分及乳房在双侧卵巢分泌的性激素作用下发生周期性变化。

六、女性绝经过渡期

绝经过渡期指女性从开始出现绝经趋势直到最后一次月经的时期。一般始于女性40岁，时间长短不一，有的1～2年，有的10～20年。此时期双侧卵巢功能逐渐衰退，卵巢卵泡数目减少且发生卵泡发育不全，因而月经不规律，常为女性无排卵性月经，甚至导致子宫功能失调性出血。最终由于双侧卵巢内卵泡自然耗竭或剩余卵巢卵泡对垂体促性腺激素丧失反应，导致女性卵巢功能衰竭，月经永久停止，称为绝经。 1944 年 WHO 废除"更年期"，推荐使用"围绝经期"，指女性从卵巢功能开始衰退直至绝经 1 年内的时期。 在这个时期，由于卵巢雌激素水平降低，可以出现血管舒缩功能及神经精神症状，临床表现为突然的潮热、出汗、情绪不稳定、不安、抑郁或烦躁、失眠等，称为绝经综合征。 女性通过激素补充治疗可以缓解相关症状，在绝经早期使用，还可在一定程度上预防老年慢性病的发生。

七、女性绝经后期

绝经后期是指女性绝经后的生命时期。 一般女性 60 岁以后女性机体逐渐进入老年期，双侧卵巢功能已经完全衰竭，卵巢雌激素水平低，生殖器进一步萎缩老化，骨代谢失常引发骨质疏松，容易发生骨折。

第二节 月经及月经临床表现

一、月经

月经是生育期妇女重要的生育现象。

月经指伴随卵巢周期性变化而出现的子宫内膜周期性脱落及出血。女性规律月经的出血是生殖功能成熟的重要标志。 月经第一次来潮称为月经初潮。 16 岁月经尚未来潮应当引起临床重视。

二、月经血的特征

女性月经血呈暗红色，除血液外，还有女性的子宫内膜碎片、宫颈黏液及脱落的阴道上皮细胞。 女性月经血中含有前列腺素及来自子宫内膜的大量纤维蛋白溶酶。 由于纤维蛋白溶酶对纤维蛋白的溶解作用，月经血不凝，月经出血多时出现血凝块。

三、月经的临床表现

女性正常月经具有周期性。 月经出血第一日为月经周期开始，相邻两次月经第一日的间隔时间，称一个月经周期。 一般为 21～35 天，平均 28 天。 月经持续时间称经期，一般在 2～8 天，多为 4～5 天。 女性一次月经总失血量为经量，正常经量 20～60mL，超过 80mL 称月经过多，会导致贫血。 月经期多无特殊症状，由于盆腔充血及前列腺素作用，有些妇女出现下腹部及腰骶部下坠不适或子宫收缩痛，少数可出现腹泻等胃肠功能紊乱症状。 极少数妇女可有头痛及轻度神经系统不稳定症状。

第三节 卵巢功能及周期性变化

一、卵巢功能

双侧卵巢作为女性的性腺，其主要功能为产生卵子并排卵和分泌女性性激素，分别称为卵巢的生殖功能和内分泌功能。

二、卵巢周期性变化

从青春期开始至绝经前，双侧卵巢在形态和功能上周期性重复变化，包括以下几个过程。

（一）卵泡的发育和成熟

新生儿卵巢内含有 200 万个未发育的始基卵泡，又称初级卵泡，从青春期开始，女性在腺垂体促卵泡素作用下，始基卵泡开始发育，在卵巢卵母细胞的周围出现颗粒细胞，并出现空隙，内含卵泡液，卵泡液增多，卵巢卵母细胞及其周围的卵丘被推向一侧，这时称生长卵泡，也称发育卵泡。女性每一月经周期中一般只有一个生长卵泡成熟。卵巢卵泡继续发育，不但卵泡液增多，体积也增大，整个卵泡移向卵巢表面，称成熟卵泡。卵巢卵泡发育过程中由卵泡膜细胞与颗粒细胞协同产生雌激素。

进入女性青春期，卵巢卵泡由自主发育推进至发育成熟的过程依赖于促性腺激素的刺激。生育期每月发育一批（3~11 个）卵泡，经过募集、选择，其中一般只有一个优势卵泡可进行发育达成完全成熟，并排出卵子。其余的卵巢卵泡发育到一定程度通过细胞凋亡机制而自行退化，称为卵泡闭锁。

女性一生中一般只有 400~500 个卵泡发育成熟并排卵，仅占总数的 0.1% 左右。

（二）排卵

增大的卵泡接近卵巢皮层，卵泡壁和腹腔只隔有一层上皮细胞，卵巢卵泡壁内压力并未增高，血液供应增加，卵泡壁逐渐水肿、变薄，纤维蛋白溶菌酶、活化胶原酶、前列腺素作用于卵泡壁的基底膜，消化卵泡壁的蛋白并使周围平滑肌收缩，上皮细胞坏死，释放水解酶、蛋白酶，排卵孔形成，卵泡破裂，内容物排出。卵巢卵母细胞以很少的一束卵丘细胞和颗粒细胞相连，此束断裂后，卵冠丘复合物排出。

排卵后 14 天左右，伴随子宫内膜脱落的周期性出血便是月经。排卵可在两侧卵巢轮流发生或持续于某一侧。

（三）黄体的形成和退化

排卵后卵泡内血管破裂出血凝成血块称血体。卵泡壁破口被纤维蛋白修复，血被吸收，由类脂质颗粒细胞充填称黄体。黄体能产生孕激素和雌激素，至排卵后 7~8 天达高峰，称成熟黄体。若卵子受精，则黄体继续发育，称妊娠黄体。若卵子未受精，则卵巢黄体约于排卵后 9~10 天开始萎缩（黄体一般只维持约 14 天）。卵巢黄体萎缩后，体内雌孕激素水平下降，月经来潮。卵巢黄体退化后逐渐纤维化，成为白体。

三、卵巢性激素的合成及分泌

（一）卵巢合成及分泌的性激素

卵巢主要分泌的是雌激素和孕激素，及少量雄激素，均为甾体激素。

卵巢卵泡膜细胞为排卵前雌激素的主要来源，卵巢黄体细胞在排卵后分泌大量的孕刺激及雌激素。雄激素（睾酮）主要由卵巢间质细胞和门细胞产生。

（二）卵巢性激素分泌的周期性变化

1.雌激素

卵巢卵泡开始发育时，雌激素分泌量很少，至月经第 7 天卵泡分泌雌激素迅速增加，到排卵前达高峰，卵巢排卵后由于卵泡液中雌激素释放至腹腔使循环中雌激素暂时下降，卵巢排卵后 1~2 天，卵巢黄体开始分泌雌激素使循环中雌激素又逐渐上升，在卵巢排卵后 7~8 天卵巢黄体成熟时，循环中雌激素形成又一高峰。此后，卵巢黄体萎缩，雌激素水平急剧下降，在月经期达最低水平。

2.孕激素

卵巢卵泡期卵泡不分泌黄体酮(孕酮)，卵巢排卵前成熟卵泡的颗粒细胞在 LH 排卵峰的作用下黄素化，开始分泌少量黄体酮(孕酮)，卵巢排卵后黄体分泌黄体酮(孕酮)逐渐增加，至排卵后 7~8 天黄体成熟时，卵巢分泌量达最高峰，以后逐渐下降，到月经来潮时降到卵泡期水平。

3.雄激素

女性雄激素主要来自肾上腺，卵巢也能分泌部分雄激素，包括睾酮雄烯二酮和脱氢表雄酮。卵巢内泡膜层是合成分泌雄烯二酮的主要部位，卵巢间质细胞和门细胞主要合成与分泌睾酮。排卵前循环中雄激素升高，一方面可促进卵巢非优势卵泡闭锁，另一方面可提高性欲。

（三）卵巢性激素的生理作用

1. 雌激素

雌激素的主要功能如下。

（1）对生殖器官的作用：雌激素具有促使女性附属生殖器官，如阴道、子宫、输卵管等发育成熟的作用。卵巢雌激素可使女性阴道黏膜上皮细胞的糖原增加。糖原分解时，阴道内液呈酸性（pH 值 4~5），利于阴道乳酸菌的生长，不利于其他细菌生长繁殖，故可增加女性局部抵抗力。雌激素还能刺激女性阴道上皮细胞分化，使上皮细胞增生和发生角质化的脱落。雌激素量越多，女性阴道上皮角化程度愈高。随着雌激素浓度的变化，女性阴道细胞也发生相应的变化。因此，检查阴道涂片是了解女性雌激素分泌状态或性周期的一种方法。雌激素还可促进输卵管的蠕动，以利于受精卵向子宫内运行。但过量的雌激素则产生相反的效应。在女性月经周期与妊娠期间，雌激素能促进子宫肌增厚，子宫内膜增殖，腺体增多变长。子宫颈腺体分泌增加，以利于精子的通过。雌激素与孕激素相配合，可调节正常月经周期及维持正常妊娠。

（2）对副性征的影响：卵巢雌激素具有刺激并维持女性乳房发育、促使骨盆宽大、臀部肥厚、音调高、脂肪丰满和毛发分布等女性特征的作用。雌激素还有维持性欲等功能。

（3）对代谢的影响：女性体内的雌激素能促进肾小管对钠的重吸收，同时增加肾小管对抗利尿素的敏感性，因此具有保钠、保水作用，从而增加血量和细胞外液。某些妇女月经期前浮肿可能与此有关。此外，雌激素还可降低胆固醇，可能对动脉粥样硬化有一定缓解作用，雌激素还有促进肌肉蛋白质合成，对青春期生长发育起促进作用。

2. 孕激素

一般来说卵巢孕激素往往是在卵巢雌激素作用的基础上发生作用的，与卵巢雌激素协调作用。

（1）对子宫的作用：使女性子宫内膜细胞体积进一步增大，糖原含量增加，分泌腺分泌含糖原的黏液进入分泌期，以利于受精卵囊胚的着床。黄体酮(孕酮)还可降低子宫肌的兴奋性和对催产素的敏感性，使子宫安静，可以用来保胎。

（2）对乳腺的作用：孕激素能促使女性乳腺腺泡进一步发育成熟，为怀孕后分泌乳汁准备条件。

（3）产热作用：女性体温随月经周期而变动。在清晨、空腹、静卧时测量体温（基础体温）发现卵巢排卵后可升高1℃左右，在整个黄体期一直维持此水平。 由于在卵巢排卵前体温较低，卵巢排卵后升高，故可将这一基础体温改变作为判定排卵日期的标志之一。 卵巢排卵后体温升高的原因可能与孕激素的代谢产物（主要是本胆烷醇酮）有关。

3. 雄激素

雄激素的主要功能如下。

（1）对女性生殖系统的影响。

促使女性阴蒂、阴唇和阴阜的发育，促进女性阴毛、腋毛的生长。但雄激素过多会对雌激素产生拮抗作用，如减缓女性子宫及其内膜的生长和增殖，抑制女性阴道上皮角化和增生，雄激素还与女性性欲有关。

（2）对机体代谢功能的影响。

雄激素能促进蛋白合成，促进肌肉生长，并刺激骨髓中红细胞的增生。 在性成熟期前，促使长骨骨基质生长和钙的保留；性成熟后可导致骨骺的关闭，使生长停止；可促进肾远曲小管对水、钠的重吸收并保留钙。

4. 性激素作用下子宫内膜的周期性变化

卵巢周期使得子宫内膜发生周期性变化。 在雌激素作用下子宫内膜发生增殖期变化；在雌激素、孕激素作用下增殖期子宫内膜出现分娩期变化。 雌激素、孕激素撤退后，分娩期子宫内膜脱落形成月经。

月经周期的调节。

月经周期主要受到下丘脑 – 垂体 – 卵巢轴的神经内分泌调节。 下丘脑合成与分泌 GnRH，通过调节腺垂体的 FSH 和 LH 合成与分泌达到对卵巢功能的调控。

卵巢产生的性激素对下丘脑和垂体有正、负反馈调节作用。

下丘脑 – 垂体 – 卵巢轴的神经内分泌活动也受到大脑中枢的影响。抑制素 – 激活素 – 卵泡抑制系统亦参与对月经周期的调节。

下丘脑 – 垂体 – 卵巢轴之外的内分泌腺功能也对月经有影响。 甲状腺、肾上腺及胰腺等功能异常也可导致月经失调。

第四节 妊娠生理

妊娠是非常复杂而变化又极为协调的生理过程，成熟的卵子受精是妊娠的开始，胎儿及附属物从母体排出是妊娠的终止。

受精过程需要精子获能和发生顶体反应。 囊胚表面滋养细胞和整改内膜同步发育而且功能协调是受精卵着床的重要条件。受精卵形成并着床是胚胎早期发育的两个重要过程，任何干扰该过程的因素都可以导致不孕不育或者早期流产。

母体随胎儿的长大，身体结构发生一系列变化：子宫逐渐增大，腹部膨隆，膈肌上抬，血液逐渐增加，心脏负担增加，心率加快，分娩开始后，子宫开始收缩，宫口扩张，胎儿娩出，胎盘娩出，子宫复旧开始，身体逐渐恢复至未孕状态。

第五节　胎儿的发育

胎儿的发育是一个连续的过程，从受精卵开始，卵裂，囊胚形成，胎儿各器官分化，逐渐增大，体重可以达到 3 000g 左右。

胚胎从受精卵起发育经历约 38 周，分为三个时期：妊娠早期（末次月经后 12 周末）、妊娠中期（13 ~ 27 周末）、妊娠晚期（28 至 40 周）。

妊娠早期：是指从末次月经后 12 周末。这个时期受精卵分化形成胎儿，胎儿身长约 9cm，顶臀长 6 ~ 7cm，外生殖器已经可以初步辨别性别，胎儿四肢可活动。

妊娠中期：是指从妊娠 13 ~ 27 周末。胎儿继续长大，到 16 周末部分孕妇可以感觉到胎动，到 27 周末可以有呼吸运动。

妊娠晚期：是指从妊娠 28 至 40 周。胎儿继续增大，到 40 周时，胎儿身长约 50cm，体重约 3 000g，胎儿发育成熟，皮肤粉红，皮下脂肪多，外观体形丰满，足底皮肤有纹理，一般男性睾丸已经降到阴囊内，女性大小阴唇发育良好，出生后哭声洪亮。

第六节　妊娠期母体变化

为适应胎儿生长、发育的需要，在孕妇的解剖、生理以及生化方面发生了一系列变化。在分娩及停止母乳喂养后回复至未妊娠状态。

一、子宫的变化

因为容纳的胎儿日渐增大，胎盘及其周围的羊水，子宫的内部体积必须增大 1 000 倍左右。从非孕期的重量约 50g 增加约 20 倍，增加至 1 000g 左右。

女性妊娠前半期，子宫由于肌纤维增粗而重量迅速增加。初期，在雌性荷尔蒙的刺激下，子宫每一个肌细胞可增大达 50 倍。到女性妊娠中期左右，生长速度逐渐缓慢下来，但往后随着肌纤维伸展和变薄，女性子宫的体积便迅速增大。所有这些增大，使得子宫的重量在最后增加 20 倍左右，从原来的 40g 增至 800g 左右。子宫的增大直到怀孕 16 周，子宫开始从骨盆内上升时才显著。到妊娠 36 周时，子宫顶（宫底）已经上升到女性胸骨的下方。当胎头衔接时，胎头入盆，导致子宫又重新下降。

在妊娠中，子宫的体积增大 1 000 倍左右，当其增大时，挤压其他的器官，结果女性易出现如尿频、心口（胃）灼热、气喘和便秘等问题。

子宫收缩是子宫肌肉的正常功能之一，就是在女性整个妊娠期间一直以微弱和短促的方式进行收缩，这种收缩孕妇可能察觉到或者察觉不到，只要把手放在腹部上，就能触摸到肌肉是绷紧和硬"梆梆"的，这种轻微的、无痛的运动叫"布拉克期顿·希克剂收缩"，在女性整个妊娠期间每隔 20min 左右就收缩 1 次。子宫收缩是重要的，因为它保证整个子宫的血液循环良好，有利于子宫发育。

孕妇大概要到妊娠的最后 1 个月才能察觉到上述的"布拉克斯顿·希克斯收缩"。这种收缩可变得十分强烈，"假宫缩"甚至可能被误以为是临产。

女性分娩时子宫的变化：在女性分娩时，子宫肌肉收缩逐渐将宫颈撑开，然后子宫肌肉收缩力量推动胎儿下降到阴道，孩子降生。

有的人在尚未觉察到分娩将要发生之前，子宫颈可能已经发生下列变化：子宫颈变薄拉长，子宫颈扩张。分娩过的经产妇在分娩前几周宫颈就已经扩张了，而另一些人直到进入分娩时宫颈尚未张开，但她们的产程进展很快，几个小时后就生下了婴儿。

当感到强烈的宫缩时，很像痛经时的感觉，也许有人会认为自己早产了（有时的确可能发生早产），这种情况医学术语称为"假宫缩"。这种强烈的宫缩，在最初的宫颈变薄和扩张中起着重要的作用，好像子宫在为分娩做热身运动。尽管有时这种宫缩持续几个小时，但通常是一阵一阵的，很快又停止了。当感到宫缩发生时，站起来活动活动，并且要注意宫缩是否还在持续进行，宫缩的间隔期是变长了还是变短了。

产褥期子宫的变化：子宫缩小，在产褥期变化最大的就是子宫的重量从 1 000g 左右，产后逐渐恢复到妊娠前 50g 左右。子宫的缩小是由于肌纤维的胞浆蛋白减少，细胞缩小所致。其肌细胞蛋白分解，部分被利用，部分自尿中排出。子宫颈于产后 7～10 天左右宫口关闭，产后 4 周宫颈恢复正常大小，由于分娩的损伤，初产妇的子宫颈外口失去原来的圆行（未产型）而变为横裂（经产型）。 在产后10天左右，宫腔内除胎盘附着部位外，其余都被新生的子宫内膜所修复。 而胎盘附着处直至产后6~8周才能完全愈合。

二、卵巢的变化

为了满足胚胎、胎儿生长发育的需要，卵巢往往在妊娠期会稍微有所增大，同时停止排卵，一侧的卵巢可以看到有妊娠黄体的形成，妊娠黄体是用来合成雌激素和孕激素的，黄体功能在妊娠10周以后会由胎盘组织取代，同时黄体就开始萎缩。

三、输卵管的变化

妊娠期输卵管是逐渐伸长的，但是输卵管肌层并不会增厚，有的时候输卵管黏膜会呈现蜕膜样改变。

四、阴道的变化

怀孕和分娩后，女性阴道会发生一些变化，为分娩做准备。 妊娠期间女性阴道肌层肥厚，周围结缔组织变软，黏膜增厚，有利于分娩时阴道充分伸展、扩张。 女性阴道上皮细胞糖原积聚阴道pH值为3.6~6.0，保持酸性。 阴道糖原增加，阴道容易发生念珠菌感染，而阴道炎会导致早产发生。

女性孕妇阴道前壁长平均为7~9cm、后壁为9~12cm。 随着生育次数的增多及年龄的增长，阴道发生改变，每分娩一次，阴道前壁延长，后壁也增长。 在分娩时由于产道的损伤，常发生女性阴道及会阴撕裂，累及女性会阴体及附着于此处的组织（如尿生殖膈、球海绵体肌、提肛肌等）。 有时女性阴道黏膜及皮肤皆无明显撕裂伤，但深部的肌肉、筋膜及神经纤维断裂，阴道及阴道外口的支持组织减弱而松弛，有的需做女性阴道前后壁修补。 因此，已育女性在性交活动中仅刺激阴蒂、阴唇及尿道口，难以达到高潮，而常要求同时配合刺激宫颈和穹隆，才能促进性高潮的到来。

五、会阴的改变

女性妊娠后会阴及大小阴唇的肌肉与血管均增加，同时结缔组织变软，分娩时可以充分扩张，有利于胎儿娩出。

六、乳房的变化

乳房变大，乳头变大并有色素沉着而且易于勃起，有较多的皮脂腺肥大而形成突起，为蒙氏结节。

七、血液循环系统的改变

（一）血液系统

母体的血液循环系统担负着供给胎儿能量的任务。 为保证充足供给胎儿能量，从妊娠 6 周起，母体血容量开始增多，孕 32～34 周达高峰，比怀孕前增加 30%～40%，平均血容量增加在 1 400mL 左右。 如果妊娠合并心脏病，心脏负担加重，在孕 32～34 周达高峰时会导致心衰发生。 其中血浆约占 1 100mL，红细胞约占 300mL，血液变得稀释，血红蛋白由未孕时的 130g/L 下降为 110g/L，血清内蛋白量也有所下降。

为了减少分娩时出血，妊娠期凝血因子多有增加，其中纤维蛋白原比怀孕前增加 50%。

（二）心血管系统

怀孕时由于子宫增大使膈肌上升，心脏向上、外、前移位。 随妊娠周数的增加，心肌变得更肥厚，其重量及体积也略有增加，心率每分钟平均增加 10～15 次，产后 6 周才恢复。

心搏量（每次心脏排出血量）及每分钟心排血量在妊娠 32～34 周达高峰，分别比未孕时增加 30%～40%，一直维持至分娩。 心排血量的增加对维持胎儿生长尤为重要，如孕妇患心脏病，则心脏排血量减少，子宫血流量也少，易引起早产或致低体重儿，不利于胎儿、新生儿的生长。

第三章 妊娠诊断

第一节 妊娠临床表现

妊娠从末次月经来潮开始，排卵，受精卵形成，囊胚形成，着床，胎儿逐渐发育。

一、停经

月经过期是妊娠最早的症状。 但要鉴别月经失调，有的产褥期未来月经也可以怀孕。

二、早孕反应

停经约 6 周左右，由于 HCG 增高，孕妇会出现头晕、乏力、嗜睡、食欲不振、偏食、厌油、恶心、呕吐等症状。 早孕反应因人而异，有轻重之分，有的也没有反应。

三、尿频

增大的子宫压迫膀胱，可以导致尿频。 子宫增大出盆腔后，尿频症状会好转。

四、皮肤色素沉着

面部可出现褐色斑点，称为妊娠斑。 腹部也可以出现色素沉着。

五、乳房

乳房变大，乳头变大并有色素沉着而且易于勃起，有较多的皮脂腺肥大而形成突起，为蒙氏结节。

六、生殖器检查

宫颈可以出现蓝染。 妇科双合诊发现增大子宫，早孕时可以发现子宫体增大变软呈球形，子宫峡部变宽而柔软，以至于检查时感觉子宫颈与子宫体不相连，称为：黑格征。

七、人绒毛膜促性腺激素（HCG）

对人绒毛膜促性腺激素的测定，早孕试纸测定，抽血查血 HCG，可以很早就知道是否怀孕。 这也是最常用的方法。

八、超声波检查

B 超在孕 5 周时可以发现胎囊。 孕 6 周时可以见到胚芽和原始心导管搏动。 排卵延迟者，要推后。

第二节　胎产式、胎先露、胎方位

一、胎产式

胎产式检查是指通过医师触诊观察胎体纵轴与母体纵轴关系的检查，两纵轴平行者为纵产式，两纵轴垂直者为横产式，横产式不能进阴道分娩，两纵轴交叉呈角度为斜产式，斜产式可以转为横产式。

二、胎先露

最先进入骨盆入口的胎儿部分称胎先露。 纵产式有头先露和臀先露；横产式为肩先露。

头先露因胎头屈伸程度不同又分为枕先露、前囟先露、额先露及面先露、单臀先露、单足先露和双足先露。 偶见头先露和臀先露与胎儿或胎足同时入盆，称为复合先露。

三、胎方位

胎儿先露部的指示点与孕母骨盆的关系称胎方位，简称胎位。我们将母体骨盆腔分为左前、右前、左后、右后、左横及右横六个部分。枕先露是以枕骨为指示点，额及面先露以前囟及颏、臀先露以骶骨、肩先露则以肩胛骨为指示点。每种胎先露有六种胎方位，横位则为四种。以枕先露为例，当枕骨位于母体骨盆腔的左前方时，称为"枕左前"位，于右前方时为"枕右前"，这两种方位最为常见。其他较少见的为枕左后、枕右后、枕左横及枕右横。横位有肩左前、肩右前、肩左后及肩右后四种方位。

胎位为先露部的代表在产妇骨盆的位置，亦即在骨盆的四相位——左前、右前、左后、右后。

顶先露的代表骨为枕骨（Occipital，缩写为 O）；臀先露的代表骨为骶骨（Sacrum，缩写为 S）；面先露的代表骨为下颏骨（Mentum，缩写为 M）；肩先露的代表骨为肩胛骨（Scapula，缩写为 Sc）。

胎位的写法由三方面来表明。

（1）代表骨在骨盆的左侧或右侧，简写为左（L）或右（R）。

（2）代表骨名称，如顶先露为"枕"，即"O"；臀先露为"骶"，即"S"；面先露为"颏"，即"M"；肩先露为"肩"，即"Sc"。

（3）代表骨在骨盆之前、后或横。以"A""P""T"分别表示母体骨盆的前方、后方、侧方。

比如顶先露，枕骨在骨盆左侧，朝前，则胎位为左枕前（LOA），为最常见之胎位。

枕先露有六种胎位：左枕前（LOA）、左枕横（LOT）、左枕后（LOP）、右枕前（ROA）、右枕横（ROT）、右枕后（ROP）。

面先露有六种胎位：左颏前（LMA）、左颏横（LMT）、左颏后（LMP）、右颏前（RMA）、右颏横（RMT）、右颏后（RMP）。

臀先露有六种胎位：左骶前（LSA）、左骶横（LST）、左骶后（LSP）、右骶前（RSA）、右骶横（RST）、右骶后（RSP）。

肩先露有四种胎位：左肩前（LScA）、左肩后（LScP）、右肩前（RScA）、右肩后（RScP）。

第三节　产前检查与孕期保健

产前检查及孕期保健包括对孕妇的定期产前检查，并指导孕期营养和用药，以便及时发现异常情况及时处理，对胎儿宫内情况的监护，保障孕妇及胎儿健康和分娩安全。

一、产前检查

（一）产前检查的时间、次数及孕周

产前检查从女性首次检查确诊早孕时开始（6～8周）；女性妊娠11至13+6做早期唐氏综合征筛查；女性妊娠15至20+6周唐氏综合征筛查；女性妊娠20周起进行产前系列检查；女性妊娠20～36周期间：每4周检查一次；自女性妊娠36周起：每周检查一次，（即妊娠20、24、28、32、36、37、38、39、40周共再做产前检查9～11次）。高危孕妇酌情增加产前检查次数。

（二）产前检查内容

1. 询问病史

包括年龄、职业、推算预产期、月经史、既往孕产史、既往史及手术史、本次妊娠过程、家族史、丈夫健康状况等。

2. 体格检查

全身检查及产科检查，包括生命体征、腹部检查、骨盆测量、阴道检查、肛门检查及绘制妊娠图等。

3. 辅助检查

血常规、血型、尿常规、肝功能、肾功能、血糖、甲状腺功能、感染指标、B超、心电图、遗传学检查等。

（三）"五色"管理

国家细化职责和流程，为降低孕产妇死亡，要求医疗机构按照风险程度以"绿、黄、橙、红、紫"5种颜色分级标识，对孕产妇实行妊娠风险评估、分类管理及孕产妇收治。

孕产妇妊娠风险评估与管理是指各级各类医疗机构对怀孕至产后42天的妇女进行妊娠相关风险的筛查、评估分级和管理，以便及时发现、干预影响妊娠的风险因素，防范不良妊娠结局，降低孕产妇死亡率，保障母婴安全。

对妊娠风险筛查阳性的孕妇，医疗机构应当对照《孕产妇妊娠风险

评估表》进行首次妊娠风险评估，并按照风险严重程度分别以"绿（低风险）、黄（一般风险）、橙（较高风险）、红（高风险）、紫（传染病）"5 种颜色进行分级标识。 当发现孕产妇健康状况有变化时，医疗机构应立即进行妊娠风险动态评估，根据病情变化及时调整妊娠风险分级和相应管理措施，并做好转诊。 相应评估结果均应在《母子健康手册》上标注，对于风险评估分级为"橙色""红色"的孕产妇，应按要求及时报告。

医疗机构对孕产妇实行分类管理，除"绿色"低风险人群外，均应建议孕产妇在二级以上医疗机构接受孕产期保健和住院分娩；把妊娠风险分级为"橙色""红色"和"紫色"的孕产妇作为重点人群纳入高危孕产妇专案管理，保证专人专案、全程管理、动态监管、集中救治，确保做到"发现一例、登记一例、报告一例、管理一例、救治一例"。 特别是红色，应该在州级以上医院住院分娩。

医疗机构在进行产后访视和产后 42 天健康检查时，应再次对产妇进行风险评估。 如发现阳性症状和体征，应当及时进行干预。

（四）评估胎儿健康的技术

评估胎儿健康包括评估胎儿是否为高危儿和监测胎儿宫内状况。

1. 高危儿

①孕龄 < 37 周或 ≥42 周；②出生体重 < 2 500g；≥4 000g；③小于孕龄儿或大于孕龄儿；④生后 1 分钟内 Apgar 评分 ≤4；⑤产时感染；⑥高危产妇的新生儿；⑦手术产儿；⑧新生儿的兄姐有新生儿期死亡；⑨双胎或者多胎。

2. 监测胎儿宫内状况

（1）妊娠早期：B 型超声检查、超声多普勒法，在妊娠 11 ~ 13 +6 周超声测量胎儿颈项透明层（NT）厚度可以早起发现 21 三体综合征。

（2）妊娠中期：可以检查宫高、腹围、胎心、B 超，做三级系统 B 超，可以检查胎儿严重畸形。 做糖耐量实验可以筛查妊娠期糖尿病。

（3）妊娠晚期：可以检查宫高、腹围、胎动、胎心、B 超、胎动监测、电子胎心监护。

3. 预测胎儿宫内储备功能

（1）无应激试验（non - stresstest，NST）。

无应激试验（NST）用于观察胎心基线的变异及胎动后胎心率的情况。 正常情况下，20min 内至少有 3 次以上胎动伴胎心率加速 > 15 次/min 称 NST 有反应。 报告标注上：NST（ + ）。 说明宝宝在子宫内非常健康。如果报告的结果是 NST（－），医生就会根据您的实际孕周，采取相应的处理方式。

如少于 3 次或胎心率加速不足 15 次/min 称 NST 无反应，应延长试验时间至 40min，若仍无反应，而孕周＞36 周时，应再做催产素激惹试验（OCT）。

（2）催产素激惹试验（OCT）。

催产素激惹试验（OCT）也称缩宫素激惹试验，若 10 分钟内在宫缩后出现 3 次以上的晚期减速，胎心率基线变异在 5 次以下，胎动后无 FHR 增快，为 OCT 阳性。若胎心率基线有变异或胎动后 FHR 加快，无晚期减速，为 OCT 阴性。

通过缩宫素诱导宫缩观察 20min 内宫缩时胎心率的变化，了解胎盘一过性缺氧的负荷变化，测定胎儿的储备能力。若 10min 内连续出现 3 次以上晚期减速，胎心基线率变异减少，胎动后胎心率无加速，为 OCT 阳性，提示胎盘功能减退；若胎心基线率无晚期减速，胎动后胎心率加速，为 OCT 阴性，提示胎盘功能良好，胎儿在一周内无死亡危险。

4.三类电子胎心监护判读标准

（1）胎心率基线：观察 10min，胎心率增快幅度在 5 次/分附近，此为胎心率的平均值。

基线变异减弱、消失：胎儿窘迫、胎儿酸中毒、胎儿睡眠状态、某些药物（麻醉药、硫酸镁、阿托品）、无脑儿、孕周过小等均可引起基线改变。

（2）早期减速：伴随宫缩出现的减速，表现为对称、缓慢地下降到最低点再恢复到基线，开始到最低点的时间≥30 秒，与宫缩同步。

（3）晚期减速：通常是对称地、缓慢地下降到最低点再恢复到基线，开始到最低点的时间≥30 秒，减速的最低点通常延迟于宫缩峰值。

（4）变异减速：突发的、显著的胎心率急速下降，开始到最低点时间＜30 秒，胎心率下降≥15 次/分，持续时间≥15 秒，但＜2 分钟。与宫缩无规律。

（5）延长减速：≥2 分钟。

（6）加速：胎动后，胎心加速＞15 次，时间＞15s。

一类胎心监护：基线 110～160 次/分、正常变异、无晚期减速、有或无早期减速或加速。

意义：正常的胎心监护图形，提示在监护期内胎儿酸碱平衡状态良好。后面胎心监护观察可按照产科情况常规处理，不需要特殊干预。

三类胎心监护：包括以下任何一项。

（1）基线变异缺失伴以下任一项：反复性晚期减速、反复性变异减速、胎儿心动过缓。

（2）正弦波形。

意义：异常的胎心监护图形，提示在监护期内胎儿出现异常的酸碱平衡状态，必须立即宫内复苏，同时终止妊娠。

二类胎心监护：除一类和三类以外的图形，包括以下任一项。

（1）基线率：胎儿心动过缓但不伴基线变异缺失；胎儿心动过速。

（2）基线变异：变异缺失不伴反复晚减；微小变异；显著变异。

（3）加速：刺激胎儿后没有加速。

（4）周期性或偶发性减速：反复性变异减速伴正常变异；延长减速；反复性晚减伴正常变异；变异减速有其他特征，如：恢复基线缓慢，"尖峰"或"双尖峰"。

5.彩色多普勒超声胎儿血流监测

应用彩色多普勒超声胎儿血流监测，可以对有高危因素的胎儿状况进行判断。 常用指标有脐带动脉和胎儿大脑中动脉的 S/D 比值、RI 值、PI 值、脐静脉和静脉导管的血流波形等。 不同孕周 S/D 比值、RI 值、PI 值不一样。 出现以下情况，要考虑异常：①脐动脉的血流指数大于各孕周的第 95 位百分数或者超过平均值 2 个标准差，预示胎儿缺氧；②脐动脉的舒张末期血流频谱消失或倒置，预示胎儿缺氧严重；③胎儿大脑中动脉的 S/D 比值降低，提示血流在胎儿体内重新分布，预示胎儿缺氧；④出现脐带静脉或静脉导管血流，舒张期血流缺失、倒向、a 波反向均预示胎儿处于濒死状态。

二、孕期保健

（一）孕期营养

孕期营养关键在于孕妇进食的食物应保持高能量，注意营养均衡，食物要含有丰富的蛋白质、脂肪、碳水化合物、微量元素和维生素。其中微量元素有铁、钙、锌、碘、硒、钾等。 而且含有维生素有水溶性（B 族维生素、维生素 C）和脂溶性（维生素 A、维生素 D、维生素 E、维生素 K）。

（二）孕期合理用药

用药原则如下。

（1）能用一种药物就不要联合用药。

（2）能用疗效肯定的常用药，就避免使用尚难确定对胎儿有不良影响的新药。

（3）能用小剂量药物，就不用大剂量药物。

（4）若病情所需，在妊娠早期应用了对胚胎、胎儿有害的致畸药，应告知孕妇，先终止妊娠。

（5）妊娠药物危险性分级：

FDA 的 5 个级别：A、B、C、D、X。 在妊娠前 12 周，不要使用 C、D、X 级药物为好。

（三）孕期的常见症状及其处理

1. 消化系统症状

妊娠早期恶心、呕吐，心口灼热。

处理：应少食、多餐，忌油腻的食物。 给予维生素 B_6 10 ~20mg，可以服用姜水、可乐等缓解症状，避免饭后弯腰和平躺。 呕吐严重者，应及时就医。

2. 便秘

肠蠕动及肠张力减弱，食物残渣排空时间延长，食物残渣中的水分被肠壁吸收，增大的子宫及胎先露部对肠道下段压迫所致。

处理：宜饮白开水，进食易消化的含有纤维素的新鲜蔬菜和水果，适当活动，按时排便。

必要时口服缓泻剂，如乳果糖。 但不宜灌肠，避免导致流产或早产。

3. 痔疮

由于女性增大的子宫或便秘导致痔静脉回流受阻，引发直肠静脉压升高所致。 痔静脉曲张可在女性妊娠间首次出现，也可使女性既往的痔疮复发和加重。

处理：多吃蔬菜，少吃辛辣的食物，保持卫生，或口服缓泻剂缓解疼痛和肿胀感。

4. 腰背痛

女性妊娠期间由于激素增高，关节韧带松弛，增大妊娠子宫向前突，导致躯体重心后移，腰椎向前突，背肌处于持续紧张状态，导致孕妇常出现轻微腰背痛。

处理：休息时，女性腰背部垫枕头可使疼痛缓解，必要时应卧床休息、局部热敷。

女性孕妇可做舒缓背肌的前弯动作，还可以用腹托带或者用手将妊娠腹部上提，维持身体平衡。

5. 下肢及外阴静脉曲张

女性因子宫增大压迫，心脏负担加重，股静脉压力增高，下肢及外阴出现静脉曲张，随妊娠次数增多逐渐加重。

处理：女性应尽量减少长时间站立，下肢可以绑弹性绷带或穿弹性袜，晚间睡眠时应适当垫高下肢。

以上方法有利于静脉回流。女性分娩时医师应当防止外阴部曲张的静脉破裂。

6. 下肢肌肉痉挛

肌肉痉挛多发生在小腿腓肠肌，是孕妇缺钙的表现，常在受凉后及夜间发作。

处理：及时补钙孕中晚期钙的需要量 1 000 ~ 1 500g/d。

7. 下肢浮肿

孕妇于妊娠后期由于增大子宫影响及体内激素波动，常有踝部、小腿下半部轻度浮肿，休息后消退，属正常现象。

处理：睡眠取左侧卧位，抬高下肢 15° 能使下肢血液回流改善，水肿减轻。

8. 仰卧位低血压

孕妇在妊娠末期，孕妇若较长时间取仰卧位姿势，由于增大妊娠子宫压迫下腔静脉，使回心血量及心排出量突然减少，心脏前负荷血容量减少出现低血压，个别孕妇甚至不能平卧。

处理：此时孕妇改为左侧卧位或坐位，血压迅即恢复正常。

9. 尿频

因骨盆腔血流供应增大或子宫变大，压迫到膀胱所致。

处理：晚餐后尽量少摄取液体，以减少夜间排尿。感觉有尿意时，尽早排尿，不要憋尿。

10. 阴道流血

（1）孕早期出现阴道流血，应行 B 超检查排除宫外孕，考虑先兆流产可能。

处理：B 超了解胚胎发育情况。根据结果分别施以下列手段。

好则保胎：卧床休息，黄体功能不足者给予黄体酮治疗，同时应重视心理治疗，安定情绪、增强信心。B 超随访，胚胎停育不好则及时清宫。

（2）中晚期出现阴道出血：不伴腹痛者，胎盘前置、前置胎盘、宫颈病变；伴有腹痛者，胎盘早剥、先兆早产。

处理：B 超了解胎盘位置及状态、阴道镜检查出血少、腹痛轻者卧床休息＋口服宫缩抑制剂，出血多应住院治疗。 保胎治疗。

11. 腹痛

不规则宫缩，耻骨部位疼痛。 腹胀：子宫增大压迫肠胃/活动量减少引起便秘。

12. 皮肤瘙痒

（1）一般瘙痒症：大都发生在腹部及腿部、乳房局部，由于肌纤维断裂后形成妊娠纹，如随着妊娠子宫的增大，多数孕妇腹壁皮肤出现紫色或淡红色的妊娠纹且有瘙痒感。 有的孕妇瘙痒则是过敏引起的，如服用某些药物或接触过敏性物质，以及气候变化等，大多发生在暴露的皮肤上，或全身或局部出现疹子。 只要脱离过敏源，局部用些抗过敏药，瘙痒即可缓解消失。

（2）特殊皮肤瘙痒：胆汁淤积症，其发病原因可能与雌激素水平增高、肝脏中酶的异常引起胆红素代谢异常、免疫功能的改变、遗传及环境有关。

其症状特点是瘙痒难忍，多以腹部及下肢为重，夜间尤甚，孕妇往往因不能克制剧烈的瘙痒而留下道道搔痕，也有些孕妇表现为食欲下降、恶心、厌油腻，常常伴有轻微腹泻，另一表现是黄疸，约有 1/4 的孕妇身上会出现。

处理：应及时到医院空腹抽血，检查肝功和胆汁酸。

（3）妊娠期外阴瘙痒：妊娠期，外阴瘙痒多由阴道分泌物增多、局部潮湿刺激所致，但也可因不注意外阴卫生，合并糖尿病时，容易继发霉菌性，有时也会感染滴虫性阴道炎，少数妊娠合并糖尿病患者局部尿糖刺激也可引起外阴瘙痒感。

处理：阴道炎症对症治疗。 妊娠合并糖尿病者应及时治疗。

13. 贫血

孕妇于妊娠后半期对铁的需求量增多，单靠饮食补充明显不足。

处理：应自妊娠 4 至 5 个月开始补充铁剂。 如已出现贫血，应查明原因，以缺铁性贫血最常见，其次缺叶酸、维生素 B_{12}，少见的还有地中海贫血。

妊娠期铁不足，可致严重贫血，使机体免疫功能降低，反复感染，胎儿宫内发育迟缓，并增加母亲死亡率、早产和低体重儿。

胎儿出生后由于铁储备不足，过早出现贫血，以至食欲不佳、抵抗力下降，严重者可影响智力、行为、运动的发育。

如果为地中海贫血则一般不补铁。

14. 口腔疾病

孕妇的口腔健康直接影响婴儿的健康。

孕妇中有50%以上患口腔疾病，牙周病不仅可以导致早产低体重儿的出生，而且与很多全身性疾病有相关性，如心血管疾病、糖尿病、肺病、胃病等。因此应早发现、早诊断、早治疗牙周病，已患有牙病的孕妇，治疗龋病和牙龈炎的最佳时间是妊娠中期，即妊娠 4~6 个月间。

第四节 遗传咨询、产前筛查、产前诊断及胎儿手术

做好遗传咨询、产前筛查、产前诊断及胎儿手术可以减少出生缺陷。

一、遗传咨询

遗传咨询以有特殊情况，家族史，抱有不安和烦恼的人为咨询对象，向他们提供必要的建议，帮助他们自己抉择所应采取的方针。遗传咨询有如下内容：遗传病的诊断和治疗，预防发病的措施，预后估计，本人、配偶、婚约者以及他们的近亲中发现有遗传性异常者时，指明未来子女可能发病的危险程度（遗传预测），不良基因携带者的检出；产前诊断，结婚，妊娠，生产和婴儿保健的指导；近亲婚姻的危险性，亲子鉴定等。

二、产前筛查

孕期产前筛查是医院采用简便、可行、无创的检查方法，如抽孕妇血、做 B 超等检查手段对发病率高、病情严重的遗传性疾病（如唐氏综合征）或先天畸形（神经管畸形等）进行产前筛查，检查出子代具有出生缺陷高风险的人群。通过筛查出高危者再进一步确诊，是防治出生缺陷的重要步骤。

三、产前诊断

产前诊断是指在胎儿出生前对胚胎或胎儿的发育状态、是否患有疾病等方面进行检测诊断。通过有资质的产前诊断机构对孕妇进行检查，从而掌握先机，对可治性疾病，选择适当时机进行宫内治疗；对于不可治疗性疾病，能够做到让孕妇及家属知情选择。产前诊断又称宫内诊断，是为了了解胎儿在子宫内的健康情况，有无先天性畸形或遗传病，用"羊水穿刺、绒毛活检"等方法在子宫内对胎儿进行诊断，以便及早采取措施避免残疾儿的出生，提高出生人口的素质，也是优生学的

重要组成部分。

四、胎儿手术

目前胎儿手术主要分为 3 类：第一种是分娩期子宫外产时治疗，即胎儿分娩后同时对胎儿实施手术治疗；第二种是孕中期开放式宫内手术，一般于孕 20 ~ 24 周实施；第三种是孕期微创手术，即胎儿镜手术和一些超声指引下的引流管置管术，常用于宫内胎儿输血、双胎输血综合征和严重胸腔积液的治疗等。其中，子宫外产时手术治疗主要适用于胎儿娩出后会发生严重呼吸困难或循环障碍的疾病。

第四章　妊娠并发症

第一节　自然流产

我国将妊娠未达 28 周、胎儿体重未达 1 000g 而终止者，称为流产。

一、按自然流产发生时间分类

（一）早期流产

发生在妊娠 12 周前。自然流产多为早期流产，其中 50% ~ 60% 与胚胎染色体异常有关。

（二）晚期流产

发生在妊娠 12 周或之后。

二、按自然流产发展的不同阶段分类

（一）先兆流产

指妊娠 28 周前先出现少量阴道流血，常为暗红色或血性白带，无妊娠物排出，随后出现阵发性下腹痛或腰背痛。妇科检查宫颈口未开，胎膜未破，子宫大小与停经周数相符。经休息及治疗后症状消失，可继续妊娠；若阴道流血量增多或下腹痛加剧，可发展为难免流产。

（二）难免流产

在先兆流产基础上，阴道流血量增多，阵发性下腹痛加剧，或出现阴道流液（胎膜破裂）。妇科检查宫颈口已扩张，有时可见胚胎组织

或羊膜囊堵塞于宫颈口内，子宫大小与停经周数基本相符或略小。此时流产已经不可避免。

（三）不全流产

难免流产继续发展，部分妊娠物排出宫腔，还有部分残留于宫腔内或嵌顿于宫颈口处，或胎儿排出后胎盘滞留宫腔或嵌顿于宫颈口，影响子宫收缩，导致出血，甚至发生休克。妇科检查见宫颈口已扩张，宫颈口有妊娠物堵塞及持续性血液流出，子宫小于停经周数。

（四）完全流产

指妊娠物已全部排出，阴道流血逐渐停止，腹痛逐渐消失。妇科检查宫颈口已关闭，子宫接近正常大小。

三、其他特殊情况自然流产

自然流产有以下 3 种特殊情况。

（一）稽留流产

又称过期流产。指胚胎或胎儿已死亡滞留宫腔内未能及时自然排出者。表现为早孕反应消失，有先兆流产症状或无任何症状，子宫不再增大反而缩小。若已到中期妊娠，孕妇腹部不见增大，胎动消失。妇科检查宫颈口未开，子宫较停经周数小，质地不软，检查时发现胎儿已经没有心跳。又称为胚胎停育。

（二）复发性流产

指与同一性伴侣连续发生 3 次及 3 次以上的自然流产。复发性流产大多数为早期流产，少数为晚期流产。现有证据认为复发性流产与易栓症有关。虽然复发性流产的定义为连续 3 次或 3 次以上，但大多数专家认为连续发生 2 次流产即应重视并予评估，因为其再次流产的风险与 3 次者相近。

（三）流产合并感染

流产过程中，若阴道流血时间长，有组织残留于宫腔内，有可能引起宫腔感染，常为厌氧菌及需氧菌混合感染，严重感染可扩展至盆腔、腹腔甚至全身，并发盆腔炎、腹膜炎、败血症及感染性休克。

四、发病率

自然流产是最常见的妊娠并发症，占全部妊娠的 31% 左右，其中 80% 发生在早孕期。

五、病因

导致自然流产的原因有很多，主要包括胚胎因素、母体因素、父亲因素和环境因素。

（一）胚胎因素

胚胎或胎儿染色体异常是早期流产最常见的原因，占50%～60%，中期妊娠流产约占1/3，晚期妊娠胎儿丢失仅占5%。染色体异常包括数目异常和结构异常。

（二）母体因素

1.全身性疾病

孕妇患全身性疾病，如严重感染、高热疾病、严重贫血或心力衰竭、血栓性疾病、慢性消耗性疾病、慢性肝肾疾病或高血压等，均可能导致流产。TORCH感染，即感染弓形虫、其他病原微生物（如梅毒螺旋体、带状疱疹病毒、细小病毒B19、柯萨奇病毒等）、风疹病毒、巨细胞病毒、单纯疱疹Ⅰ/Ⅱ型等，虽对孕妇影响不大，但可感染胎儿导致孕妇流产。

2.生殖器异常

子宫畸形（如子宫发育不良、双子宫、双角子宫、单角子宫、纵隔子宫等）、子宫肌瘤（如黏膜下肌瘤及某些肌壁间肌瘤）、子宫腺肌病、宫腔粘连等，均可影响胚胎着床发育而导致流产。宫颈重度裂伤、宫颈部分或全部切除术后、宫颈内口松弛等所致的宫颈机能不全，可导致胎膜早破而发生晚期流产。

3.内分泌异常

女性内分泌功能异常（如黄体功能不全、高催乳素血症、多囊卵巢综合征等）、甲状腺功能减退、糖尿病血糖控制不良等均可导致流产。

4.强烈应激

妊娠期严重的躯体（如手术、直接撞击腹部、性交过频）或心理（过度紧张、焦虑、恐惧、忧伤等精神创伤）等不良刺激，均可导致流产。

5.不良习惯

孕妇过量吸烟、酗酒，过量饮咖啡,吗啡,吸毒品（鸦片、海洛因）等毒品，均可能导致流产。

6.免疫功能异常

母儿免疫系统相互影响，若互不适应，则可引起排斥而致流产。母体有抗精子抗体则多为早期流产，如母儿Rh血型不合、ABO血型不合，可引起死胎，多为晚期流产。

7. 其他因素

孕妇体重过轻或超重与自然流产的风险增加有关。 孕妇与配偶的年龄大于 35 岁会增加自然流产的风险。

（三）父亲因素

有研究证实精子的染色体异常可导致自然流产。 但临床上精子畸形率异常增高是否与自然流产有关，尚无明确的证据。

（四）环境因素

过多接触某些有害的化学物质（如铅、有机汞、甲醛、镉、氯丁二烯、氧化乙烯、乙醇等）和物理因素（如噪声、放射线、高温等）可直接或间接对胚胎或胎儿造成损害而致流产。

六、症状

自然流产主要临床症状为停经后阴道流血和腹痛。

1. 停经

多数流产患者有明显的停经史，但是妊娠早期流产导致的阴道流血难与月经鉴别，故无明显停经史。 有的仅仅有 HCG 升高和降低，没有停经史，称为生化妊娠。

2. 阴道出血

早期流产的整个过程均伴有阴道流血，而且出血量往往较多。 晚期流产者，胎盘已形成，流产过程与足月相似，胎盘继胎儿分娩后排出，一般出血量不多。 出血可为持续不断性的，也可为间断性的。

3. 腹痛

早期流产开始阴道流血后宫腔内存有血液，特别是血块，刺激子宫收缩，呈阵发性下腹痛，特点是阴道流血往往出现在腹痛之前。 晚期流产则先有阵发性的子宫收缩，然后胎儿胎盘排出，特点是往往先有腹痛，然后出现阴道流血。

七、并发症

（一）感染

流产可能导致宫腔感染，少数严重感染可扩散至盆腔、腹膜甚至全身，并发盆腔炎、腹膜炎、败血症及感染性休克，危及孕妇生命安全。

（二）失血性休克

若阴道出血量大，有可能导致失血性休克，危及孕妇生命安全。

八、原因检查

流产的原因多种多样，为查找原因，需做很多检查。首先，医生会测量孕妇的体温、脉搏、呼吸、血压等，注意孕妇有无贫血及感染征象。随后，医生会给孕妇进行妇科检查，让孕妇仰卧在检查床上，臀部靠近床边，将两只腿放到床旁的支腿架上，尽可能暴露会阴部。检查过程中会注意宫颈口是否扩张，羊膜囊是否膨出，有无妊娠物堵塞宫颈口；子宫大小与停经周数是否相符，有无压痛；双侧附件有无压痛、增厚或包块；子宫及双附件有无先天畸形，并检查宫颈是否有损伤、感染、宫口松弛等。医生会先给患者做体格检查，而后会选择性地让患者做尿、血 HCG 测定，黄体酮(孕酮)测定、甲状腺功能测定、血清泌乳素测定、糖代谢检查、核型分析、分子遗传学诊断、免疫学检查、血常规、细菌学检查、超声检查、子宫输卵管碘油造影等，必要时可行宫腔镜、腹腔镜检查，以明确诊断及寻找病因。

(一)实验室检查

1. 人绒毛膜促性腺激素（HCG）测定

采用 HCG 检测试纸条检测尿液，可快速明确是否妊娠。为进一步判断病情，可取患者血液，测定血 HCG 水平动态测定，正常妊娠 6 ~ 8 周时，其数值每日应以 66% 的速度增长，若 48h 增长速度小于 66%，提示妊娠预后不良。

2. 黄体酮(孕酮)测定

黄体功能不足时可能导致流产。而当黄体功能不足时，黄体酮(孕酮)分泌量减少，故血黄体酮(孕酮)的监测可以协助判断先兆流产的预后。黄体酮(孕酮)分娩有波动性，黄体酮(孕酮)低并不一定流产。

3. 甲状腺功能测定

测定血 T3、T4、TSH，可以检查甲状腺功能，排除甲状腺功能减退或亢进引发的流产。

4. 血清泌乳素（PRL）测定

高泌乳素症的患者怀孕困难，流产率高于正常人。PRL 过高或过低均可导致黄体功能不全，PRL 正常值 4 ~ 20ng/mL，数值异常提示可能出现流产。

5. 糖代谢检查

行空腹血糖、糖耐量试验，用以检查孕妇是否患有糖尿病。

6. 核型分析

同时对夫妇双方外周淋巴细胞染色体进行核型分析，观察有无数目和结构畸变，以及畸变类型，以便推断其复发概率。 如条件允许，最好也对流产物行染色体核型分析。 本检验方法用以排除染色体异常所致的流产，还可以为后期治疗提供依据。 有的染色体异常导致流产的，可进行移植前诊断（PGD），将染色体正常的胚胎移植入宫腔。

7. 免疫学检查

在排除了以上其他各种非免疫因素造成后，应考虑免疫性流产。 疑为免疫性流产患者，医生会对相关指标进行全面检查，了解免疫紊乱的类型。

8. 其他

可以检查是否有易栓症遗传基因。 若患者有感染体征，可取血液做血常规、细菌学检查、病毒学检查等，以判断感染情况和确定致病菌。

（二）影像学检查

1. 超声检查

超声检查可明确妊娠囊的位置、形态及有无胎心搏动，确定妊娠部位和胚胎是否存活，以指导正确的治疗方法。 若妊娠囊形态异常或位置下移，提示预后不良。 超声检查还可用于诊断子宫外部形态异常，明确子宫内膜厚度、有无粘连畸形、有无子宫肌瘤等。

2. 子宫输卵管碘油造影（HSG）

HSG 是诊断子宫畸形敏感而特异性的方法，检查时，医生会让孕妇排空尿液后仰卧在检查床上，暴露出会阴部，通过宫颈向宫腔内注入碘油，在 X 线的照射下，观察宫腔及输卵管形态。 根据子宫腔形态有无异常或充盈缺损，判断有无子宫畸形，同时可了解输卵管的通畅程度。此外，该项检查还可显示宫颈内口直径，能同时诊断是否存在宫颈功能不全。 需注意，检查应在月经干净后的 3 ~ 7 天进行，检查前禁止性生活，排除阴道炎症。

（三）其他检查

1. 宫腔镜检查

医生将纤维内镜经过宫颈进入宫腔内，在镜下直接观察宫腔内状况，不但能明确诊断宫腔粘连、子宫纵隔等子宫畸形及其类型，还可同时进行宫腔粘连分离、子宫纵隔切除等治疗。

2. 腹腔镜检查

医生通过腹部的小切口，将纤维内镜放入腹腔，直观地观察子宫，了解子宫外部形态，不仅可以诊断盆腔粘连、子宫内膜异位症，同时也可以进行相应的治疗。

九、诊断

医生会详细询问患者有无停经史和反复流产史；有无早孕反应、阴道流血，阴道流血量及持续时间；有无阴道排液及妊娠物排出；有无腹痛，腹痛部位、性质、程度；有无发热、阴道分泌物性状及有无臭味等，再结合患者的临床症状初步判断患者情况。然后会让患者进行相关检查，并根据检查结果进行分析，一般可以确定诊断。医生在诊断过程中需排除异位妊娠、葡萄胎、子宫肌瘤等疾病。

十、鉴别诊断

（一）异位妊娠

也可表现为停经、腹痛、阴道流血，妊娠 β-HCG 阳性。但其病史中常有慢性盆腔炎，查体发现子宫小于停经月份，附件区可扪及包块，压痛显著，血 β-HCG 往往低于正常宫内妊娠，72h 血 β-HCG 的增加亦不足 2 倍。B 超检查宫腔内无妊娠囊，宫旁一侧见边界不清、回声不均一的混合性包块，必要时可以行腹腔镜检查，如见输卵管膨大、增粗、呈紫蓝色可确诊。异位妊娠导致盆腔内出血时，B 超可以发现盆腔积液，后穹隆穿刺可以抽出不凝血。

（二）葡萄胎

也可有停经史、早孕反应和阴道流血等症状。但有如下特点：妊娠早期出血，排出葡萄状组织，子宫明显大于停经月份；实验室检查可见血、尿中 β-HCG 异常增高；妊娠 12 周后，应用多普勒仪未探及胎心音；可并发妊娠剧吐、子痫前期或甲状腺功能亢进症；B 超检查子宫内不见胎芽和胎盘，而见"落雪状图像"，部分葡萄胎者，可见胎儿及胎囊。

（三）功能失调性子宫出血

也可有不规则阴道流血，部分患者有停经史，但无早孕反应，无组织物排出，检查可见子宫稍增大且较软，与停经月份不符，宫颈不呈紫蓝色，尿妊娠试验阴性、抽血检查 HCG 不高。诊断性刮宫，刮出的组织送病理检查，未见蜕膜与绒毛。

（四）宫颈出血性疾病

如宫颈炎、宫颈结核、宫颈上皮内瘤变及宫颈癌，可表现为不规则的阴道流血，或常有血性分泌物流出，但无妊娠征象，阴道检查可见宫颈部位有出血病灶。对于宫颈上皮内瘤变及宫颈癌，行宫颈细胞学检查或宫颈组织检查可确诊。

（五）子宫肌瘤

也可有阴道出血、下腹部疼痛，常伴随贫血症状。但出血一般为周期性出血，可见白带增多，腹部包块等，无停经史。通过 B 超检查可见子宫增大，形状不规则，且可显示肌瘤数目、部位、大小，子宫内无胚胎组织。

十一、对症治疗

应根据自然流产的不同病因进行相应治疗。医生会根据具体情况给予保胎处理或终止妊娠。难免流产、不全流产及稽留流产时，已不能继续妊娠，应及时清宫以防止出血、感染和凝血功能障碍。完全性流产若无感染，一般无须特别处理。

（一）先兆流产

（1）适当休息，禁止性生活。

（2）黄体功能不全者可肌内注射或口服黄体酮孕激素制剂；甲状腺功能减退者可口服小剂量甲状腺片。

（3）经治疗，若阴道流血停止，超声检查提示胚胎存活，血HCG72 小时翻倍增加，可继续妊娠。若临床症状加重，超声检查发现胚胎发育不良，血 HCG 持续不升或下降，表明流产不可避免，应终止妊娠。

（二）难免流产

一旦确诊，应尽早使胚胎及胎盘组织完全排出。

（1）早期流产应及时行清宫术，对妊娠物应仔细检查，并送病理检查，还可以做染色体检查。

（2）晚期流产时，子宫较大，出血较多，可使用缩宫素、麦角新碱等促进子宫收缩。当胎儿及胎盘排出后检查是否完全，必要时刮宫以清除宫腔内残留的妊娠物，并给予抗生素预防感染。

（三）不全流产

（1）一经确诊不全流产，应尽快行刮宫术或钳刮术，清除宫腔内残留组织，减少出血、感染。

（2）阴道大量流血伴休克者，应同时输血输液，并给予抗生素预防感染。

（四）完全流产

流产症状消失，超声检查证实宫腔内无残留妊娠物，若无感染征象，无须特殊处理。

（五）稽留流产

因胎盘组织机化，与子宫壁紧密粘连，致使刮宫困难。

（1）晚期流产稽留时间过长可能发生凝血功能障碍（DIC），导致弥散性血管内凝血造成严重出血。故处理前医生会检查血常规、血小板计数及凝血功能，并做好输血准备。若凝血功能正常，可口服雌激素或米非司酮类药物等进行药物流产。

（2）子宫＜12孕周者，可行刮宫术，一次不能刮净，可于5~7天后再次行刮宫术；子宫≥12孕周者，可使用米非司酮加米索前列醇，或静脉滴注缩宫素，促使胎儿、胎盘排出。

（3）若出现凝血功能障碍，医生应尽早输注新鲜血、血浆、纤维蛋白原等，待凝血功能好转后，再行刮宫。

（六）复发性流产

（1）染色体异常夫妇，应于妊娠前进行遗传咨询，确定是否可以妊娠。可进行移植前诊断（PGD），将染色体正常的胚胎移植入宫腔。

（2）黏膜下肌瘤应在宫腔镜下行摘除术，影响妊娠的肌壁间肌瘤可考虑先行剔除术。

（3）纵隔子宫、宫腔粘连应在宫腔镜下行纵隔切除、粘连松解术。

（4）宫颈机能不全应在妊娠12至14周行预防性宫颈环扎术。

（5）抗磷脂抗体阳性患者可在确认妊娠以后使用低分子肝素皮下注射，或加小剂量阿司匹林口服。继发于自身免疫性疾病的抗磷脂抗体阳性患者，除了抗凝治疗之外，还需要使用免疫抑制剂。

（6）黄体功能不全者，应肌肉注射或口服黄体酮，或使用黄体酮阴道制剂。

（7）甲状腺功能低下者应在孕前及整个孕期补充甲状腺素。

（8）原因不明的复发性流产妇女，尤其是怀疑同种免疫性流产者，可行淋巴细胞主动免疫或静脉免疫球蛋白治疗，但治疗效果仍有争议。

（七）流产合并感染

1. 治疗原则

治疗原则为控制感染的同时尽快清除宫内残留物。

（1）若阴道流血不多，医生会先选用广谱抗生素 2～3 天，待感染控制后再行刮宫；若阴道流血量多，静脉滴注抗生素及输血的同时，先将宫腔内残留大块组织取出，使出血减少。 术后继续用广谱抗生素，待感染控制后再行彻底刮宫。

（2）若已合并感染性休克者，应积极进行抗休克治疗，病情稳定后再行彻底刮宫。

（3）若感染严重或盆腔脓肿形成，应行手术引流，必要时切除子宫。

2. 手术治疗

不能继续妊娠者可考虑行清宫手术，以清除宫腔内残留组织。 对于合并严重感染或盆腔脓肿者，必要时还可考虑行子宫切除术。

第二节　异位妊娠

异位妊娠是指输卵管炎症等各种原因导致受精卵在子宫体腔以外着床，通常也称为宫外孕，患者多以停经、腹痛、阴道流血为主要症状。异位妊娠是妇产科常见的急腹症，发病率为 2%～3%，是早期妊娠孕妇死亡的主要原因。 本病绝大多数都是输卵管妊娠，约占 95%，还有宫颈妊娠、腹腔妊娠、卵巢妊娠等，本章节相关内容主要以输卵管妊娠为主。

一、临床分类

根据受精卵着床部位的不同，可将异位妊娠分为输卵管妊娠、卵巢妊娠、腹腔妊娠、宫颈妊娠和剖宫产瘢痕部位妊娠 5 类。

（一）输卵管妊娠

输卵管妊娠是指受精卵在输卵管着床发育，是异位妊娠最常见的类型。 输卵管妊娠以壶腹部妊娠最多见，发病率约占 78%，其次为峡部、伞部，间质部妊娠较少见，但最危险。 另外，采用辅助生殖技术和促排卵受孕者，可见输卵管同侧或双侧多胎妊娠，或宫内与宫外同时妊娠，治疗难度增加。

（二）卵巢妊娠

卵巢妊娠指受精卵在卵巢着床和发育，发病率为 1/7 000～1/5 000。卵巢妊娠的临床表现与输卵管妊娠极其相似，主要症状为停经、腹痛及阴道流血。 输卵管无破溃、无流血，卵巢上有孕囊着床点，卵巢妊娠绝大多数在早期破裂，有报道极少数可妊娠至足月，甚至胎儿存活。

破裂后可引起腹腔内大量出血，甚至休克。因此，术前往往诊断为输卵管妊娠或误诊为卵巢黄体破裂。

（三）腹腔妊娠

腹腔妊娠指胚胎或胎儿位于输卵管、卵巢及阔韧带以外的腹腔内，发病率为 1/10 000 ~ 1/25 000，母体死亡率约为 5%，胎儿存活率仅为 1%。

（四）宫颈妊娠

受精卵着床和发育在宫颈管内者称为宫颈妊娠，极罕见。发病率为 1/8 600 ~ 1/12 400，近年由于辅助生殖技术的大量应用，宫颈妊娠的发病率有所增高，此类妊娠多见于经产妇。宫颈妊娠会导致大出血，止血困难。

（五）剖宫产瘢痕部位妊娠

剖宫产瘢痕部位妊娠指受精卵着床于前次剖宫产子宫切口瘢痕处的一种异位妊娠，但这是一个限时定义，仅限于早孕期，晚期可以发展为前置胎盘。病因至今尚未阐明，可能是由于剖宫产术后子宫切口愈合不良，瘢痕宽大，或者炎症导致瘢痕部位有裂孔，当受精卵运行过快或者发育迟缓，在通过宫腔时未具种植能力，当抵达瘢痕处时通过疤痕裂孔进入子宫肌层而着床，出现异位妊娠。后期可能发展为凶险性前置胎盘，严重危及孕妇生命安全。

二、病因

异位妊娠的绝大部分为输卵管妊娠，其病因主要包括输卵管的炎症损伤及功能异常等，辅助生殖技术、避孕失败以及部分其他子宫疾病也可能造成异位妊娠。

（一）输卵管炎症

输卵管炎症是输卵管妊娠的主要病因。输卵管黏膜炎轻者可使黏膜皱褶粘连，管腔变窄，或使纤毛功能受损，从而导致受精卵在输卵管内运行受阻而于该处着床，形成异位妊娠。严重炎症导致输卵管积脓，甚至阻塞，输卵管周围炎症病变主要在输卵管浆膜层或浆肌层的患者，常造成输卵管周围粘连，输卵管扭曲，管腔狭窄，蠕动减弱，影响受精卵运行，导致输卵管异位妊娠。

（二）输卵管发育不良或功能异常

输卵管过长、肌层发育差、黏膜纤毛缺乏、双输卵管、输卵管憩室或有输卵管副伞等，均可造成输卵管妊娠。

曾有输卵管妊娠史,不管是经过保守治疗后自然吸收,还是接受输卵管保守性手术,再次异位妊娠的概率达 10% 。 保守治疗者,妊娠物残留输卵管,还可以导致输卵管阻塞;有输卵管绝育史及手术史者,输卵管妊娠的发生率为 10% ~ 20% 。 尤其是腹腔镜下电凝输卵管及硅胶环套术绝育,可因输卵管瘘或者再通而导致输卵管妊娠。 曾因不孕接受输卵管粘连分离术、输卵管成形术(输卵管吻合术或输卵管造口术)者,输卵管功能受损,再次输卵管妊娠的可能性也有所增加。

输卵管功能(包括蠕动、纤毛活动以及上皮细胞分泌液体)受雌、孕激素调节。 若激素分泌异常,调节失常,可影响受精卵正常运行。此外,精神因素可引起输卵管痉挛和蠕动异常,干扰受精卵运送。

(三)辅助生殖技术

近年由于辅助生殖技术的应用,受精卵在盆腔子宫输卵管内游走,使输卵管妊娠发生率增加,既往少见的异位妊娠,如卵巢妊娠、宫颈妊娠、腹腔妊娠的发生率也有所增加。

(四)避孕失败

可引起异位妊娠的避孕失败包括宫内节育器避孕失败、口服紧急避孕药失败,此类患者出现妊娠时,为异位妊娠的概率较大。

(五)其他

(1)子宫肌瘤或卵巢肿瘤压迫输卵管,影响输卵管管腔的通畅性,使受精卵运行受阻,引起异位妊娠。

(2)输卵管子宫内膜异位可增加受精卵着床于输卵管的可能性。

(3)吸烟或者既往有过吸烟史的女性,异位妊娠的风险有所增加。

(4)年龄超过 35 岁是输卵管妊娠的高危因素之一。

(5)有多个终生性伴侣的女性异位妊娠风险增加,而这可能与这类人群盆腔炎性疾病的风险增加有关。

三、症状

异位妊娠早期,未发生流产或破裂,常无特殊的临床表现,其过程与早孕或先兆流产类似。 典型症状为停经、腹痛与阴道流血,严重者可能出现晕厥、休克。

(一)停经

患者多有 6 ~ 8 周停经史,输卵管峡部妊娠发生破裂时间短,但输卵管间质部妊娠停经时间较长。 还有 20% ~ 30% 患者主诉无停经史,多是把异位妊娠的不规则阴道流血误认为月经,或由于月经过期仅数日而不认为是停经。

（二）腹痛

腹痛是输卵管妊娠患者的主要症状，占95%。 输卵管妊娠发生流产或破裂之前，由于胚胎在输卵管内逐渐增大，常表现为一侧下腹部隐痛或酸胀感。 当发生输卵管妊娠流产或破裂时，突感一侧下腹部撕裂样疼痛，常伴有恶心、呕吐。 若血液局限于病变区，主要表现为下腹部疼痛，应当与阑尾炎、输卵管炎进行鉴别。 当血液积聚于直肠子宫陷凹时，查体可以发现移动性浊音阳性，腹部压痛、反跳痛，可出现肛门坠胀感。 随着腹腔出血的血液增多，血液由下腹部流向全腹，疼痛可由下腹部向全腹扩散，可表现为胃痛，需与胃炎鉴别。 血液刺激膈肌，可引起肩胛部放射性疼痛及胸部疼痛。

（三）阴道流血

阴道流血发生率为60%～80%，输卵管胚胎死亡后，常有不规则阴道流血，色暗红或深褐，量少呈点滴状，一般不超过月经量，少数患者阴道流血量较多，类似月经。 阴道流血可伴有蜕膜管型或蜕膜碎片排出，是子宫蜕膜剥离所致。 阴道流血常常在病灶去除后或绒毛滋养细胞完全坏死吸收后方能停止。

（四）晕厥与休克

患者由于输卵管妊娠破裂，导致血管断裂，腹腔内出血及剧烈腹痛，轻者出现晕厥，严重者出现失血性休克。 间质部妊娠破裂时，出血凶猛，危及生命安全。 破裂血管越大，出血量越多越快，症状出现越迅速越严重，但可能与阴道流血量不成正比。

（五）腹部包块

输卵管妊娠在输卵管内长大，有包块形成，有时还可以看到心导管搏动。 输卵管妊娠流产或破裂时，如果与周围粘连形成血肿，存在时间较久者，由于血液凝固并与周围组织或器官（如子宫、输卵管、卵巢、肠管或大网膜等）发生粘连可形成包块，包块较大或位置较高者，腹部可触及。

四、检查

医生多需对患者进行较为详细的体格检查以明确体征，并进行人绒毛膜促性腺激素检查辅助诊断，超声检查同样是异位妊娠的常见手段，必要时可行腹腔镜检查及阴道后穹隆穿刺。 阴道后穹隆穿刺为最常用的诊断方法。 诊断性刮宫也属于异位妊娠的检查手段，但较少见。

（一）体格检查

1.一般检查

医生多需要对患者进行常规体格检查，以判断基本情况。当腹腔出血不多时，患者血压心率可以没有变化；当腹腔出血较多时，可出现面色苍白、脉搏快而细弱、心率增快和血压下降等休克表现。患者通常体温正常，休克时体温略低，腹腔内血液吸收时体温略升高，但不超过38℃。

2.腹部检查

异位妊娠患者出血多有较为明显的腹部体征，如下腹压痛、反跳痛，移动性浊音阳性等。腹部检查对于异位妊娠的确诊和病情诊断有一定帮助。

3.妇科检查

医生通常还需对患者进行妇科专科检查，这种检查对于异位妊娠的确诊和病情严重程度的判断有重要价值。阴道内常有来自宫腔的少许血液。异位妊娠未出现流产和破裂时会有肿大和压痛，异位妊娠破裂者则会出现阴道后穹隆的饱满，同时伴有触痛，宫颈举痛较明显。

（二）实验室检查

1.血常规

血常规检查可见血红蛋白数量下降，白细胞正常或稍高，对异位妊娠的确诊有一定帮助，但价值较低。

2.人绒毛膜促性腺激素测定

人绒毛膜促性腺激素测定是异位妊娠最主要的实验室检查之一，对早期诊断异位妊娠至关重要，医生一般会对患者血液进行化验，可能每隔几天重复进行一次检查，直到超声检查可以确认或排除异位妊娠为止。

（三）影像学检查

1.经阴道超声

超声检查是异位妊娠患者的必要检查之一。在该检查中，医生会将一根棒状的设备插入患者阴道，通过回声成像了解异位妊娠状况，此检查可以明确异位妊娠部位和大小。经阴道超声检查较经腹部超声检查准确性高。

2.腹部超声

腹部超声是通过一根超声波棒在患者腹部上方移动，根据回声成像来确定患者是否怀孕，以及评估患者有无内部出血。

（四）其他检查

1.腹腔镜检查

对于异位妊娠的诊断有一定帮助，但不再是异位妊娠诊断的"金标准"，目前已经很少将腹腔镜作为检查的手段，而更多作为手术治疗方式之一。

2.经阴道后穹隆穿刺

这是一种简单可靠的诊断方法，适用于疑有腹腔内出血的患者，用于判断患者有无腹腔积血及出血量等情况。腹腔内出血最易积聚于直肠子宫陷凹，即使血量不多，也能经阴道后穹隆穿刺抽出血液。抽出暗红色不凝血液，说明有腹腔积血。出血量大时，可以有凝血块，当无内出血、内出血量很少、血肿位置较高或直肠子宫陷凹有粘连时，可能抽不出血液，因此阴道后穹隆穿刺阴性不能排除输卵管妊娠。出血多时，腹腔内可以有血凝块。

五、诊断

异位妊娠未发生流产及破裂时，临床表现多不明显，诊断也较为困难，需行辅助检查确诊，血人绒毛膜促性腺激素和经阴道超声对于异位妊娠的早期诊断有较大价值。发生流产及破裂后，多可根据患者临床表现确诊。流产、急性输卵管炎、急性阑尾炎、黄体破裂、卵巢囊肿蒂扭转可有部分症状与异位妊娠相似，在诊断过程中，医生会排除上述疾病。

六、鉴别诊断

（一）流产

流产患者也可出现停经、腹痛、阴道流血等症状，但腹痛性质多呈下腹中央阵发性坠痛，阴道流血初始较少，后逐步增多，呈鲜红色，有小血块或绒毛排出。患者休克程度多与出血量呈正比。体温正常，盆腔检查多无宫颈举痛，可见宫口稍开，子宫增大变软。血液检查可见白细胞正常，血红蛋白正常或稍低。人绒毛膜促性腺激素检查为阳性。超声检查宫内可见妊娠囊。

（二）急性输卵管炎

患者多无停经和阴道流血，腹痛性质表现为两侧下腹持续性疼痛。患者一般无休克，可见体温升高。盆腔检查举宫颈时两侧下腹疼痛。血液检查可见白细胞升高，血红蛋白一般正常。阴道后穹隆穿刺为渗出液、淡红色液或脓液。人绒毛膜促性腺激素检查为阴性，超声可见两侧附件低回声区。

（三）急性阑尾炎

患者无停经与阴道流血，腹痛性质多为持续性疼痛，从上腹开始经脐周转至右下腹。患者无休克，常见体温升高。盆腔检查一般无肿块触及，直肠指检右侧高位压痛。血液检查可见白细胞计数升高，血红蛋白正常。阴道后穹隆穿刺及人绒毛膜促性腺激素均为阴性。超声检查子宫附件区也未见异常回声。

（四）黄体破裂

患者多无停经，可无阴道流血，出现阴道流血时，出血量多如月经量。腹痛性质为下腹一侧突发性疼痛。患者可无休克，也可见轻度休克，体温一般正常。盆腔检查无肿块触及，表现为一侧附件压痛。血液检查可见白细胞正常或稍高，血红蛋白下降。阴道后穹隆穿刺可抽出血液，人绒毛膜促性腺激素检查阴性，超声检查可见一侧附件低回声区。

（五）卵巢囊肿蒂扭转

患者无停经及阴道出血。腹痛性质多表现为下腹一侧突发性疼痛。患者无休克，一般体温稍高。盆腔检查可见宫颈举痛，卵巢肿块边缘清晰，蒂部触痛明显。血液检查多见白细胞计数稍高，血红蛋白正常。阴道后穹隆穿刺及人绒毛膜促性腺激素检查均为阴性。超声检查可见一侧附件低回声区，边缘清晰，有条索状蒂。

七、治疗

异位妊娠的治疗方案主要分为三种，包括手术治疗、药物治疗和期待治疗。异位妊娠是一类较为危险的疾病，可迅速进展甚至危及患者生命，一经发现即需严密观测，并根据患者的状况选择合理的治疗方案。

（一）药物治疗

甲氨蝶呤是治疗异位妊娠最主要的药物，可抑制滋养细胞增生，破坏绒毛，使胚胎组织坏死、脱落、吸收，使用时有较为严格的限制。

1.使用甲氨蝶呤的患者需满足的条件

（1）无药物治疗禁忌证；

（2）输卵管妊娠未发生破裂；

（3）妊娠囊直径小于4cm；

（4）血人绒毛膜促性腺激素小于2 000U/L；

（5）无明显内出血。

2.甲氨蝶呤主要的禁忌证

（1）生命体征不稳定；

（2）异位妊娠破裂；

（3）妊娠囊直径 >4cm 或 >3.5cm；

（4）药物过敏、慢性肝病、血液系统疾病、活动性肺部疾病、免疫缺陷、消化性溃疡等。

3.给药途径

可采用全身用药或局部用药，局部用药主要为在超声引导下穿刺或在腹腔镜下将甲氨蝶呤直接注入输卵管胚胎种植处。

4.监测内容

甲氨蝶呤治疗开始后需连续监测血清人绒毛膜促性腺激素水平直至正常未怀孕水平。

（二）手术治疗

目前输卵管妊娠手术多在腹腔镜下完成，腹腔镜手术具有住院日更短、术后康复更快等优点。开腹手术多用于生命体征不稳定，需要快速进腹止血并完成手术者，常见的手术类型包括以下两种。

1.保守手术

通常适用于有生育要求的妇女，特别是对侧输卵管已切除或有明显病变的患者。保守手术的方式根据受精卵着床部位及输卵管病情情况的不同可有所选择，若为伞部妊娠可行挤压将妊娠产物挤出；壶腹部妊娠行输卵管切开术，取出胚胎再缝合；峡部妊娠行病变节段切除及断端吻合。保守手术后，患者可能出现持续性异位妊娠，即残余滋养细胞有可能继续生长，再次出现出血及腹痛，因此术后医生会严密监测血人绒毛膜促性腺激素水平，出现持续性异位妊娠时可给予药物治疗，必要时需再次手术。

2. 根治手术

主要适用于无生育要求的输卵管妊娠、内出血并发休克的急症患者。 在患者对侧输卵管正常时，可切除患者侧输卵管，以达到治疗的目的。

（三）其他治疗

期待治疗适用于病情稳定、血清人绒毛膜促性腺激素水平较低（＜1 500U/L）且呈下降趋势的、输卵管妊娠流产型出血不多的患者，期待治疗即不做任何药物及手术治疗，对患者病情进行长期监测，病情加重时再行治疗。 这种治疗方式在患者了解病情及同意后才能进行。

第三节　妊娠剧吐

妊娠早期出现头晕、倦怠、择食、食欲不振、轻度恶心呕吐等症状，称早孕反应。 早孕反应多由于 HCG 增高，机体出现反应导致，一般情况下早孕反应对孕妇生活与工作影响不大，不需特殊治疗，多数在妊娠 12 周前后自然消失。 少数孕妇早孕反应严重，恶心呕吐频繁，不能进食，影响身体健康，甚至威胁孕妇生命时，称妊娠剧吐。

一、诊断

（一）病史

发生于妊娠早期，出现妊娠反应，多发生在妊娠 3 个月内。

（二）症状和体征

多数在孕妇妊娠 6 周左右出现严重恶心呕吐，头晕，厌食，不食也吐，甚则滴水不进。 孕妇出现严重恶心呕吐，进食少后出现脱水及代谢性酸中毒，表现为消瘦，体重下降，口唇燥裂，眼窝凹陷，皮肤失去弹性，尿量减少，呼吸深快，有醋酮味。 呕吐严重者脉搏增快，体温升高，血压下降。 当孕妇肝肾功能受到影响时，可出现黄疸和蛋白尿。甚则眼底出血，更严重者可因维生素 B_1 缺乏，导致 Wernicke 脑病，出现意识模糊或呈昏睡状态。

体格检查见精神差、消瘦，严重者可见血压下降，体温升高，黄疸，严重者出现嗜睡和昏迷。 妇科检查可见阴道壁及子宫颈变软，着色，子宫增大与停经月份相符，软且有饱胀感。

（三）实验室检查

1.尿液检查

（1）尿妊娠试验：以明确患者是否妊娠。阳性提示妊娠。

（2）尿分析：孕妇尿酮体阳性；尿比重增加；严重者尿中可出现蛋白和管型。

（3）24h 尿量：尿量减少。

2.血液检查

（1）血分析：可见红细胞总数和血红蛋白升高，血细胞比容增高，提示血液浓缩。

（2）血生化检查：进食减少，呕吐增加，钾丢失，导致钾、氯浓度降低；严重妊娠剧吐者可见肝肾受损表现，如谷丙转氨酶、血胆红素、尿素氮、肌酐等升高。

（四）B 超检查

子宫有宫内妊娠。

（五）心电图、眼底检查

必要时要进行心电图检查以了解有无低血钾或高血钾及心肌情况；眼底检查以了解有无视网膜出血。

妊娠剧吐诊断时，应根据孕妇病史、临床表现及相关检查以明确是否妊娠，确定妊娠后，根据其临床表现，并通过鉴别诊断排除葡萄胎等疾病外，即可确诊。除根据孕妇临床表现外，可进行上述检查确定孕妇身体脏器情况及内环境情况，以辨别病情轻重。

二、治疗

孕妇进食减少，呕吐增多，营养摄入减少，严重者影响胚胎发育，甚至导致胚胎停育，所以尿常规提示酮症的需要住院治疗，包括静脉补液、补充维生素 B_1 纠正脱水及电解质紊乱、合理使用止吐药物、防治并发症。精神因素也是妊娠剧吐的病因之一，心理治疗也有作用。如果经过治疗，病情进一步加重，必要时需终止妊娠，以免危及孕妇生命安全。

第四节 妊娠期高血压疾病

妊娠期高血压疾病是产科常见疾患，发病率为 5% ~12%，所造成的孕产妇死亡占妊娠相关的死亡总数的 10% ~16%，严重危及母婴生命安全，是孕产妇死亡的第二大原因。妊娠期高血压疾病包括五类，即妊娠期高血压、子痫前期、子痫、慢性高血压伴子痫前期、妊娠合并慢性高血压。临床主要症状有高血压、蛋白尿、水肿等。

一、病因

病因不清，与妊娠有关，妊娠终止后绝大多数症状缓解、消失。可能涉及母体、胎盘和胎儿等多种因素，包括有滋养细胞侵袭异常、免疫调节功能异常、内皮细胞损伤、遗传因素和营养因素。但是没有找到确切证据说明具体病因。以下为可能病因。

（一）子宫螺旋小动脉重铸不足

可能是子痫前期发病的重要因素。患者滋养细胞侵入螺旋小动脉不全，而孕妇子宫肌层螺旋小动脉未发生重铸，孕妇异常狭窄的螺旋动脉使得胎盘灌注减少和缺氧，最终导致孕妇子痫前期的发生。

（二）炎症免疫过度激活

子痫前期患者无论是母胎界面局部还是全身均存在炎症免疫反应过度激活现象，是子痫前期病因的重要组成部分。

（三）血管内皮损伤

氧化应激、抗血管生成和代谢性因素，以及其他炎症介质可导致血管内皮损伤而引发子痫前期。

（四）遗传因素

子痫前期考虑是一种多因素多基因疾病，有家族遗传倾向：患子痫前期的母亲其女儿子痫前期发病率为20%～40%；患子痫前期的妇女其姐妹子痫前期发病率为11%～37%；双胞胎中患子痫前期的妇女其姐妹子痫前期发病率为22%～47%。但至今为止，其遗传模式尚不清楚。

（五）营养因素

缺乏维生素、微量元素、蛋白等多种营养因素可增加子痫前期－子痫发病的危险性。

（六）其他因素

寒冷天气、缺乏阳光照射、肥胖、活动减少等情况会增加妊娠期高血压疾病发病率。

二、临床表现

（一）高发人群

孕妇有以下高危因素存在，则发病率增加：年龄≥40岁，年龄≤18岁，子痫前期病史，抗磷脂抗体阳性，易栓症，高血压病史，肾脏病史，糖尿病史，初次产检时个矮，肥胖 BMI$\geq$28g/m^2，子痫前期家族史（母亲或姐妹），多胎妊娠，本次妊娠为孕妇首次怀孕，妊娠间隔时间$\geq$10 年，孕早期收缩压$\geq$17.33kPa（130mmHg）或舒张压$\geq$10.66kPa（80mmHg）。 还有，孕前肥胖血甘油三酯升高，社会经济地位低，心血管疾病家族史，药物滥用（使用毒品），孕妇血尿酸升高等。

（二）症状

1. 高血压

血压升高$\geq$18.66/11.99kPa（140/90mmHg）是诊断妊娠期高血压疾病血压节点。 妊娠高血压疾病孕妇多无自觉症状，于常规产检时发现血压增高，或在精神紧张、情绪激动、劳累后、运动后，感觉头晕、头痛等；有的慢性高血压患者可以出现在原来血压基础上，血压急骤升高时，患者可出现剧烈头痛、视力模糊、心悸气促，可引起心脑血管意外。 重度子痫前期孕妇会出现严重高血压$\geq$21.33/14.66kPa（160/110mmHg）。

2. 蛋白尿

孕妇肾脏损害，导致蛋白尿。 重度子痫前期孕妇尿蛋白继续增加，出现大量蛋白尿、低蛋白血症，而低蛋白血症导致孕妇水肿发生。

3. 水肿

水肿可表现为显性水肿和隐性水肿。 显性水肿多发生于踝部及下肢，按压下肢，容易发生孕妇水肿，特点为休息后不消失，严重时可以发生为全身水肿（肺水肿、脑水肿等）。 隐性水肿是指液体潴留于组织间隙，产检时发现孕妇体重的异常增加，应该警惕隐性水肿。

三、诊断

按发病基础、脏器损害程度将妊娠期高血压疾病分为五类，即妊娠期高血压、子痫前期、子痫、慢性高血压伴子痫前期、妊娠合并慢性高血压。

（一）妊娠期高血压

妊娠期 20 周后首次出现高血压，收缩压$\geq$18.66kPa（140mmHg）和（或）舒张压$\geq$11.99kPa（90mmHg），于产后 12 周内恢复正常。 尿蛋白阴性。 产后方可确诊。

（二）子痫前期

妊娠 20 周后出现收缩压$\geq$18.66kPa（140mmHg）和（或）舒张压$\geq$11.99kPa（90mmHg）伴蛋白尿$\geq$0.3g/24h 或随机尿蛋白（＋）。 或者没有尿蛋白，但是合并以下任何一项者。

1. 血小板减少

肝功能损害（转氨酶超过正常 2 倍以上）；肾功能损害（血肌酐水平大于 1.1mg/dL 或正常值 2 倍以上）。

2. 肺水肿

新发生的中枢神经系统异常或视觉障碍。

重度：子痫前期患者出现下述任一不良情况可诊断为重度子痫前期：①血压持续升高：收缩压≥21.33kPa（160mmHg）和（或）舒张压≥14.66kPa（110mmHg）；②血小板＜100 ×10⁹/L；③血清肌酐≥1.1mg/dL 或正常值 2 倍以上。（除非已知之前就有肾脏疾病，肌酐已升高）；④肝功能损害，孕妇血清转氨酶水平升高为正常值 2 倍以上，持续上腹部疼痛，不能用其他疾病解释；⑤肺水肿；⑥新发生的中枢神经系统异常或视觉障碍。

（三）子痫

子痫前期基础上孕产妇发生不能用其他原因解释的抽搐。子痫的发生与血压高低无关，有的血压轻度增高，也可以发生子痫。

（四）慢性高血压伴子痫前期

慢性高血压孕妇妊娠前无蛋白尿，妊娠 20 周之前没有蛋白尿的高血压妇女新出现蛋白尿，妊娠 20 周之前有高血压和蛋白尿的孕妇出现蛋白尿或血压的突然增加，或血小板计数＜100 ×10⁹/L，或者出现其他肝肾功能损害、肺水肿、神经系统异常或视觉障碍等严重表现，考虑诊断慢性高血压伴子痫前期。如果收缩压≥21.33kPa（160mmHg）和（或）舒张压≥14.66kPa（110mmHg），考虑为慢性高血压并发子痫前期重度。

（五）妊娠合并慢性高血压

妊娠前 BP≥18.66/11.99kPa（140/90mmHg）或妊娠 20 周之前不是因为妊娠期滋养细胞疾病而诊断为高血压，妊娠期无明显加重；或高血压在妊娠 20 周之后诊断并一直持续到产后 12 周以后。

四、治疗

（一）治疗目的

妊娠期高血压疾病治疗目的是控制孕妇病情、延长孕周，尽可能保障母儿安全，预防重度子痫前期和子痫的发生，降低母胎围生期病率和死亡率，改善母婴预后。治疗基本原则是休息、镇静、解痉，有指征地降压、利尿，密切监测母胎情况，适时终止妊娠，而适时终止妊娠是最有效的处理措施。应根据病情轻重分类，进行个体化治疗。

（1）妊娠期高血压休息、镇静、监测母胎情况，血压增高时，应该酌情降压治疗；但血压不宜低于 17.33/10.66kPa（130/80mmHg），避免影响胎盘灌注，导致胎儿缺氧。

（2）子痫前期镇静、解痉，有指征地降压、当有肺水肿、脑水肿时进行利尿，密切监测母胎情况，适时终止妊娠。

（3）子痫控制抽搐，抽搐状态控制后即可考虑终止妊娠。

（4）妊娠合并慢性高血压以降压治疗为主，注意子痫前期的发生。

（5）慢性高血压并发子痫前期同时兼顾慢性高血压和子痫前期的治疗。

（二）评估和监测

妊娠高血压疾病病情复杂、变化快，分娩疼痛等刺激可能导致病情变化、严密监测孕产妇情况和评估母儿状况，在于了解病情轻重和进展情况，及时合理干预治疗，适时终止妊娠。

（三）检查项目

（1）检查血压等生命体征、尿常规、体重、尿量、胎心、胎动、胎心监护。

（2）孕妇特殊检查包括孕妇的眼底检查眼底血管、凝血功能、心肝肾功能等检查，B 超检查心脏。

（3）胎儿的特殊检查包括胎儿发育情况、B 超监测胎儿宫内状况和脐动脉血流等。如果出现胎儿脐带血流舒张期血流消失或反向，提示胎儿宫内危急，胎儿预后不良，甚至有死胎风险。

（四）一般治疗

应注意休息，并取侧卧位。保证摄入充足的蛋白质、微量元素、钙剂和热量。不建议限制食盐摄入。为保证充足睡眠，必要时可睡前口服地西泮（安定）2.5～5.0mg，改善孕妇睡眠。多晒太阳、适度运动。

（五）降压治疗

血压≥21.33/14.66kPa（160/110mmHg）的重度高血压孕妇应降压治疗；血压≥18.66/11.99kPa（140/90mmHg）的非重度高血压患者可使用降压治疗。血压应平稳下降，且不应低于 17.33/10.66kPa（130/80mmHg），以保证子宫胎盘血流灌注。

（六）硫酸镁防治子痫

硫酸镁是子痫治疗的一线药物，也是重度子痫前期预防子痫发作的

83

关键用药。 对于非重度子痫前期患者也可考虑应用硫酸镁。 在子痫发作时，硫酸镁也是控制抽搐状态的关键用药。

（七）扩容疗法

扩容疗法可能导致肺水肿、脑水肿等严重并发症。 因此，除非有严重的液体丢失（如呕吐、腹泻、分娩失血），一般不推荐扩容治疗。

（八）镇静药物的应用

可以缓解患者精神高度紧张、焦虑情绪，改善睡眠，预防并控制子痫。

（九）分娩时机和方式

子痫前期患者经积极治疗母胎状况无改善或者病情持续进展的情况下，适时终止妊娠是最为有效的治疗措施。

（十）子痫的处理

子痫发作时的紧急处理包括一般急诊处理（保持呼吸道通畅、维持呼吸、循环功能稳定；使孕妇左侧卧位，避免增大子宫压迫腹主动脉、静脉，导致休克，避免孕妇周围声音、光刺激；防止孕妇坠地外伤、唇舌咬伤），应用硫酸镁控制抽搐，硫酸镁治疗无效时，可考虑应用地西泮、苯妥英钠或冬眠合剂控制抽搐，控制血压，纠正孕妇缺氧和酸中毒；预防子痫复发及适时终止妊娠等。 需要与其他抽搐性疾病（如癔症、癫痫、颅脑病变等）进行鉴别。 同时，应监测孕妇心、肝、肾、中枢神经系统等重要脏器功能、凝血功能和内环境水电解质酸碱平衡。

（十一）产后处理

1. 产褥期处理（产后 6 周内）

重度子痫前期产后应继续使用硫酸镁 24～48h 预防产后子痫。 子痫前期患者产后 3～6 天，高血压、蛋白尿等症状仍可能反复出现甚至加重，如血压≥21.33/14.66kPa(160/110mmHg)应继续给予降压治疗。 子痫前期患者产前卧床休息时间超过 4 天或剖宫产术后 24h，可酌情使用阿司匹林、低分子肝素等抗凝药物以预防血栓形成。

2. 远期随访（产后 6 周后）

产后需继续低盐饮食、监测血压，如果患者产后 6 周血压仍未恢复正常，应于产后 12 周再次内科随诊复查血压，排除慢性高血压，同时监测尿蛋白情况，早期发现肾脏损伤。

第五节　妊娠期肝内胆汁淤积症

妊娠期肝内胆汁淤积症（ICP）是妊娠晚期出现以皮肤瘙痒和血胆汁酸增高为主的病变，可引起孕妇凝血功能异常，以及不能预测的胎儿突然死亡。有明显的地域和种族差异，国内上海市、四川省发病率较高。

一、高危因素

（1）年龄 >35 岁。

（2）有慢性肝胆疾病，如丙型肝炎、非酒精性肝硬化、胆结石、胆囊炎、非酒精性胰腺炎。

（3）家族中有 ICP 者。

（4）前次妊娠为 ICP，再次妊娠 ICP 复发率为 40% ~70% 。

二、临床表现

（1）瘙痒。瘙痒为孕妇主要首发症状。孕妇初起为手掌、脚掌或脐周瘙痒，可逐渐加剧延及四肢、躯干、颜面部；瘙痒程度各有不同，多数夜间加重，严重者导致失眠；70% 以上发生在妊娠晚期，多数发病在孕 30 周，少数在孕中期出现瘙痒；瘙痒大多在分娩后 24 ~48h 缓解，少数 >1 周；不存在原发皮损，因抓挠皮肤出现条状抓痕；皮肤活检无异常表现。

（2）黄疸。瘙痒发生后 2 ~4 周内部分患者可出现黄疸，多数为轻度；分娩后 1 ~2 周内消退。

（3）少数病例可有恶心、呕吐、食欲不振、腹痛、腹泻、轻微脂肪痢等非特异性表现。

（4）极少数孕妇体重下降。

（5）极少数维生素 K 相关凝血因子缺乏，可能增加产后出血。所以可以给予维生素 K 治疗，减少产后出血。

三、实验室检查

1. 胆汁酸增高是 ICP 最主要的实验室证据

对胆汁酸增高比较一致的评价：胆汁酸用于评估 ICP 严重程度，重度 ICP 多数以胆汁酸超过 40 为线；ROCG 指南认为肝功能和/或胆汁酸升高就足以支持 ICP；甘胆酸测定稳定性差。

2. 肝酶系列

（1）丙氨酸转氨酶和天冬氨酸转氨酶：正常或轻度升高，波动在正常值 2 ~10 倍；变化与血清胆汁酸、胆红素变化不平行；分娩后10 天转为正常，不遗留肝脏损害。

（2）α-谷胱甘肽转移酶：是评估肝细胞损伤快速而特异的指标；在 ICP 诊断中敏感性及特异性可能优于胆汁酸和肝酶。

（3）α-羟丁酸脱氢酶：研究提示其水平较正常妊娠有显著性升高；能否作为评估 ICP 严重程度的指标未见支持研究。

3.胆红素系列

血清胆红素正常或轻度升高，平均 $30\sim40\mu mol/L$，以直接胆红素为主。

4.其他

（1）肝炎标志物：单纯 ICP 者，病毒学系列检查阴性。

（2）肝脏 B 超：无意义，强调不建议常规检查。

（3）肝脏活检：为有创操作，且对 ICP 临床意义不大，强调不建议常规检查。

（4）ICP 胎盘光镜及电镜检查：孕妇的胎盘绒毛板及羊膜均有胆盐沉积；合体滋养细胞肿胀、增生、合体芽增多，血管合体膜减少，绒毛间质水肿、绒毛间隙狭窄、新生绒毛较多，有的绒毛内无血管生长，绒毛小叶间新绒毛互相粘连，使绒毛间腔更加狭窄；故可以导致胎盘供氧障碍，导致死胎发生。孕妇胎盘重量、容积及厚度与正常妊娠胎盘无差异。

四、妊娠期筛查

ICP 在部分地区发病率较高，且临床无特征性表现，一旦疾病进展就已经对胎儿造成严重后果，所以在高发地区有筛查必要。

筛查内容：产前检查常规询问有无瘙痒，有症状者即测定并跟踪血胆酸变化；发现黄疸、肝酶和胆红素升高者，即测定总胆汁酸；ICP 高危因素者于 28 至 30 周测定血胆酸，测定结果正常者 3 至 4 周后重复。

非高发地区：一般孕妇 32 至 34 周常规测定血胆酸，注重产检时相关症状的问诊。

五、临床诊断

以皮肤瘙痒为主要症状，轻重程度不等，无皮疹。

诊断要点：总胆汁酸是诊断可靠指标，$\geqslant10\mu mol/L$ 可诊断为 ICP；胆汁酸水平正常，但有其他原因无法解释的肝功能异常。瘙痒和肝功能异常在产后恢复正常。

ICP 分度如下。

1.轻度

血总胆汁酸 $10\sim39.9\mu mol/L$，主要症状为瘙痒，无其他明显症状。

2.重度

血总胆汁酸 $\geqslant40\mu mol/L$，症状严重伴其他情况，如多胎妊娠、妊娠期高血压疾病、复发性 ICP、既往有因 ICP 的死胎或新生儿窒息死亡历史等。

六、疾病严重程度判断

一致观点为血清总胆汁酸水平与疾病成俗最为相关，有报道总胆汁酸每升高 1μmol/L，围产儿不良结局发生率增加 1% ~ 2%。总胆汁酸超过或者等于 40μmol/L，母儿并发症增加。

而发病孕周、瘙痒程度和时间、胆酸水平、肝酶、胆红素水平，均不能作为独立因素预测围产儿结局。

七、治疗

1. 目标

缓解瘙痒症状，降低血胆酸水平，改善肝功能，延长孕周，改善妊娠结局。

2. 孕妇生化指标监测

总胆汁酸和丙氨酸转氨酶，至少每周复查一次直至分娩，对程度特别严重的缩短检测间隔。

3. 胎儿宫内状况监测

(1)胎动：评估胎儿宫内状态最简便、客观、及时的方法。

(2)NST：在 ICP 的研究结果不一致。推荐孕 32 周后，每周一次，重度者每周 2 次；注意 NST 具有局限性；产程初期 OCT 对围产儿预后不良有良好预测价值。

(3)脐动脉血流分析：对预测围产儿预后可能有意义；如果出现胎儿脐带血流舒张期血流消失或反向，提示有胎儿宫内危急，胎儿预后不良，甚至死胎风险。

(4)B 超生物物理评分：临床难于做出确切判断时选用，为瞬间指标，敏感性、特异性有限。

4. 处理

(1)一般处理：低脂饮食；适当休息，增加胎盘血流量，计数胎心、胎动；重视其他不良产科因素治疗，如子痫前期、妊娠期糖尿病。

(2)熊去氧胆酸 UDCA。剂量，建议 15mg/(kg·d^{-1})，分三次口服，如常规剂量疗效不佳，无副反应时，加大剂量 1.5 ~ 2g/d。胎儿安全性；羊水和气血蓄积量很低；对胚胎和畜生幼仔无直接损害；妊娠早期仅个别报道，中晚期安全性良好。

(3)S - 腺苷蛋氨酸（SAMe）。疗效评价，没有良好循证证据证明其确切疗效（Ⅰ/A），Meta 分析显示该药可以降低剖宫产率，延长孕周，建议作为 ICP 临床二线用药或联合治疗（Ⅳ/C）。 剂量，静脉滴注，每天 1g，疗程 12~14 天；口服 500mg，BID；重症推荐使用静脉滴注，剂量加倍。 胎儿安全性，未发现 SAMe 对围产儿有毒副作用。

（4）降胆酸联合治疗。 相关研究报道样本量小或组合复杂，目前尚无经典联合治疗方案。 在重症、进展性、难治性 ICP，可选用 UD-CA250mgTID + SAMe500mgBID 静脉滴注。

（5）辅助治疗。 护肝，用于肝酶升高而其他指标无异常者，需在降胆酸的基础上使用，不宜同时应用多种护肝药物。 维生素 K，补充维生素 K，产前使用可以减少出血风险，口服或肌肉注射维生素 K 5~10mg/d。

八、产科处理

ICP 常发生无任何先兆胎心消失，选择最佳分娩方式和时机，获得良好结局是最终目的。 提倡 ICP 产科处理概念是主动处理，包括积极 ICP 管理，使用有效药物改善病情、延长孕周、37~38 周引产，积极终止妊娠。

（一）终止妊娠需考虑因素

1. 孕周是 ICP 孕妇终止妊娠时必须考虑的主要指标

根据 RCOG2011 年再版的 ICP 指南仍然认为无充分的证据证明孕 37 周前终止妊娠能改善 ICP 不良妊娠结局，但可以肯定的是，孕妇足月后尽早终止妊娠，可以避免孕妇继续待产可能出现的死胎风险；对于早期发病的重度 ICP，期待治疗时间和终止妊娠时机有待商榷。

2. 病情程度

总胆汁酸 >40μmol/L 是预测围产结局不佳的良好指标，胎死宫内几乎都发生在重型，强调发现异常及时终止妊娠。

3. 胎儿指标

监护指标异常应当予以重视。

总之，需结合孕周、病程、程度、治疗趋势、实力，遵循个体化评估原则。

（二）ICP 终止妊娠的时机

轻度：孕 39 周左右。

重度：大于 36 周。

重度无好转或加重者：孕 34~37 周。

重度既往有 ICP 死胎史者：孕 34~37 周，视具体情况而定。

重度 ICP，伴先兆早产且保胎无效或可以胎儿宫内窘迫或伴有双胎、子痫前期者，视孕周权衡而定。

（三）分娩方式

1.阴道分娩

指征：轻度 ICP，孕周 < 40 周；肝酶正常或轻度升高，无黄疸；无其他产科剖宫产指征者。

产程管理：为孕妇制订产程计划，产程初期常规做 OCT 或 CST 检查，密切监测宫缩胎心，避免产程长，做好新生儿复苏准备，如存在胎心监护异常结果，提示胎儿窘迫状态，应放宽剖宫产指征。

2.剖宫产

指征：重型 ICP，既往死胎、死产、新生儿窒息或死亡史，胎盘功能严重下降或高度怀疑胎儿窘迫，合并双胎或多胎、重度子痫前期等，存在其他阴道分娩禁忌者。

目前指南对于 ICP 的评估和治疗，产科医生也面临着延长孕周和胎儿宫内死亡风险的权衡，尤其是在孕妇早发和重度 ICP 的处理过程中，这两者的矛盾更加突出，应该做到早期筛查、严密监测、及时处理、决策恰当，帮助孕妇尽可能地降低 ICP 围产风险，使得母亲和胎儿获得更好的预后。

第六节　早　产

早产（PTD）是指孕妇妊娠达到 28 周但不足 37 周时分娩。引起早产的确切病因暂不明确，但可能与感染、蜕膜出血、子宫过度膨胀等有关。早产在临床上常表现为规律或不规律的子宫收缩，可伴有少量阴道流血或血性分泌物。一经确诊有早产倾向，需积极配合医生治疗，尽量抑制宫缩、控制感染，降低早产的发生，必要时进行使用地塞米松促胎肺成熟治疗，以提高早产儿生存率。

一、临床分类

（一）按照孕龄分类

1.极早期早产

妊娠满 20 周但不足 24 周分娩者。

2. 早期早产

妊娠满 24 周但不足 32 周分娩者。

3. 晚期早产

妊娠满 32 周但不足 37 周分娩者。

（二）按病因分类

1. 自发性早产

自发性早产又可分为胎膜完整早产（最常见类型，约占 45%）和未足月胎膜早破早产。

2. 治疗性早产（又称为医源性早产）

指由于母体或胎儿的健康原因不允许继续妊娠，在未达到 37 周时采取引产或剖宫产终止妊娠。

二、发病率

世界范围内的早产发生率约为 11%，国内早产占分娩总数为 5%~15%。

三、病因

早产的确切病情暂时不明，但可能与感染、前列腺素合成增加、促肾上腺皮质激素释放激素增加、蜕膜出血、子宫过度膨胀等因素有关。

（一）感染

各种感染性疾病可导致各种炎症，激活炎症通路，引起促炎因子表达增加，释放前列腺素，导致早产。 患者合并蜕膜 – 羊膜炎、无症状性菌尿、泌尿系统感染、细菌性阴道病、各种性传播疾病、宫内感染、全身或盆腔感染等均可以导致早产发生。

（二）促肾上腺皮质激素释放激素（CRH）增加和前列腺素（PG）合成增加

绒毛膜中存在 15 – 羟基前列腺素脱氢酶（PGDH），此物质可降解自身和羊膜中生成的 PG，防止 PG 达到蜕膜和肌层，以免刺激子宫平滑肌收缩。 研究表明，早产患者外周血 CRH 明显升高，而 CRH 可下调PGDH 的表达（即减少生成 PGDH），同时增加 PG 的合成。 致使足量的 PG 到达蜕膜和肌层，使子宫收缩，导致早产。

（三）蜕膜出血

蜕膜出血导致局部凝血酶及抗凝血酶 III 复合物增加，而凝血酶与其受体结合可以直接引发宫缩，导致早产。 故妊娠期间某些原因所致的阴道出血，如先兆流产，有可能导致早产的发生。

（四）子宫过度膨胀

多胎妊娠、羊水过多、子宫畸形等患者，妊娠期子宫扩张快于自身的生长速度，使子宫肌层过度伸展，诱导炎症细胞因子、前列腺素等的生成，诱发子宫收缩导致早产。

四、危险因素

虽然目前对早产确切发病机制尚不清楚，但以下几项可增加早产发生的风险。

（1）孕妇有晚期流产及（或）早产史。

（2）孕妇有宫颈锥切、环形电极切除术（LEEP）治疗、反复人工流产扩张宫颈等治疗史、宫颈机能不全者。

（3）孕妇子宫、宫颈畸形。

（4）孕妇≤17岁或＞35岁、文化层次低、经济状况差、妊娠间隔时间短等。

（5）孕妇体质指数＜19kg/m²或孕前体重＜50kg，身体营养状况差，孕妇工作时间长＞80h/周等。

（6）孕妇接受辅助生殖技术后妊娠、多胎妊娠、胎儿异常、阴道流血、羊水过多或过少者。

（7）孕妇患高血压病、糖尿病、甲状腺疾患、自身免疫病、哮喘等病变，或存在腹部手术史、烟酒嗜好或吸毒史。

（8）孕妇患细菌性阴道病、滴虫性阴道炎、衣原体感染、淋病、梅毒、尿路感染、严重的病毒感染、宫腔感染。

（9）孕中期阴道超声检查发现子宫颈长度（CL）＜25mm。

（10）存在前置胎盘、胎盘早剥等胎盘异常。

（11）生活中压力过大或受到外伤，如亲人去世、遭受家庭暴力等。

五、临床表现

早产的主要临床表现是子宫收缩，最初为不规则宫缩，常伴有少许阴道流血或血性分泌物，以后可发展为规则宫缩，其过程与足月临产相似。

（1）子宫收缩，最初为不规则宫缩，后期可发展为规律宫缩，可表现为20min内4次及以上或60min内8次及以上的宫缩。

（2）阴道可有少量出血。

（3）阴道可有羊水流出或涌出，呈粉红色水样，是由于胎膜破裂导致。

（4）可有持续的腰痛。

（5）下腹部或盆腔有坠胀感，有时还可有轻度腹部绞痛。

（6）部分患者还可能有背部及大腿等处的疼痛不适。

六、并发症

早产可导致早产儿出现一系列近期或远期并发症，导致早产儿死亡率增加。

（一）近期并发症

1. 低体温

早产儿体表面积相对较大并且无法产生足够的热量，可出现热量快速丢失，导致低体温，并可能会引起代谢障碍，如低血糖或酸中毒。此外，低体温还会增加早产儿的死亡危险。

2. 呼吸系统异常

包括新生儿呼吸窘迫综合征（RDS）、支气管肺发育不良、呼吸暂停。

3. 心血管异常

包括动脉导管未闭（PDA）和体循环低血压。

4. 脑室内出血（IVH）

出生体重越低发病率越高。

5. 糖代谢异常

葡萄糖供应或代谢障碍可引起低血糖或高血糖。

6. 坏死性小肠结肠炎（NEC）

NEC可导致部分早产儿发生长期的胃肠道功能紊乱，表现为持续排稀便或频繁排便。本病还可增加新生儿死亡率。即使存活，发生生长迟缓和神经系统发育障碍的风险也会增加。

7. 感染

早产儿在出生3天后可能会出现晚发型脓毒症。

8. 早产儿视网膜病变

早产儿视网膜病变是一种发育性血管增生性疾病，发生在尚未完全血管化的早产儿视网膜。胎龄越小或出生体重越低，其发病率越高，病情越严重。大多数病例可自行缓解，但是不经治疗的严重患儿可出现视力损害。

（二）远期并发症

1.儿童期远期并发症

神经发育障碍，包括认知能力受损、运动障碍、感觉障碍、行为及心理问题；慢性疾病，包括慢性肾病、生长障碍、肺功能障碍。

2.成年期远期健康问题

胰岛素抵抗、高血压与血管变化、肥胖与超重和生育能力下降。

七、检查

妊娠不足 37 周的孕妇出现持续宫缩、阴道流血、阴道排液等症状时，应及时就医诊治。 医生首先会进行体格检查，初步了解患者的妊娠情况，之后可能会建议做阴道超声检查、宫颈分泌物检查、羊水检测等，以推测早产发生的可能性。

（一）体格检查

医生会测量孕妇的体温、脉搏、呼吸、血压等，了解孕妇的一般情况。 随后，医生会给孕妇进行妇科检查，让孕妇仰卧在检查床上，臀部靠近床边，将两只腿放到床旁的支腿架上，尽可能让孕妇暴露会阴部，一手的两指或者一指放入孕妇阴道内，一手置于孕妇腹部配合检查。 医生会通过此检查了解胎儿的大小及位置、宫颈管长度、宫颈是否开始扩张、羊膜是否破裂、子宫硬度等情况。

（二）实验室检查

宫颈分泌物检测，可以对早产进行预测。

1.胎儿纤维结合蛋白（FFN）检测

可取孕妇宫颈阴道分泌物检查 FFN，一般以 FFN $> 50ng/mL$ 为阳性，提示早产风险增加；若 FFN 阴性，则 1 周内不分娩的阴性预测值达 97%，2 周内不分娩的阴性预测值达 95%。 若本检测为阴性，可排除近期两周早产的发生。

2.胰岛素样生长因子结合蛋白 – 1（IGFBP – 1）检测

破膜前宫颈阴道分泌物中磷酸化 IGFBP – 1 的含量如果大于 $50\mu g/L$ 即为阳性。 若结果为阳性提示可能会发生早产。

（三）影像学检查

可行经阴道超声对宫颈长度进行测定，妊娠 24 周前宫颈长度 < 25mm 或宫颈内口漏斗形成伴有宫颈缩短，提示早产风险增大。

八、诊断

医生可根据孕妇的既往孕产史、妇科疾病史、临床表现，结合体格检查、阴道超声检查、宫颈分泌物检测等进行综合分析，判断早产是否正在发生或是否将在近期发生。在诊断过程中需与生理性子宫收缩和假阵缩进行鉴别。

临床上早产可分为先兆早产和早产临产两个阶段，分别符合下列条件即可诊断。

（一）先兆早产

妊娠满 28 周至不足 37 周，出现规律宫缩（每 20min4 次及以上或每 60min 内 8 次及以上），宫颈尚未扩张，经阴道超声测量子宫颈长度 ≤20mm。

（二）早产临产

符合早产孕周，有上述规律宫缩，伴有宫颈管不断缩短（宫颈管消退≥80%）、宫颈扩张。

九、鉴别诊断

（一）生理性子宫收缩

宫缩一般不规则、无痛感，且不伴有宫颈管消退和宫口扩张等改变。

（二）假性宫缩（假阵缩）

早产有时需要与假阵缩相鉴别。假阵缩的特点是宫缩间歇时间长且不规则，持续时间短且不恒定，宫缩强度不增加，常在夜间出现而于清晨消失。此种宫缩仅引起下腹部轻微胀痛，子宫颈管长度不短缩，子宫颈口无明显扩张，可被镇静剂抑制。

十、治疗

早产的主要治疗目的是减少或终止宫缩、治疗感染、促进胎儿肺成熟。若胎膜完整，在母胎安全的情况允许时尽量保胎至 34 周，并监护母胎情况，必要时可适时停止早产的治疗，终止妊娠。

（一）一般治疗

（1）宫缩较频繁，但宫颈无改变，不必卧床和住院，只需适当减少活动的强度和避免长时间站立即可。

（2）宫颈已有改变的先兆早产者，可住院并注意休息。

（3）已早产临产，需住院治疗，并卧床休息。

（二）药物治疗

1. 促胎肺成熟

妊娠小于 35 周，一周内有可能分娩的孕妇，肌射糖皮质激素促胎儿肺成熟。如果用药后超过 2 周，仍存在小于 34 周早产可能者，可重复一个疗程。常用药物有地塞米松、倍他米松等。

2. 抑制宫缩治疗

先兆早产患者，可通过适当控制宫缩，以延长妊娠时间；早产临产患者，宫缩抑制剂虽不能阻止早产分娩，但可能延长妊娠 3 ~ 7 天，为促胎肺成熟治疗和宫内转运赢得时机。常用的宫缩抑制剂有如下几种。

（1）钙通道阻滞剂：其抗早产的作用安全、更有效。用药期间应密切注意孕妇心率及血压变化。特别需注意，已用硫酸镁者慎用，以防血压急剧下降。用药方式一般是口服。常用药物为硝苯地平。

（2）前列腺素合成酶抑制剂：此药适合在妊娠 32 周前短期使用。用药过程中需密切监测羊水量及胎儿动脉导管血流。可经阴道或直肠给药，也可口服。常用药物为吲哚美辛。

（3）β - 肾上腺素能受体激动剂：此类药物抑制宫缩的效果好，但其副作用较明显，主要有母胎心率加快、心肌耗氧量增加、血糖升高、水钠潴留、血钾降低等，严重时可出现肺水肿、心力衰竭，危急母体生命。故合并心脏病、高血压、未控制的糖尿病和并发重度子痫前期、明显产前出血等的孕妇慎用或禁用。用药期间需密切监测生命体征和血糖情况，长期用药者应监测血钾、血糖、肝功能和超声心动图。常用药物为利托君。

（4）缩宫素受体拮抗剂：其抗早产的效果与利托君相似。但其副作用轻微，无明确禁忌证。常用药物为阿托西班。

（5）其他：硫酸镁也有较好地抑制子宫收缩的作用，但长时间大剂量使用硫酸镁可引起胎儿骨骼脱钙。小于 32 周者，应用硫酸镁可以对胎儿神经系统起保护作用。

3. 抗感染

对有感染的患者，医生会根据情况使用对胎儿安全的抗生素；另外，对于胎膜早破的早产者，可能需预防性使用抗生素，以避免感染。

第五章　妊娠合并内外科疾病

第一节　妊娠合并心脏病

妊娠合并心脏病可见于 1% ~ 4% 的孕产妇，并占孕产妇死亡原因 15% 之多。世界卫生组织最新数据显示，发达国家孕产妇死亡率为每 10 万例活产 12 例死亡（0.012%），而新兴经济体（国家）为每 10 万例活产 239 例死亡（0.239%）。妊娠合并心脏病导致的孕产妇死亡逐渐增加，成为目前发达国家孕产妇死亡的主要原因。

妊娠晚期较非妊娠期血管内血容量增加50%，导致有基础心脏疾病特别是心脏输出功能受限的孕产妇不能耐受血容量的这种改变。

分娩时宫缩、疼痛会加剧心输出量的变化，导致心输出量在第二产程增加45% ~ 50%，加上主动屏气下推时的心率加快，可能导致急性心功能失代偿。

妊娠期处于血液高凝状态，那些有血栓性疾病风险者，如使用治疗剂量抗凝剂的人工瓣膜置换或慢性心房颤动的孕产妇，不仅影响麻醉方式的选择及有创监测的放置，而且也增加了产后出血的发生率。

一、妊娠合并心脏病的临床表现

正常妊娠中，孕妇会经常感觉气促、容易疲劳、眩晕以及出现下肢水肿等妊娠相关的非特异性症状。体格检查中，正常妊娠的妇女 95% 会有收缩期杂音、颈静脉充盈或轻度心脏增大。这些非特异性症状与体征有时与妊娠合并心脏疾病难以鉴别。但是，以下症状提示孕妇有可能患有心脏疾病：严重呼吸困难、活动后晕厥、咯血、夜间因呼吸困难需坐位、活动后胸痛。如有第 4 心音（S4）、发绀、舒张期杂音、持续性心律失常、粗糙响亮的收缩期杂音，则提示器质性心脏病。

二、妊娠合并心脏病心功能分级

Ⅰ级：患者有心脏病，但日常活动量不受限制，一般体力活动不引起过度疲劳、心悸、气喘或心绞痛。

Ⅱ级：心脏病患者的体力活动轻度受限制。休息时无自觉症状，一般体力活动引起过度疲劳、心悸、气喘或心绞痛。

Ⅲ级：患者有心脏病，以致体力活动明显受限制。休息时无症状，但小于一般体力活动即可引起过度疲劳、心悸、气喘或心绞痛。

Ⅳ级：心脏病患者不能从事任何体力活动，休息状态下也出现心力衰竭症状，体力活动后加重。

三、不宜妊娠的心脏病

如果心脏病变严重，则不宜妊娠，妊娠者，应终止妊娠。不宜妊娠的心脏病如下。

（1）有心脏功能代偿不全或严重心力衰竭，或长期依靠强心药物维持身体，经治疗曾一度好转，随妊娠月份的增加，心功能又升至Ⅲ级者。

（2）有心力衰竭史，且伴有其他内科并发症如慢性肾炎和肺结核等。

（3）近期内有心内膜炎或活动性风湿热。

（4）原发性肺动脉高压、主动脉狭窄、慢性心房颤动或心率一直较快，>110 次／分，而难于控制者。

（5）紫绀型先天性心脏病，有严重的右向左行流症状。

（6）患有先天性心脏病的胎儿有缺氧与双亲遗传的不利条件，其胎儿患先天性心脏病的发生率约为 2%，较正常人群高 6 倍，故须慎重考虑患者能否妊娠或能否继续妊娠。

四、治疗原则

（一）妊娠早期

（1）心内科会诊：包括对妊娠期风险的评估、心功能和心律失常的诊断、妊娠期药物种类和剂量的调整。整个妊娠期应该定期在心内科就诊以监测心功能情况。

（2）产前检查：根据患者心功能及疾病严重程度增加检查频率。

（3）避免细菌、病毒感染。

（4）适当活动：孕妇可以适当运动，但应该避免过度运动导致脱水或心输出量减少。

（5）饮食调整：限钠饮食，特别是心室功能低下患者。

（6）合理使用心血管药物。

（7）预防血栓形成：妊娠期处于血液高凝状态。建议使用弹力袜减少下肢水肿。

中高风险患者建议与产科专科/母胎医学、心脏内科及麻醉科医生合作对患者进行心脏功能的监测和治疗。

（二）妊娠中期

（1）复查超声心动图。

（2）胎儿超声心动图检测胎儿有无先天性心脏畸形。

（3）制订分娩计划。

（三）妊娠晚期

（1）增加心功能评估的频率。

（2）选择适当时机终止妊娠。

（3）控制感染。

（4）酌情进行细菌性心内膜炎的预防。

（四）产程处理

（1）心功能稳定的患者，应该尽量争取阴道分娩。

（2）如果高危患者需要引产，应该尽量调整开始引产的时间，以便安排在有心内科医生会诊条件下分娩。

（3）引产时机要综合考虑孕妇心功能情况及胎儿孕周，避免 39 周前进行不必要的引产。

（4）绝大多数的心脏疾病患者，阴道产导致的血容量、血压和心血管血流动力学的变化比剖宫产小，应该尽量争取阴道分娩。剖宫产原则上只限于有产科指征的患者。

（5）对大多数复杂先天性心脏病或有心律失常病史的患者，应该持续心电监护和监测血氧饱和度。

密切注意补液量和液体量的平衡。对有症状的患者或者某些高危病变（主要包括左室流出道狭窄、肺动脉高压、存在左右循环交通三类情况），如严重的主动脉瓣狭窄、主动脉狭窄、主动脉管壁瘤、右向左分流和肺动脉高压的患者，应该考虑放置动脉导管、中心静脉管及肺动脉导管来监测指导补液量和补液速度。有右心向左心分流的患者，静脉输液管必须带有空气过滤器以防止反向气体栓塞，同时持续监测血氧饱和度、体循环和肺循环压力，维持体循环压力，避免肺循环血管压力增加。

第二产程看护的重点：阴道产时，屏气会增加产妇氧耗、降低回心血量、降低心输出量。如果产科情况允许（如随宫缩胎儿先露下降正常、胎心正常），第二产程可以考虑产钳或者胎吸助产，以避免产妇主动屏气时回心血液减少导致心输出量降低，特别是在某些心脏病，如梗阻性瓣膜病变的患者。椎管内分娩镇痛可以减少胎先露下降引起的反射性屏气。

有抗生素应用指征的心脏疾病患者，应该在分娩前 30min 内给予抗生素以预防细菌性心内膜炎。根据目前的美国心脏病学会、美国心脏协会、美国妇产科医师学会指南，除了高危患者，其他心脏病患者在阴道分娩和剖宫产时一般不主张常规使用抗生素预防心内膜炎。

（五）产褥期处理

产后 24h，至少有 500mL 血液从子宫盆腔"自体输血"到循环系统。心功能正常的孕妇，产后心搏量和心输出量增加 70% 左右。这些体液量的变化可以导致有基础心脏病的产妇发生心律失常、心力衰竭等。产褥期应注意以下几点。

对大多数复杂先天性心脏病或有心律失常病史的患者，应该持续心电监护和监测血氧饱和度，至少到产后 24h。

对高危产妇、妊娠期或产前已有心功能失代偿表现的患者，产后应该在 ICU 严密观察至产后 24～48h，并放置中心静脉导管和动脉导管以监测中心静脉压、动脉血压、失血量来指导补液量和补液速度。

增加产后门诊复诊监测的频率，以观察评估心功能变化。

不宜妊娠者，可以行节育措施的教育和实施。

有疾病严重的心脏病产妇，即使心功能 I 级，也建议人工喂养。

五、特殊类型心脏疾病

（一）肺动脉高压

肺动脉高压是妊娠期最不能耐受的心脏疾病之一。静止状态下平均肺动脉压高于 3.33kPa（25mmHg）即可诊断肺动脉高压。先天性心脏病患者长期左向右分流，可以导致肺血流量增加，最终导致肺动脉高压甚至右向左分流和艾森曼格综合征。肺动脉高压患者的预后在很大程度上取决于右心室功能。

产前管理：建议避免妊娠或妊娠早期终止妊娠。

（二）二尖瓣狭窄

临床表现主要为左心房和右心室肥大、心尖部舒张期杂音。长期严重病程则导致肺动脉高压。二尖瓣狭窄导致左室充盈受限。心率越快，左心室充盈时间越短，左心房压力越高，最后可导致房颤和显著心输出量下降。

1. 备孕

严重的二尖瓣狭窄合并心衰患者，应该避免妊娠直至瓣膜修补术后。

2. 产前监护

妊娠期间由产科医生、心脏科医生共同监护管理。增加休息时间，避免剧烈运动，限钠饮食及利尿治疗。

如果出现房颤，需要使用糖苷类或 β 受体阻滞剂或钙离子通道阻断剂以维持正常心率。

严重心律失常的二尖瓣狭窄患者需要使用抗凝剂。

妊娠期间避免仰卧位。发生肺水肿者需要镇静、利尿及结束分娩。

妊娠期间有严重狭窄合并心衰的患者可以行经皮球囊瓣膜修复术。

3. 分娩期管理

避免平卧位主动脉和下腔静脉受压迫，维持正常的静脉回流。

尽量争取阴道分娩，并提倡超前分娩镇痛以预防疼痛，防止低氧血症、高碳酸血症和酸中毒，以免增加肺血管阻力。

保持稳定的硬膜外阻滞的良好水平，逐步增加药物剂量，以避免突然降低体循环血管压力（维持正常的后负荷）导致的反射性心动过速。心率需要维持在正常低值范围，保持窦性心律。积极治疗存在的房颤，不能复律者需要控制心率。保持正常的心率和心律是妊娠分娩及麻醉管理的重点。

剖宫产限于有产科指征的患者。

剖宫产时首选椎管内麻醉。由于单次足量腰麻可能引起外周血管迅速扩张，导致血压的急剧下降，建议选择硬膜外麻醉或小剂量腰麻辅以硬膜外的腰硬联合麻醉，使用小剂量硬膜外分次给药和去氧肾上腺素微泵预防低血压发生的方案。也避免快速大量静脉补液和使用可以导致心动过速的升压药如麻黄碱（ephedrine）。必要时放置有创监测导管以指导用药及补液量。

分娩后，应谨慎使用卡前列素（如麦角新碱），因为它可能会增加肺血管阻力。

（三）主动脉瓣狭窄和左心输出道梗阻性心脏病

二叶式主动脉瓣是最常见的导致左心输出道梗阻的心脏疾病。严重的主动脉瓣狭窄在妊娠期间会表现出明显症状，导致左心室后负荷增加，左心室肥大，最终失代偿。

超声心动图可以明确诊断及评估主动脉瓣狭窄严重程度。妊娠期孕产妇预后与主动脉瓣狭窄的严重程度相关。轻度狭窄（主动脉瓣压力差小于25mmHg）或中度狭窄（主动脉瓣压力差25～40mmHg）通常可以耐受妊娠。严重狭窄（主动脉瓣压力差大于40mmHg）会导致常见并发症，如心衰、心律失常或心绞痛。如果合并左心功能损伤、严重左心肥大、运动耐受实验中出现心律失常、心肌缺血或心室功能异常，则不建议妊娠。这些患者应该转诊到心内科，在妊娠前进行瓣膜修复手术。

妊娠期间严重的瓣膜狭窄合并左心衰竭的患者需要进行瓣膜修复手术。

分娩期间严密监测血流动力学变化。没有剖宫产产科指征的孕妇建议第二产程时使用产钳或胎吸助产。

对于主动脉瓣轻度或中度狭窄、心功能良好的产妇来说，剖宫产时无论实施全麻或椎管内阻滞［包括蛛网膜下腔阻滞、腰硬联合阻滞（小剂量腰麻辅以硬膜外分次给药的腰硬联合麻醉）、硬膜外阻滞］，母婴预后良好。对主动脉瓣重度、极重度狭窄患者，全麻则为金标准。

左室流出道狭窄并非绝对椎管内阻滞的禁忌证。麻醉管理中最为重要的是避免动脉压的降低，避免因此导致的母体脑和心脏、胎盘胎儿血流灌注的降低。在有创动脉血压监测下，通过泵肾上腺素微泵预防低血压的情况下，无论是椎管内分娩镇痛还是椎管内麻醉都有成功的个例报道，权衡利弊是关键所在。

第二节　妊娠合并糖尿病

妊娠合并糖尿病包括：糖尿病合并妊娠（PGDM），即孕前就有糖尿病；妊娠期糖尿病（GDM），即妊娠前糖代谢正常，妊娠后才出现的糖尿病，多数产后即可恢复正常，但将来发展为 II 型糖尿病的概率增加，占90%。

妊娠期孕妇更易发生低血糖和酮症酸中毒，有的发生晕厥，原因如下：胎儿从母体摄取葡萄糖，雌孕激素增加母体对血糖的利用，肾脏排糖量增加（肾血流量增加）使血糖丢失过多等因素，使孕妇的空腹血糖随妊娠的进展而逐渐降低。

一、妊娠期糖尿病的发病机制

妊娠期胎盘生乳素，雌孕激素等抗胰岛素物质增多；另外，血容量增加导致血液稀释，使胰岛素相对不足。所以妊娠期糖尿病的诊断标准不同于未孕人群。

二、糖尿病对妊娠的影响

对孕妇，流产率增加，易合并妊娠期高血压综合征，使阴道环境偏酸易发生阴道真菌感染，使羊水过多，巨大儿发生率增加，易酮症酸中毒；对胎儿，巨大儿，导致胎肺成熟障碍，胎儿畸形等；另外，易致新生儿低血糖、低血钾等。故新生儿分娩后，需尽早予以喂养。

三、诊断标准

（一）糖尿病合并妊娠（病情更重，血糖更高）

妊娠前已经确诊糖尿病；有高危因素＋以下任何一项即可诊断。高危因素：肥胖、一级亲属Ⅱ型糖尿病史、GDM 史，PCOS，妊娠早期空腹尿糖反复阳性。 诊断项：空腹血糖≥7.0mmol/L、糖化血红蛋白≥6.5%、高血糖症状＋任意血糖≥11.1mmol/L、OGTT 2h 血糖≥11.1mmol/L。

（二）妊娠期糖尿病

妊娠 24 至 28 周空腹血糖（FPG）检查：≥5.1mmol/L，则直接诊断为 GDM，无须 OGTT 实验；若 FPG 在（4.4～5.1）mmol/L 之间，需进一步做 OGTT 实验以确诊；若 FPG＜4.4mmol/L，则正常。

OGTT 实验（FPG 异常或＞28 周首次产检，需做此实验）：若达以下任意一项，即可诊断 GDM：服糖前血糖≥5.1mmol/L；或 1h 血糖≥10mmol/L；2h 血糖≥8.5mmol/L。 对有高危因素的孕妇，首次 OGTT 正常，建议妊娠晚期重复检查。

四、治疗

饮食控制，应用胰岛素。 多数可以通过饮食控制，加强运动来控制血糖，少数需要注射胰岛素来控制血糖，应与内科联合治疗，共同监护母儿情况。

五、终止妊娠的时机

（1）非胰岛素治疗的 GDM 孕妇，可期待至预产期。

（2）PGDM，需胰岛素治疗的 GDM 患者，妊娠 39 周后可终止妊娠。

（3）有并发症者适时终止妊娠。

六、产后处理

新生儿分娩后，需尽早予以喂养，预防胎儿低血糖。 孕妇产后 6 至 12 周行 OGTT 检查。

第三节　妊娠合并病毒性肝炎

妊娠加重肝脏负担，妊娠合并肝炎孕妇死亡率增加，合并妊娠期高血压综合征时，凝血因子产生障碍，导致产后出血发生率升高，并可导致流产、早产、死胎、死产，围产儿死亡率增高。

一、临床表现

主要临床表现为，全身乏力、食欲不振、恶心呕吐、腹胀、肝区隐痛或有低热、皮肤一过性瘙痒。肝脏增大，有触痛，重症者可叩有移动性浊音，肝脏进行性缩小，轻者有皮肤、黏膜黄染，重者进行性加深，皮肤黏膜有出血点，有肝性脑病史，神志不清、嗜睡、昏迷。

二、病因及常见疾病

在妊娠早期患肝病，可加重妊娠反应，恶心、呕吐均较重，甚至出现脱水、酸中毒，要注意疾病诊断。在妊娠晚期得肝病，则妊娠高血压综合征的发病率高，孕妇出现高血压、浮肿、蛋白尿，甚至抽搐，可严重威胁母婴生命。由于孕妇肝脏功能损害，机体内的凝血机制受影响，孕妇产后出血的发生率也较高。孕妇发生肝炎后未能充分休息和适当治疗，孕妇在产程中的出血和施用麻醉药、产妇恢复迟缓，均可影响急性肝炎的痊愈，存在着转变为慢性肝炎的可能性。此外，产妇产后恶露延长、奶汁分泌不足、月经过多等情况也较多见。

三、对胎儿、新生儿的影响

孕妇患肝炎后对胎儿也会产生影响。在妊娠早期得病时，新生儿的畸形率无明显增加。但晚期患病时，早产、死胎、死产及新生儿的死亡率明显增加。现已证实，无症状的乙肝抗原携带者，新生儿出生时呈抗原阳性者为 5%～7%，可能是经胎盘传播。如在妊娠后期患病，胎儿及新生儿的肝炎表面抗原的阳性率为 20%～30%。严重问题是染上乙型肝炎病毒的婴儿中的大多数，在出生后不久即可发生病毒性肝炎，或表现为慢性乙型肝炎病毒携带状态。后者中的少数孩子，他们血液中的肝炎病毒可消失，但多数则可在以后漫长的生命过程中变成慢性肝炎或肝硬化患者。

四、鉴别诊断

（一）妊娠剧吐

引起的肝损害妊娠剧吐多见于第一胎孕妇，初为一般早孕反应，但逐日加重，至停经 8 周左右发展为妊娠剧吐，由于反复呕吐和长期饥饿，引起失水、电解质紊乱和代谢性酸中毒，严重者脉搏增速，体温上升，血容量减少，甚至肝肾功能受损，出现黄疸，血胆红素和转氨酶增高（ALT 轻度升高）尿中出现酮体、蛋白和管型。但在补充水分，纠正酸碱失调及电解质紊乱后，病情迅速好转，肝功能可完全恢复。肝炎病毒抗原系统血清学标志可协助鉴别。

（二）妊娠期高血压综合征（HELLP）

引起的肝损害妊娠期高血压综合征的基本病理生理是全身小动脉痉挛，各脏器均可累及。 当动脉痉挛致肝脏供血障碍可引起肝损害。 此类患者在肝损前已有浮肿、高血压、蛋白尿和肾功能损害。 血清中 ALT、AST、碱性磷酸酶、胆红素轻度或中度升高，肝脏可轻度增大和压痛，也可出现腹水，但消化道症状不明显，一旦妊娠结束，可迅速恢复。

HELLP 综合征是妊娠期高血压综合征肝损的一种严重并发症，有溶血、肝酶升高及血小板减少三大特征。 临床典型表现为乏力、右上腹疼痛不适，近期出现黄疸、视力模糊。 有时并发抽搐，牙龈出血和右上腹严重疼痛，也有呕吐或上消化道出血或便血者。 母儿围产期病死率高。 故凡是妊娠期高血压综合征患者，均应常规检查血小板和肝功能，以助于早期诊断与治疗。

（三）急性脂肪肝

本病少见，发病率为万分之一，常发生在妊娠 35 周后的初产妇。其临床表现与爆发性肝炎极相似。 早期仅有恶心、乏力、不适等一般症状。 伴有黄疸及上腹痛。 1～2 周后病情迅速恶化，出现少尿、DIC、肝肾衰竭、肝性脑病、昏迷和休克。 化验检查白细胞计数明显升高，血小板减少，凝血酶原时间延长，严重低血糖，血清胆红素升高，但尿胆红素阴性。 ALT 升高，但一般不超过 500U，而急性肝炎常在 1 000U左右。 B超可见肝区弥漫的密度增高区，呈雪花状强弱不等。正确的诊断应是肝脏组织学检查，肝小叶结构基本正常，中央区肝细胞内充满小的脂肪空泡呈蜂窝状，肝细胞脂肪变性。 而爆发性肝炎肝脏组织学检查大片肝细胞小叶坏死，超声波示密集微波，示波衰减。

（四）妊娠期肝内胆汁淤积症（ICP）

ICP 又称特发性妊娠黄疸，是一种以妊娠期出现瘙痒及黄疸为特征的并发症，占妊娠期黄疸的 1/5，发病率仅次于病毒性肝炎。 大多数学者认为雌激素升高是产生 ICP 的原因，本病有家族性发生的倾向。 临床特点是在妊娠中、晚期出现全身瘙痒，继而发生黄疸，持续至分娩后迅速消失。 患者一般情况较好，ALT 及 AST 正常或轻度升高，血清总胆红素升高，一般不超过 85.5～137µmol/L（5～8mg/dL），呈阻塞性黄疸表现，血中胆酸盐明显升高，可达正常的 10～100 倍，且较症状出现早，具有较大诊断价值。

ICP 对妊娠的影响主要是早产及胎儿宫内窘迫，可导致死胎、死产和产后出血的发生。 本病易与妊娠期出现的伴有黄疸的肝病相混淆，应注意鉴别。

（五）药物导致的肝损害

孕妇因服药发生肝损害或（和）黄疸病例较非妊娠期多，可能与雌激素影响胆红素排泄有关。 妊娠期易引起肝损害的药物有氯丙嗪、巴比妥类镇静药、三氯乙烯、氟烷等麻醉药、红霉素、四环素、异烟肼、利福平等。 药物性肝损患者均有用药史而无病毒性肝炎接触史，用药后很快出现黄疸和肝损，常伴有皮疹、皮肤瘙痒、蛋白尿、关节痛、嗜酸性粒细胞增多，消化道症状较轻，转氨酶轻度升高，停药后多可恢复。 必须注意的是，妊娠期使用四环素（日使用量 > 2g）数日，可引起急性脂肪肝、肝功能衰竭，有时伴胰腺炎，严重消化道出血、休克和昏迷死亡。

五、实验室检查

（一）血常规

肝病急性期白细胞常稍低或正常，体内淋巴细胞相对增多，偶可有异常淋巴细胞，但一般不超过 10%，而慢性肝炎白细胞常减少。 急性重症肝炎则白细胞总数及中性粒细胞百分比均可显著增加。 部分慢性肝炎患者中出现凝血功能障碍，血小板可减少。

（二）肝功能试验

1. 血清酶测定，主要检查反映孕妇肝实质损害的酶类

根据国内经验，丙氨酸氨基转移酶（ALT）较羧门冬氨酸氨基转移酶（AST）更灵敏，应用也更广泛，虽然其特异性不强，但如能除外其他引起升高的因素，特别是当数值很高时（大于正常值 10 倍以上），持续时间较长时，对肝炎的诊断价值很大。

2. 其他凝血酶原时间及其活动度的测定可用于判定重症肝炎

如孕妇注射维生素 K 后仍明显异常，常表示孕妇肝细胞组织严重受损，预后不良。 此外如孕妇胆固醇、胆固醇酯明显降低，亦常提示预后不良，血氨测定有助于肝性脑病的诊断。

（三）血清学及病因学检测

1. 甲型肝炎

（1）病原学检查在潜伏期后期或急性早期，可检测到甲型肝炎病毒（HAV）与抗原。

（2）血清学检查测定抗 HAV 抗体，常用 RIA 和 EIA 法，可分别测定抗 HAVIgM 和 IgG 抗体。

2. 乙型肝炎

乙型肝炎病毒（HBV）抗原－抗体的测定。 人体感染 HBV 后，血液中可出现一系列的 HBV 有关的血清学标志，可作为临床诊断和流行病学调查的指标。 常用的标志有 HBsAg、HBcAg 和 HBeAg 及其抗体系统。

（1）HBsAg 和抗－HBs 的检测。 HBsAg 阳性是 HBV 感染的特异性标志，其滴定度随病情恢复而下降，慢性肝炎、无症状携带者可长期检出 HBsAg，但 HBsAg 的滴度与病情无平行关系。 HBsAg 为病毒表面外壳，无传染性。 血清中抗－HBs 阳性，提示有过 HBV 感染，它是一种保护性抗体，血清中出现阳性表示机体有免疫力，不易再次得乙型肝炎。 此外，乙型肝炎预防接种后，检测抗－HBs 是评价疫苗效果的重要指标之一。

（2）HBeAg 与抗－HBe 的检测。 由于 HBeAg 是核心抗原的成分，其阳性和滴度常反应 HBV 的复制及判断传染性的强弱。 急性乙肝时 HBeAg 呈短暂阳性，如持续阳性提示转为慢性，在慢性 HBV 感染时，HBeAg 阳性常表示肝细胞内有 HBV 活动性复制；当 HBeAg 转阴时，伴抗 HBe 转阳常表示 HBV 复制停止。 抗 HBe 出现于急性乙肝的恢复期，可持续较长时期。 抗 HBe 的出现意味着血清中 Dane 颗粒少或无，传染性低。

（3）HBcAg 与抗 HBc 检测应用电镜和免疫酶染色技术可检出肝细胞核内的 HBcAg。

病毒标志：

①HBV－DNA 的检测应用 DNA 分子杂交和 PCR 技术测定，HBV－DNA 阳性表示体内有 HBV 复制，对本病确诊和抗病毒药物疗效考核有参考意义。

②DNA 多聚酶检测为 HBcAg 核心成分，DNA 多聚酶（DNAP）阳性为 HBV 存在的直接标志之一，并表示体内病毒在复制。

3. 丙型肝炎

（1）抗丙型肝炎病毒（HCV）检测血清中出现 HCV 抗体可诊断为 HCV 感染。

（2）HCV－RNA 检测检测血清抗体不是病毒血症的直接证据。

4. 丁型肝炎

丁型肝炎病毒（HDV）是缺陷性病毒，只能依附 HBV 感染而复制和表达。 而孕妇丁型肝炎无特殊临床特征，遇下列情况应考虑：HBsAg携带者急性肝炎发作，急性肝炎有双相转氨酶升高，乙型慢性活动性肝炎但无 HBV 复制，原有乙肝合并重型肝炎或肝衰竭，主要诊断根据血清内病毒 RNA、HDAg、抗 HDV 抗体和肝组织内 HDAg 和病毒 RNA 测定，但以血清学方法测抗原和抗体最普通。

5. 戊型肝炎

（1）粪便病毒检测从潜伏期和急性期初期的患者粪便中，急性和恢复期血清处理后，可用免疫电镜（IEM）检测到孕妇的病毒样颗粒。

（2）特异性抗体测定患者急性期血清内含有高滴度的 IgM 抗体，在恢复期患者血清内可测出低水平的 IgG 抗体。

六、治疗原则

妊娠合并病毒性肝炎的孕妇，要积极治疗，以预防肝病向重症发展。 在妊娠期，孕妇一定要充分休息，保证足够的营养，保证维生素摄入。 孕妇患肝炎后要不要终止妊娠要全面权衡考虑。 孕妇不要情绪闷郁思想过度紧张、滥用中西"保胎""护肝"药物。 孕妇应该尽早去医院诊治，根据医生的检查结果，采取必要的措施。 一般来说，为减少畸形，妊娠早期最好做人工流产术；妊娠的中期、晚期发病者，均不宜终止妊娠，因为此时应用任何药物或进行引产，均加重肝脏的负担。晚期患病对孕妇及胎儿影响较大，故宜加强治疗，严密观察，防止妊娠高血压综合征的发生。 分娩期应准备大量的新鲜血并预防产后出血。

七、预防 HBV 母婴传播的阻断措施

（1）所有孕妇应筛查夫妻双方的 HBsAg。

（2）妊娠中晚期 HBV - DNA 测定 $\geq 2 \times 10^6$ IU/mL，在与孕妇充分沟通和知情同意后，可于 24 至 28 周开始给予替偌福韦或替比夫定进行抗病毒治疗，可以减少 HBV 母婴传播。

（3）分娩后应尽量避免产程延长、软产道裂伤和羊水吸入。

（4）产后新生儿尽早联合应用乙型肝炎免疫球蛋白和乙肝疫苗，可以有效阻断母婴传播。

第四节　妊娠合并贫血

贫血是妊娠期较常见的并发症，属高危妊娠范畴。 由于妊娠期血容量增加，血浆增加多于红细胞增加，血液呈稀释状态，又称"生理性贫血"。 贫血对母儿可造成一定危害。

一、疾病分类

妊娠期贫血根据发病原因不同，分为地中海贫血、缺铁性贫血、巨幼细胞贫血、再生障碍性贫血。

二、对妊娠的影响

贫血孕妇抵抗力低下，在妊娠和分娩期间的风险增加，严重者导致严重的并在症甚至死亡。当孕妇患重度贫血时，经胎盘供氧和营养物质不足以满足胎儿生长所需，容易造成胎儿生长受限、胎儿窘迫、早产或死胎。

三、发病原因

发病原因有多种，其中孕妇地中海贫血是由于孕妇基因缺陷导致。孕妇缺铁性贫血主要是因为妊娠期铁的需要量增加。孕妇巨幼细胞贫血95%是由于叶酸缺乏，少数孕妇因缺乏维生素 B_{12} 而发病。孕妇再生障碍性贫血是因骨髓造血干细胞数量减少和质的缺陷导致造血障碍。

四、临床表现

轻者无明显症状，或只有皮肤、口唇黏膜和睑结膜稍苍白；重者可有乏力、头晕、心悸、气短、食欲缺乏、腹胀、腹泻、皮肤黏膜苍白、皮肤毛发干燥以及口腔炎、舌炎等。

五、诊断方式

妊娠期贫血的诊断标准与非孕妇不同。孕妇外周血血红蛋白 <100g/L、红细胞计数 <3.5 ×10/L 或血细胞比容 <0.30 为妊娠期贫血。

妊娠期贫血的程度分为 4 度，轻度：红细胞计数（3.0～3.5）×10/L，血红蛋白 81～100g/L；中度：红细胞计数（2.0～3.0）×10/L，血红蛋白 61～80g/L；重度：红细胞计数（1.0～2.0）×10/L，血红蛋白 31～60g/L；极重度：红细胞计数 <1.0 ×10/L，血红蛋白 ≤30g/L。

血孕妇血清铁 <6.5μmol/L，可诊断为缺铁性贫血。

血清叶酸 <6.8nmol/L、红细胞叶酸 <227nmol/L，提示叶酸缺乏。

血清维生素 B_{12} <90pg，提示维生素 B_{12} 缺乏。

再生障碍性贫血需经骨髓穿刺行骨髓象检查可诊断。

六、疾病治疗

（1）缺铁性贫血可补充铁剂，以口服给药为主。

硫酸亚铁 0.3g，每日 3 次，同时口服维生素 C 0.3g 促进铁的吸收。孕妇巨幼细胞贫血应加强营养，多食新鲜蔬菜、水果、瓜豆类、肉类、动物肝及肾等食物，并补充叶酸，每日口服叶酸 15mg、或每日肌注叶酸 10～30mg，直至症状消失、贫血纠正。补充维生素 B_1 100～200μg 肌注，每日 1 次，2 周后改为每周 2 次，直至血红蛋白值恢复正常。

（2）再生障碍性贫血。

应由产科医师及血液科医生共同管理，主要以支持疗法为主。支持疗法主要为孕妇注意休息，增强营养，妊娠晚期间断吸氧，少量、间断、多次输新鲜血，提高全血细胞。出现明显血小板减少、出血倾向时给予肾上腺皮质激素治疗。

（3）血红蛋白 <60g/L、接近预产期或短期内需行剖宫产手术者，应少量、多次输红细胞悬液或全血。

（4）分娩过程中避免产伤，预防产后出血。出血多时应及时输血。产时及产后应用广谱抗生素预防感染。

（5）地中海贫血是由于孕妇基因缺陷导致，有的要进行产前诊断，减少重型地中海贫血新生儿出生。

七、疾病预防

妊娠期间定期产检，发现贫血及时治疗。

第五节　妊娠合并急性阑尾炎

急性阑尾炎是妊娠期较常见的外科并发症。因妊娠期身体特点，阑尾炎病程发展快，易形成阑尾穿孔和腹膜炎，导致感染性休克，危及生命安全，因而是一种严重的并发症，早期诊断和处理极为重要。妊娠期间，随着妊娠子宫的增大，孕妇盲肠和阑尾向上向外移位，临床表现不典型，给诊断造成困难，常因延误诊疗发生坏疽和穿孔，孕妇阑尾炎穿孔率比非孕期升高 1.5～3.5 倍。又因孕妇增大的子宫把大网膜向上推，不能包围感染病源，炎症不易局限而扩散、造成广泛性腹膜炎，当炎症波及子宫浆膜层时，可刺激子宫收缩，发生流产、早产或刺激子宫强直性收缩，胎儿缺氧而死亡。

妊娠合并阑尾炎是较常见的妊娠期外科疾病。妊娠各期均可发生急性阑尾炎，但以妊娠前 6 个月内居多。妊娠并不诱发阑尾炎，增大的妊娠子宫能和阑尾位置发生改变，增大诊断难度，加之妊娠期阑尾炎容易发生穿孔及腹膜炎，其发病率为非妊娠期的 1.5～3.5 倍。因此，早期诊断和及时处理对预后有重要影响。

妊娠期阑尾位置的改变：阑尾的位置在妊娠初期与非妊娠期相似，在右髂前上棘至脐线连线中外 1/3 处，随孕妇妊娠子宫的不断增大，阑尾会逐渐向后上、向外移位。在孕妇妊娠 3 个月末阑尾位于髂嵴下 2

横指，孕妇妊娠 5 个月末在髂嵴水平，孕妇妊娠 8 个月末在髂嵴上 2 横指，孕妇妊娠足月可达胆囊区。 产妇产后 10 ~ 12 天回复到非妊娠位置。

一、病理病因

妊娠期盆腔器官因营养子宫，充血明显，阑尾也充血，炎症发展很快，容易发生阑尾坏死、穿孔。 由于孕妇大网膜被增大的子宫推移，难以包裹炎症，一旦穿孔不易使炎症局限，造成弥漫性腹膜炎。 若炎症波及子宫浆膜，可诱发子宫收缩，引起流产，早产或子宫强直性收缩，其毒素可能导致胎儿缺氧，甚至死亡，败血症、感染性休克会威胁母儿安全。

二、临床表现

（一）妊娠早期

妊娠早期急性阑尾炎出现发热、恶心、呕吐、下腹痛，检查右下腹部有压痛、反跳痛和肌紧张等表现，白细胞总数增高，其症状和体征与非妊娠时急性阑尾炎相似。

（二）妊娠中、晚期急性阑尾炎

因孕妇增大的子宫引起阑尾移位，检查时压痛点升高，压痛最剧烈的部位甚至可达右肋下肝区。 由于妊娠子宫撑起腹壁腹膜，阑尾又处于腹腔深处，被增大的妊娠子宫掩盖，使局限性腹膜炎体征不典型。

三、鉴别诊断

（一）妊娠早期

阑尾炎需与右侧卵巢囊肿蒂扭转及右侧输卵管妊娠破裂相鉴别。

（二）妊娠中期

孕妇妊娠子宫使阑尾明显移位，阑尾炎应与右侧卵巢肿蒂扭转、右侧急性肾盂肾炎、右侧输尿管结石，急性胆囊炎相鉴别。

（三）妊娠晚期

孕妇妊娠子宫充满腹腔，阑尾明显向外上方移位，腹痛在上腹部，阑尾炎需与重型胎盘早剥和子宫肌瘤红色变鉴别。

（四）分娩期

急性阑尾炎应与子宫破裂相鉴别，通过详细询问病史、认真查体和妇科检查，可以做出正确诊断。

（五）产褥期

阑尾炎需与产褥感染相鉴别。

此外，还需要与急性淋菌性盆腔炎，盆腔积脓等相鉴别。

四、治疗措施

（一）治疗原则

孕妇阑尾炎一经确诊，在给予大剂量广谱抗生素同时，为防止炎症扩散应尽快手术治疗，以减少阑尾穿孔。 对高度可疑患急性阑尾炎的孕妇，也有剖腹探查的指征，手术能避免孕妇病情迅速发展，一旦并发阑尾穿孔、弥漫性腹膜炎、感染性休克，对母婴均会引起严重后果。

（二）手术要点

妊娠早期取右下腹斜切口（麦氏切口）。 妊娠中期以后，应取高于麦氏点的右侧腹直肌旁切口（相当于宫体 1/3 处），手术时孕妇体位稍向左侧倾斜，使妊娠子宫向左移，便于寻找阑尾，减少在手术时过多的刺激子宫。 阑尾切除后，最好不放腹腔引流，以减少对子宫的刺激。

（三）阑尾穿孔后的处理

若阑尾已穿孔，切除阑尾后尽量吸净脓液，并放腹腔引流，术后脓汁细菌培养并做药敏试验，给予大剂量广谱抗生素。 若妊娠已近预产期，术中暴露阑尾困难，应先行剖宫产术，随后再切除阑尾。 先行腹膜外剖宫产术，随后再切开腹膜切除阑尾更好。 如为阑尾穿孔并发弥漫性腹膜炎，盆腔感染严重或子宫、胎盘已有感染征象时，应考虑剖宫产同时行子宫次全切除术，并需放引流。

（四）若孕妇需继续妊娠的处理

阑尾手术后 3~4 天内，给予宫缩抑制剂及镇静药，如静脉滴注利托君、硫酸镁，也可口服沙丁胺醇，肌注黄体酮注射液，应用阿托西班，口服维生素 E 和肌注人绒毛促进腺激素等，以减少流产与早产的发生。

五、妊娠期阑尾炎的预后

妊娠期患急性阑尾炎的预后与阑尾炎严重程度有关，孕妇妊娠早期，阑尾炎诊断较易，预后良好。 妊娠晚期，诊断越困难，孕妇延误治疗导致阑尾穿孔，甚至发生弥漫性腹膜炎，致使孕妇死亡率增高。

第六章　妊娠合并性传播疾病

第一节　妊娠合并梅毒

妊娠合并梅毒是由苍白螺旋体引起的一种慢性传染病，临床表现复杂，几乎可侵犯全身各器官，造成多器官损害，常见硬下疳、皮疹等症状，潜伏梅毒无症状和体征。性接触为最主要的传播途径。可通过青霉素进行治疗。避免危险的性行为可降低感染梅毒的风险。

一、临床分类

1. 根据其病程分为早期梅毒与晚期梅毒

（1）早期梅毒指病程在两年以内，包括：①一期梅毒（硬下疳）；②二期梅毒（全身皮疹）；③早期潜伏梅毒（感染1年内）。

（2）晚期梅毒指病程在两年以上，包括：①皮肤、黏膜、骨、眼等梅毒；②心血管梅毒；③神经梅毒；④内脏梅毒；⑤晚期潜伏梅毒。

2. 根据其传播途径不同分为后天梅毒与先天梅毒

3. 传染源

梅毒患者是梅毒的唯一传染源。

4. 传播途径

传播途径有以下几种。

（1）性接触。

性接触为主要传播途径。后天梅毒90%以上是通过性交传染的。在性交过程中通过皮肤和黏膜的损伤处传给对方。未经治疗的患者在感染后1年内的传染性最大，传染性随病期的延长而越来越小，到传染后2年，性接触一般无传染性。

（2）母胎传播。

患梅毒的孕妇可通过胎盘使胎儿受染，主要发生在妊娠4个月后。病程2年以上且未经治疗的梅毒孕妇，虽然通过性接触已无传染性，但仍可传染给胎儿，传染性也随病程延长而降低。仅有极少数患胎传梅毒的母亲传染给其子女，称为第三代梅毒。

（3）其他方式。

少数患者可通过接吻、哺乳等直接接触被传染，极少数可通过间接接触被污染的毛巾、玩具、衣服、餐具和医疗器械等被传染。输血偶尔可发生传染，但受染者不发生一期梅毒损害，而直接进入二期梅毒。

二、发病率

据研究显示，孕妇梅毒血清学检测为阳性者，占全部孕妇的1.5%。

三、病因

本病的病因为孕妇感染梅毒螺旋体，性接触为最主要的传播途径，另偶有经接触污染衣物等间接感染，少数通过输血传染。未经治疗的孕产妇在感染后 1 年内最具传染性。随着病程延长，传染性逐渐减弱，病程超过 4 年者基本无传染性，但苍白密螺旋体仍可通过妊娠期胎盘感染胎儿，引起先天性梅毒。新生儿也可在分娩通过软产道时受传染。

四、临床表现

妊娠期患者以潜伏梅毒为主。孕妇常无任何病史、症状及体征，仅梅毒血清学阳性。一期梅毒时的主要症状是硬下疳，常发生于梅毒螺旋体入侵的地方。二期梅毒时梅毒螺旋体经淋巴结进入血液，在人体大量播散导致出现全身症状，比如全身淋巴结肿大、斑丘疹、黏膜斑等，还会引起骨、眼和神经损害。三期梅毒会出现树胶肿性浸润所致的硬结、骨膜炎、主动脉炎等症状。

典型症状如下。

1. 一期梅毒

主要症状是硬下疳，常发生在感染后 2 至 4 周。多在梅毒螺旋体侵入处，约 95% 发生于会阴部，如女性的大小阴唇、阴道和宫颈等处。典型的硬下疳为圆形，直径 1~2cm，边界清楚，稍高出皮面，表面清洁，呈肉红色糜烂，仅有少量渗液，触之有软骨样硬度，无疼痛及压痛，数目常为 1 个，不经治疗可于 3 至 8 周内自愈。硬下疳出现后约1 周，距离下疳最近的一侧局部淋巴结肿大，两周后对侧淋巴结也肿大，均无化脓破溃倾向，无疼痛及压痛。

2. 二期梅毒

二期是梅毒螺旋体由局部经淋巴结进入血液，在人体内大量播散后而出现的全身表现，一般发生在硬下疳出现后 6~8 周。早期症状表现为流感样综合征，半数以上出现全身淋巴结肿大，80%~95% 的患者出现皮肤黏膜损害，皮损广泛且对称，形态多样。

3. 三期梅毒

30%~40% 未经治疗的梅毒患者可发生各种活动性晚期梅毒，多发生在感染后 4 年以上，除皮肤和黏膜损害外，可侵犯任何内脏器官和组织，包括树胶肿性梅毒、心血管梅毒、神经梅毒等。

（1）树胶肿性梅毒。

主要侵犯非致命的组织与器官，如皮肤、软组织、骨骼、软骨或睾丸等。 三期梅毒皮肤黏膜损害的特点是有树胶肿性（梅毒性肉芽组织）浸润所致的硬结，损害数目少，常局限于一处，分布不对称，可形成溃疡，排列呈环形、多环形、马蹄形或肾形，破坏性大。 骨关节损害以骨膜炎为常见，常侵犯长骨，疼痛较轻，病程较慢。 其次是骨树胶肿性骨炎，常见于扁骨，如颅骨，可形成死骨及皮肤溃疡，还可发生硬化性骨炎。 关节可发生强直、固定或功能丧失。 少数可发生虹膜睫状体炎、视网膜炎及间质性角膜炎等，甚者可导致失明。

（2）晚期心血管梅毒。

多发生在感染后 10～30 年，约 25% 同时合并神经梅毒。 主要表现：①梅毒性单纯主动脉炎：常发生于升主动脉。 可有胸骨后不适感或疼痛；②梅毒性主动脉瓣闭锁不全；③梅毒性主动脉瘤：多发生于升主动脉及主动脉弓部，瘤呈梭状或囊状。 主动脉瘤增大后，可发生压迫附近组织的症状。 严重者血管瘤可发生破裂，导致患者立即死亡；④梅毒性冠状动脉口狭窄：症状类似心绞痛，但发作持续时间长且晚上加重，对亚硝酸盐疗效不佳。

（3）晚期神经梅毒。

主要表现为麻痹性痴呆和脊髓痨，罕见视神经萎缩。

4.潜伏梅毒

妊娠期患者以潜伏梅毒为主。 孕妇常无任何病史、症状及体征，仅梅毒血清学阳性。

五、伴随症状

1.二期梅毒还可引起骨、眼和神经损害

骨损害主要表现为骨膜炎、关节炎、骨髓炎、骨炎、腱鞘炎和滑囊炎，多发生在四肢的长骨和大关节，白天活动时疼痛较轻，晚上和休息时疼痛较重。 眼损害以梅毒性虹膜炎、虹膜睫状体炎、脉络膜炎和视网膜炎较多见。 神经损害可分为无症状性和有症状性神经梅毒两类，前者仅有脑脊液异常，后者表现为急性梅毒性脑膜炎、脑血管梅毒及脑膜血管梅毒等的症状。

2.晚期梅毒还可侵犯呼吸、消化及泌尿等系统，但发生率不高

先天梅毒是胎儿在母体内通过血源途径感染所致，先天梅毒不发生

硬下疳，常伴有较严重的内脏损害，对胎儿的健康影响很大，病死率高。

六、实验室检查

1. 直接镜检

取硬下疳或二期梅毒，特别是扁平湿疣表面的渗出物，涂片镜检。检查方法有如下两种。

（1）吉姆萨染色或镀银染色：高倍镜下检查梅毒螺旋体。

（2）暗视野检查法：在暗视野显微镜下检查出活动梅毒螺旋体即可确诊。

2. 非梅毒螺旋体试验

有性病研究实验室玻片试验（VDRL）与快速血浆反应素环状卡片试验（RPR），可进行定性和定量检测，也可用作疗效判断。

3. 螺旋体试验

用活或死的梅毒螺旋体或其成分来检测抗螺旋体抗体。有梅毒螺旋体血凝试验与荧光螺旋体抗体吸收实验。上述两种试验是用来检测抗梅毒螺旋体 IgG 抗体的，即感染过梅毒将终身阳性，故不能用于观察疗效、鉴别复发或再感染。

4. 脑脊液检查

主要用于诊断神经梅毒，包括脑脊液梅毒血清性病研究实验、白细胞计数及蛋白测定等。

5. 聚合酶链反应（PCR）

可检测羊水中梅毒螺旋体 DNA，可用于诊断。

七、影像学检查

B 超检查可用于提示甚至诊断先天性梅毒，胎儿水肿、腹水、胎盘增厚和羊水过多等均支持感染，但感染胎儿的 B 超检查也可正常。

八、诊断

医生询问患者是否有可疑的皮肤损害出现，了解患者是否有无保护措施的性生活、梅毒感染者的密切接触史，同时结合患者的临床表现以及直接镜检、螺旋体试验等检查结果综合做出判断。一期梅毒靠直接从病灶中取材用暗视野法找梅毒螺旋体，或靠血清学检查发现和诊断。二期梅毒时，孕妇有皮肤黏膜斑块，皮疹或会阴扁平湿疣，靠血清学检查诊断。

九、鉴别诊断

（1）一期梅毒的硬下疳应与白塞病的外阴溃疡、结核性溃疡、单纯外阴溃疡甚至外阴癌相鉴别。 硬下疳为单个、较大、无痛而硬如软骨，病损处分泌物可找到梅毒螺旋体，硬下疳出现后两周血清反应阳性，可取活检做病理检查确诊。

（2）二期梅毒的黏膜皮肤皮疹应与过敏性药疹、牛皮癣、体癣相鉴别。 前者无服药史，皮疹出现前有生殖器溃疡，借助梅毒血清试验可鉴别。

（3）三期梅毒的主动脉、心脏、神经系统疾患需与其他疾患所致的主动脉、心脏、神经系统疾患相鉴别。 可根据病史及有无一、二期梅毒临床表现和梅毒血清试验来鉴别。

十、治疗

妊娠期梅毒的治疗目的包括治疗孕妇疾病及预防或减少先天性梅毒的发生。 治疗时选择青霉素等抗菌药物，需要注意药物过敏以及孕妇禁用的药物。 孕妇如梅毒血清学呈阳性，但又不能排除梅毒时，尽管有过规范抗梅毒治疗，为了保护胎儿，应再做抗梅毒治疗。

1.药物治疗

首选青霉素，可预防传播给胎儿，青霉素能够通过胎盘，对胚胎期梅毒有治疗作用。 对胎儿无毒副作用，是预防先天性梅毒的理想抗生素。 妊娠期尽早诊断，规范化治疗对防治先天性梅毒最为重要。 青霉素过敏者，首选脱敏和脱敏后青霉素治疗。 具体的用法用量医生根据患者的病情制定。 孕妇在孕期治疗需达到以下所有条件才算规范治疗1例。

（1）至少早孕期（中孕期）、晚孕期各一个疗程。

（2）两个疗程间隔最好4周，至少2周。

（3）足量、足疗程的青霉素方案。

（4）最后一个疗程结束日距离分娩日在30天以上。

2.其他治疗

血清学阳性孕妇所分娩新生儿均应采用非梅毒螺旋体试验进行定量评价。 若脐血或新生儿血中RPR或VDRL滴度高于母血的4倍，可诊断先天性梅毒。 对先天梅毒儿应行脑脊液检查，以排除神经梅毒。 确诊的先天梅毒胎儿均应治疗，可选普鲁卡因、青霉素或苄星青霉素。

十一、预后

经过有效的治疗梅毒可以治愈，患者症状可以恢复正常。 如不及时地进行治疗，患者可能会出现骨骼、心血管等脏器损害，甚至死亡，还有可能导致胎儿流产。感染梅毒的胎儿有致残、死亡的风险。

十二、危害性

（1）早期梅毒主要为皮肤损害，晚期可侵犯骨骼、心血管、神经系统等重要脏器，造成患者劳动力丧失甚至死亡。

（2）妊娠期间可感染胎儿。梅毒螺旋体可以导致胎儿宫内感染，可致流产、早产及死亡。分娩的感染梅毒的新生儿称为先天性梅毒胎儿，也称胎传梅毒儿，病情较重，早期表现有皮肤大疱、皮疹、鼻炎及鼻塞、肝脾肿大、淋巴结肿大等；晚期先天性梅毒多出现在 2 岁以后，表现为楔状齿、鞍鼻、间质性角膜炎、骨膜炎、神经性耳聋等，病死率及病残率均明显增高。

十三、青霉素治疗——吉海反应

吉海反应是梅毒治疗时，大量梅毒螺旋体被杀死，发出异性蛋白所致。首次治疗初次给药的 4h 发生，8h 达高峰，24h 内消退，表现为高热、头痛、寒战、肌肉疼、心律过速、中性粒细胞增高、血管扩张伴有轻度低血压，一般在 24h 缓解。心血管梅毒可发生心绞痛、主动脉破裂；神经梅毒恶化等。

一期梅毒发生率约为 50%，二期梅毒为 75%，而晚期梅毒发生率较低，但后果严重。

妊娠妇女可发生早产和胎儿宫内窒息。

治疗措施：治疗前一天开始口服强的松，20mg/d，分二次口服，共4 天，必要时住院。

第二节　妊娠合并获得性免疫缺陷综合征

AIDS 又称艾滋病，是由人免疫缺陷病毒（HIV）感染引起的性传播疾病。HIV 感染引起 T 淋巴细胞损害，导致持续性免疫缺陷，多器官机会性感染及恶性肿瘤，最终导致死亡。艾滋病病毒可通过胎盘血液循环造成宫内感染，分娩过程中接触的产道分泌物、血液及产后的母乳喂养亦可感染新生儿。

一、病因

由于妊娠期孕妇的免疫功能降低，因此，妊娠期感染艾滋病病毒后，病情发展较为迅速，症状较重。艾滋病病毒可通过胎盘血液循环造成宫内感染，分娩过程中接触的产道分泌物、血液及产后的母乳喂养亦可感染新生儿。

妊娠合并获得性免疫缺陷综合征 HIV 感染的孕妇在妊娠期可通过胎盘传染给胎儿，或分娩时经软产道及出生后经母乳喂养感染新生儿。

二、症状

由于妊娠期孕妇的免疫功能降低，因此，妊娠期感染艾滋病病毒后，病情发展较为迅速，症状较重。

应详细询问病史，根据高危人群，出现一般人不易患的疾病，本病鉴别诊断一般不难。 病原学检查是主要的鉴别手段。

三、检查

诊断艾滋病除具有流行病史、临床表现外，应有抗 HIV 抗体检测阳性，以及 CD4 淋巴细胞的总数。

四、鉴别诊断

本病临床表现复杂多样，易与许多疾病相混淆。

（1）本病急性期应与传染性单核细胞增多症及其他感染性疾病，如：结核、结缔组织疾病等相鉴别。

（2）患者淋巴结肿大应与血液系统疾病相鉴别，特别要注意与良性性病性淋巴结病综合征相鉴别。 后者淋巴结活检为良性反应性滤泡增生，血清学检查提示多种病毒感染。

（3）本病的免疫缺陷改变须与先天性或继发性免疫缺陷病相鉴别。

五、并发症

（一）机会性感染

1. 原虫感染

（1）弓形体病：患者常有头痛、发热、脑膜脑炎、视网膜脉络膜炎等，弓形体病诊断主要靠检测血中抗弓形体 IgM 抗体（ + ）或头颅 CT 见典型环圈状病变。

（2）隐孢子虫肠炎：患者主要有腹泻，为水样便，量很多时，可致孕妇脱水及电解质紊乱。

2. 细菌性感染

患者可以继发感染细菌，最常见的是结核杆菌和鸟型分枝杆菌，感染肺结核后进展很快，患者可见空洞和痰菌阳性，治疗较困难亦有全身播散性结核。

3. 真菌感染

常见孕妇口腔念珠菌感染，还有少见的食管气管或结肠念珠菌感染。 卡氏肺孢子虫肺炎：近年发现卡氏肺孢子虫的 DNA 更像真菌，因此将之归在真菌性感染。 隐球菌脑膜炎及组织胞浆菌全身性感染亦屡见报道。

4. 病毒性感染

还可见乙型肝炎病毒（HBV）、丙型肝炎病毒（HCV）、单纯疱疹病毒（HSV）、带状疱疹病毒（HZV）、巨细胞病毒（CMV）和 EB 病毒等感染。

（二）恶性肿瘤

1. 卡波济肉瘤

皮肤或黏膜上包括肺和食道胃肠均可见，诊断需靠活检做病理检查。

2. 淋巴瘤

常有持续发热，全身淋巴结肿大，诊断亦要靠活检送病理。

3. 常见营养不良

由于发热、腹泻各种感染或肿瘤消耗过多，而同时孕妇又食欲减退，时间长会造成营养不良，甚至于恶病质。

六、治疗

如果接受治疗的 HIV 感染孕妇，如果将母体血浆 HIV – RNA 降至 1 000copy/mL 以下，那么母婴传播的风险会降低至 1% ~2%。

（一）HIV 孕妇应接受抗反转录病毒治疗

药物治疗：齐多夫定可降低 HIV 的围生期传播率。

其他治疗：加强营养，应用免疫调节药物干扰素，加强全身支持，治疗机会感染及肿瘤。 有报道对 HIV 感染的孕妇，于孕 28 周左右，适当补充维生素 A，可促进胎儿发育，降低 HIV 传播的危险性。 由于乳汁可传播 HIV，因此，不推荐 HIV 感染的母亲做母乳喂养。

（二）其他注意事项

（1）对已感染 HIV 的妇女进行"不供血，终止妊娠，固定性伴侣，避孕套避孕"的宣教。

（2）艾滋病患者和 HIV 抗体阳性者均不宜妊娠，一旦妊娠应早期终止；如继续妊娠，应告知胎儿感染、畸形的危险性，并给予药物治疗，阻断宫内感染。

（3）尽可能缩短破膜距分娩的时间；尽量避免使胎儿暴露于血液和体液危险增加的操作。

（4）注意分娩时新生儿眼和脸的保护。

（三）分娩方式

患者有权决定自己的分娩方式。

病毒控制好（病毒拷贝小于 1 000copy/mL）的可以阴道分娩。

38 周计划性剖宫产 + 联合围产期术前 3h 母体静脉用抗反转录治疗，可以降低垂直传播的风险。

第七章　胎儿异常

第一节　胎儿生长受限

胎儿生长受限（FGR）又称宫内生长受限，指的是胎儿无法达到正常发育的体重，具体的定义指孕 37 周后，胎儿出生体重小于 2 500g，或低于同孕龄平均体重的两个标准差，或低于同孕龄正常体重的第 10 百分位数。该病是围生期主要并发症之一，20% 的死胎源于宫内胎儿生长受限，宫内生长发育受限的新生儿死亡率比正常高 4 ~ 8 倍，并且 50% 的存活婴儿存在并发症。胎儿生长受限的病因多而复杂，至少 40% 的患者病因尚不明确。

一、临床分类

FGR 临床可分为三型，分别如下。

（一）内因性均称型

一般发生在胎儿发育的第一阶段，因胎儿在体重、头围和身长三方面均受限，头围与腹围均小，故称均称型。其病因包括基因或染色体异常、病毒感染、接触放射性物质及其他有毒物质。

（二）外因性不均称型

胚胎早期发育正常，至孕中晚期才受到有害因素影响，如合并妊娠期高血压疾病等所致的慢性胎盘功能不全。

（三）外因性均称型

其病因有母儿双方因素，多系缺乏重要生长因素，如叶酸、氨基酸、微量元素或有害药物影响所致。在整个妊娠期间均产生影响。

病因：影响胎儿生长的因素复杂，约 40% 患者病因尚不明确。与母体情况（如孕妇偏食、妊娠剧吐等）、胎儿自身（如胎儿基因或染色体异常）、胎盘及脐带有关。

二、基本病因

（一）母体因素

1.营养因素

孕妇偏食，并发妊娠剧吐以及节食，摄入蛋白质、维生素及微量元素不足，胎儿出生体重与母体血糖水平呈正相关。

2.妊娠并发症与并发症

孕妇有并发症如妊娠期高血压疾病、多胎妊娠、妊娠期肝内胆汁淤积症等，或者孕妇合并妊娠并发症如心脏病、慢性高血压、肾炎、贫血、抗磷脂抗体综合征等，均可使胎盘血流量减少，灌注下降，胎儿发育不良。

3.其他

孕妇年龄、地区、体重、身高、经济状况、子宫发育畸形、吸烟、吸毒、酗酒、宫内感染、母体接触放射线或有毒物质等。

（二）胎儿因素

研究证实，孕妇生长激素、胰岛素样生长因子、瘦素等调节胎儿生长的物质在脐血中降低，可能会影响胎儿内分泌和代谢。胎儿基因或染色体异常、先天发育异常时，也常伴有胎儿生长受限。

（三）胎盘及脐带因素

胎盘各种病变（感染，胎盘梗死，肿瘤，提前老化）导致子宫胎盘血流量减少，胎儿血供不足。脐带因素如脐带过长、脐带过细（尤其近脐带根部过细）、脐带血栓，脐带扭转、脐带打结、脐带边缘或帆状插入等也会导致胎儿生长受限。

（四）危险因素

（1）孕妇年龄超过 40 岁，吸毒、酗酒、抽烟等。

（2）有过胎儿生长受限、死胎等不良分娩史。

（3）母亲有慢性高血压、糖尿病、血管疾病、肾功能不全、抗磷脂综合征。

（4）阴道出血情况。

（5）不明原因的产前出血，孕妇低体重。

三、临床表现

胎儿生长受限根据其发生时间、胎儿体重以及病因临床表现有所差异。

（一）内因性均称型 FGR

属于原发性胎儿生长受限，胎儿的体重、身长、头径相称，但均小于该孕龄正常值。外表无营养不良表现，器官分化或成熟度与孕龄相符，但各器官的细胞数量均减少，脑重量轻，神经元功能不全和髓鞘形成迟缓；胎盘小，但组织无异常。胎儿无缺氧表现。胎儿出生缺陷发生率高，围生儿病死率高，预后不良。产后新生儿脑神经发育障碍，智力障碍的发生率比较高。

（二）外因性不均称型 FGR

属于继发性胎儿生长受限，新生儿外表呈营养不良或过熟儿状态，发育不均称，身长、头径与孕龄相符而体重偏低。胎儿常有宫内慢性缺氧及代谢障碍，胎儿各器官细胞数量正常，但胎儿体内细胞体积缩小，以肝脏体积缩小最为显著。胎盘体积正常，但功能下降，伴有缺血缺氧的病理改变，常有梗死、钙化、胎膜黄染等，加重胎儿宫内缺氧，使胎儿在分娩期对缺氧的耐受力下降，导致新生儿脑神经受损。新生儿在出生后躯体发育正常，容易发生低血糖。

（三）外因性均称型 FGR

为上述两型的混合型，外因性均称型 FGR 新生儿身长、体重、头径均小于该孕龄正常新生儿的值，外表有营养不良表现。新生儿各器官细胞数目减少，导致器官体积均缩小，肝脾严重受累，脑细胞数也明显减少。胎盘小，外观正常。胎儿少有宫内缺氧，但存在代谢不良。新生儿的生长与智力发育常常受到影响。

四、并发症

FGR 的近期及远期并发症发病率均较高。FGR 近期并发症主要有新生儿窒息、低体温、低血糖、红细胞增多症等；FGR 远期并发症主要有脑瘫、智力障碍、行为异常、神经系统障碍；FGR 成年后高血压、冠心病、糖尿病等心血管疾病及代谢性疾病的发病率较高，约为正常儿的2倍。

五、检查

当孕妇产检发现身长、体重、头径小于孕龄正常值，应及时就诊。医生常规对孕妇腹部进行触诊，评估胎儿在宫内的情况，超声可帮助医生观察。还可进行尿雌三醇测定、妊娠特异蛋白测定等检查，以明确诊断。

六、影像学检查

（一）超声胎儿生长测量

1. 测头围与腹围比值（HC/AC）

小于早产值，胎重估计小于正常孕周。

2. 测量胎儿双顶径（BPD）

正常孕妇孕早期每周平均增长 3.6 ~ 4.0mm，孕妇孕中期 2.4 ~ 2.8mm，孕妇孕晚期 2.0mm。如超声动态监测胎儿双顶径时发现每周增长 < 2.0mm，或每 3 周增长 < 4.0mm，或每 4 周增长 < 6.0mm，于孕妇妊娠晚期双顶径每周增长 < 1.7mm，均应考虑有 FGR 的可能。

3. 羊水量与胎盘成熟度

多数 FGR 出现孕妇羊水偏少及胎盘老化的超声图像。

（二）彩色多普勒超声检查

脐动脉舒张期血流缺失或倒置对诊断 FGR 意义较大。妊娠晚期脐动脉 S/D 比值通常 ≤3 为正常值，脐血 S/D 比值升高时，也应考虑有 FGR 的可能。测量子宫动脉的血流可以评估是否存在胎盘灌注不良的可能，从而预测 FGR 的发生。

七、诊断

孕期很难准确诊断 FGR，有时需在新生儿分娩后才能确诊。密切关注胎儿发育情况是提高 FGR 诊断率及准确率的关键。有高危因素的孕妇还需从孕早期开始定期行超声检查，根据各项衡量胎儿生长发育指标及其动态情况，结合子宫胎盘的灌注情况及孕妇的产前检查体重、宫高、腹围表现，尽早诊断 FGR。医生在诊断的过程中，需除外鉴别诊断早产儿、死胎等情况。

（一）诊断依据

1. 临床指标

测量子宫长度、腹围、体重，推测胎儿大小，简单易行，用于低危人群的筛查。

（1）宫高、腹围值连续 3 周测量均在第 10 百分位数以下者，为筛选 FGR 指标，预测准确率达 85% 以上。

（2）计算胎儿发育指数。

胎儿发育指数 = 宫高（cm）－3 ×（月份 +1），指数在 －3 ~ +3 之间为正常，< －3 提示可能为 FGR。

（3）在孕晚期，孕妇每周增加体重 0.5kg，若体重增长停滞或增长缓慢时，可能为 FGR。

2. 相关检查

结合超声、抗心磷脂抗体测定、尿雌三醇测定、蛋白激素酶测定相关辅助检查，即可明确诊断。

八、鉴别诊断

（一）早产儿

主要是 FGR 儿与早产儿的鉴别，一般根据末次月经史、胎龄与体重即可区别，对于末次月经不详，产检不详，胎龄未明的低体重儿则可从神态、皮肤、耳壳、乳腺、跖纹、外生殖器等方面加以鉴定是 FGR 儿还是早产儿。临床上往往可以发现一些低体重儿肢体无水肿，躯体缺毳毛，但耳壳软而不成形，乳房结节和大阴唇发育差的矛盾现象，则提示为 FGR 儿的可能。

（二）死胎

除有宫体小于妊娠月份的特点外，检查无胎心胎动。

九、治疗

治疗效果欠佳，如果治疗提前，孕 32 周前开始疗效佳，孕 36 周后，胎盘功能有限，疗效差。FGR 的治疗原则：积极寻找病因、补充营养、改善胎盘循环，加强胎儿监测、适时终止妊娠。常见的改善胎盘循环及补充营养的方法有静脉营养等。

（一）一般治疗

1. 均衡膳食，吸氧

这种方法在均称性 FGR 妊娠孕妇中未得到证实。尽管如此，许多医生建议一种改良式的休息方式即左侧卧位，增加母体心排出量的同时可能会使胎盘血流达到最大量。

2. 进行严密的胎儿健康情况监测

进行监测可以早期发现胎儿胎心监护异常，可以进行无应激试验（NST）、胎儿生物物理评分、胎儿血流监测如脐动脉彩色多普勒，大脑中动脉血流，静脉导管血流等。B 超提示胎儿脐血流的舒张期缺失、倒置和静脉导管的反向 A 波提示了较高的围生儿发病率与死亡率。B 超检查胎儿的多普勒血流改变往往早于胎心电子监护或生物物理评分。

3.分娩期应即时处理新生儿

清理胎儿声带下的呼吸道吸出胎粪，以免因缺氧发生胎粪吸入，并做好新生儿复苏抢救。及早喂养糖水以防止低血糖，同时应注意低血钙、防止感染及纠正红细胞增多症、黄疸等并发症。

4.戒烟

（二）药物治疗

1.营养类

氨基酸是胎儿蛋白质合成的主要来源，为胎儿生长发育的物质基础，在孕妇体内以主动运输方式通过胎盘到达胎儿；输注能量合剂有助于氨基酸的主动转运；葡萄糖是胎儿热能的来源，故予以补充葡萄糖。理论上给予母体补充氨基酸，能量合剂及葡萄糖有利于胎儿生长。但临床上单纯应用母体静脉营养的治疗效果并不理想。

2.其他

（1）β-肾上腺素激动剂能舒张孕妇血管、松弛子宫，改善孕妇子宫胎盘血流，促进胎儿生长发育。

（2）硫酸镁能恢复孕妇胎盘正常的血流灌注。

（3）低分子肝素、阿司匹林用于孕妇，合并抗磷脂抗体综合征引起FGR者有效。

（4）预计要34周前分娩的生长受限胎儿应该提前注射糖皮质激素，以促使胎肺成熟。

（三）产科处理

如果孕妇的胎儿状况良好，胎盘功能正常，妊娠未足月、孕妇无并发症及并发症者，可以在密切监护下妊娠至足月，但不应超过预产期。但是对于以下：治疗后FGR无改善，胎儿停止生长3周以上；胎盘提前老化，伴有羊水过少等胎盘功能低下表现；NST、胎儿生物物理评分及胎儿血流测定等提示胎儿缺氧；妊娠并发症、并发症病情加重，妊娠继续将危害母婴健康或生命者，均应尽快终止妊娠，一般在孕34周左右考虑终止妊娠，如孕周未达34周者，应促胎肺成熟后再终止妊娠。FGR胎儿对缺氧耐受力差，胎儿胎盘贮备不足，难以耐受分娩过程中子宫收缩时的缺氧状态，应适当放宽剖宫产指征。

1.阴道产

胎儿情况良好，胎盘功能正常，胎儿成熟，Bishop宫颈成熟度评分≥7分，羊水量及胎位正常，无其他禁忌者，可经阴道分娩；若胎儿难以存活，无剖宫产指征时予以引产。

2.剖宫产

胎儿病情危重，产道条件欠佳，阴道分娩对胎儿不利，应行剖宫产结束分娩。

第二节　巨大儿

一、定义

巨大儿是指出生体重超过 4 000g，就是超过 8kg 的胎儿。 由于近年来，营养过剩的孕妇有增多趋势，导致巨大儿的发生率增加较快，国内发生率为 7%，国外发生率为 15.1%，男胎多于女胎。

二、危害性

巨大儿有很多的危险，可以增加难产率，孩子大了就比较难生，尤其是增加肩难产率。 有时小孩出来之后，肩膀太大，肩膀卡在耻骨联合后方下不来，这叫肩难产，肩难产会增加锁骨骨折，甚至臂丛神经损伤的风险。 这种情况尤其见于巨大儿合并母亲糖尿病的，所以对母亲糖尿病患者一定要控制好血糖，控制好胎儿的大小。

巨大儿也会增加剖宫产率，增加产后出血率，而巨大儿出生后小孩容易低血糖，甚至出现低血糖昏迷。

第三节　胎儿窘迫

胎儿窘迫指胎儿在子宫内因急性或慢性缺氧危及其健康和生命的综合症状。 胎儿窘迫严重时可危及胎儿生命，因此一经发现，应积极配合处理。

本病发病原因主要与母体因素、胎儿因素、脐带和胎盘因素、药物因素等有关。 对于可纠正缺氧的患者，通过治疗能缓解胎儿窘迫状况；对治疗无效的胎儿宫内窘迫，可根据情况及早终止妊娠。

一、分类

临床上根据胎儿窘迫发生速度将胎儿窘迫分为慢性胎儿窘迫和急性胎儿窘迫。

（一）急性胎儿窘迫

主要发生在分娩期。 多因脐带脱垂、前置胎盘、胎盘早剥、宫缩过强、产程延长及休克等引起。

（二）慢性胎儿窘迫

常发生在妊娠晚期，可延续至分娩期并加重，在临产后常表现为急性胎儿窘迫。多因妊娠期高血压疾病、慢性肾炎、糖尿病等所致。本病发生率为 2.7% ~ 38.5% 。

二、病因

在各种母体因素、胎儿和脐带因素、胎盘因素、药物因素等影响下，发生母体血液含氧量不足、母胎间血氧运输及交换障碍、胎儿自身异常等，均可导致胎儿窘迫的发生。

（一）母体因素

（1）妊娠期高血压疾病、慢性肾炎、糖尿病等可使子宫胎盘血管硬化、狭窄、梗死，使绒毛间隙血液灌注不足。

（2）合并先天性心脏病或伴心功能不全、肺部感染、慢性肺功能不全、哮喘反复发作及中度贫血等，可导致母体血液含氧量不足，影响对胎儿的供氧。

（3）羊水过多和多胎妊娠等导致子宫过度膨胀，引起子宫胎盘血运受阻。

（4）各种原因引起的休克可导致母体严重血液循环障碍致胎盘灌注急剧减少。

（5）胎膜早破、产程过长、过期妊娠等也可导致胎儿窘迫发生。

（二）胎儿因素

胎儿患有严重的心血管疾病、呼吸系统疾病、胎儿畸形、母儿血型不合引起的溶血性贫血、胎儿宫内感染、颅内出血及颅脑损伤等，均可导致胎儿窘迫。

（三）脐带和胎盘因素

1. 脐带异常

如脐带绕颈、脐带真结、脐带扭转、脐带脱垂、脐带血肿、脐带过长或过短、脐带附着于胎膜等。

2. 胎盘异常

前置胎盘、胎盘粘连或植入、胎盘早剥、胎盘形态异常（如膜样胎盘、轮状胎盘、帆状胎盘、球拍状胎盘、小胎盘等）。

（四）药物因素

（1）缩宫素使用不当，造成宫缩过强及不协调，引发胎儿窘迫。

（2）麻醉药及镇静剂过量，抑制胎儿呼吸，导致胎儿窘迫。

三、症状

胎儿窘迫主要临床表现为胎心率或胎心监护异常、胎动减少或消失。但急性胎儿窘迫和慢性胎儿窘迫的表现存在一定的差异。

（一）急性胎儿窘迫

1.产时心率异常

产时胎心率变化是急性胎儿窘迫的重要征象。缺氧早期，胎儿处于代偿期，胎心率在无宫缩时增快，>160 次/min；缺氧严重时，胎儿失代偿，胎心率<110 次/min。

2.羊水胎粪污染

依据胎粪污染的程度不同，羊水污染分Ⅲ度，Ⅰ度浅绿色；Ⅱ度黄绿色、浑浊；Ⅲ度稠厚、呈棕黄色。

3.胎动异常

缺氧初期为胎动频繁，继而减弱及次数减少，进而消失。

（二）慢性胎儿窘迫

1.胎动减少或消失

胎动减少为胎儿缺氧的重要表现。若胎动计数≥10 次/2h 为正常；<10 次/2h 或减少 50% 者提示胎儿缺氧可能。

2.胎儿生长受限

持续慢性胎儿缺氧，使胎儿宫内生长受限，各器官体积减小，胎儿体重低。常表现为孕妇体重、宫高、腹围持续不长或增长很慢。

四、并发症

胎儿对宫内缺氧有一定的代偿能力。轻、中度一过性缺氧时，可以通过减少自身及胎盘耗氧量、增加血红蛋白释氧量而缓解，不产生严重后果，但是如果长时间重度缺氧则可引起严重的并发症。

（一）血气变化

因胎盘功能不良引起的胎儿缺氧，常较早地出现呼吸性及代谢性酸中毒。

（二）心血管系统异常

胎盘功能不良引起胎儿缺氧时，胎儿体内的血液重新分布，可使心、脑、肾上腺血管扩张，血流量增加，其他器官血管收缩，血流量减少。缺氧早期血压轻度增高或维持正常水平，晚期则血压下降。

（三）泌尿系统异常

缺氧使胎儿的肾血管收缩，血流量减少，肾小球滤过率降低，胎儿尿形成减少，羊水量下降。

（四）消化系统异常

缺氧使胃肠道血管收缩，肠蠕动亢进，肛门括约肌松弛，胎粪排出，引起羊水污染。

（五）呼吸系统异常

缺氧初期深呼吸增加，可使粪染的羊水吸入呼吸道深处，引起吸入性肺炎等病变。

（六）中枢神经系统病变

由于长期严重缺氧、酸中毒使心肌收缩力下降，心排出量减少致血压下降，脑血流降低，血管壁损害，致脑水肿及出血；脑细胞缺氧、代谢障碍，引起细胞变性坏死，还可产生神经系统损伤后遗症。

五、检查

检查发现胎心率异常，或者日常发现胎动异常时，应及时就医诊治。医生一般会先给患者做体格检查、胎动计数和胎心监测，初步了解胎儿情况，之后会建议做 B 型超声、血气分析、胎盘功能检查、羊膜镜检查、胎儿心电图、胎儿生物物理评分等检查，以进一步详细判断胎儿窘迫情况。

（一）体格检查

主要检查子宫底高度与孕周是否相符，有无腹部压痛、阴道异常分泌物等异常表现。

（二）实验室检查

1. 血气分析

采集胎儿头皮血进行血气分析，若 pH 值 < 7.20（正常值为 7.25 ~ 7.35），PO_2 < 1.33kPa（10mmHg）（正常值为 15 ~ 30mmHg），PCO_2 > 7.99kPa（60mmHg）（正常值为 35 ~ 55mmHg），可诊断为胎儿酸中毒。

2. 胎盘功能检查

测定 24h 尿 E_3 并动态连续观察，若急骤减少 30% ~ 40%，或于妊娠末期连续多次测定 24h 尿 E_3 值在 10mg 以下；或测定血浆胎盘生乳素小于 4μg/mL，表示胎儿胎盘功能减退，胎儿可能存在慢性缺氧。

（三）影像学检查

B 型超声检查可观察胎动、脐带等情况，以及羊水量、胎盘有无老化等，有时还可通过多普勒超声对脐动脉血流进行检查，对辅助胎儿窘迫的诊断有一定价值。

（四）其他检查

1. 胎动计数

胎动计数是孕妇自我评价胎儿宫内状况的简便经济的有效方法。若胎动计数 <10 次/2h 或减少 50%，提示胎儿有缺氧的可能。

2. 胎心监测

连续描记孕妇胎心率 20~40min，正常胎心率基线为 120~160 次/min。若胎心监护为三类胎心监护，提示胎儿窘迫，应立即行剖宫产。

3. 羊膜镜检查

可直接观察羊水的外观、颜色，羊水污染时可见羊水混浊，呈黄色或浓绿色。

4. 胎儿心电图

本法通过监测胎儿的心电图，有助于诊断胎儿窘迫。

5. 胎儿生物物理评分

根据胎儿呼吸运动、胎动、肌张力及羊水量，并结合胎心监护的结果进行综合评分，每项 2 分，满分为 10 分。 ≤4 分提示胎儿缺氧，5~6 分为可疑胎儿缺氧。

六、诊断

根据患者的病史、胎动变化，结合相关检查进行分析，一般可以诊断。 医生在诊断过程中需排除是否存在胎儿心脏的完全性房室传导阻滞。

七、鉴别诊断

胎儿窘迫时的心率缓慢，有时需与先天性完全性房室传导阻滞鉴别。 完全性房室传导阻滞可使胎心率减慢至 90 次/分以下，但心律规则，心音强，吸氧无效；而胎儿窘迫则是胎心音减弱或消失，吸氧可有缓解。

八、治疗

本病可根据急性胎儿窘迫或慢性胎儿窘迫情况采取不同的治疗措

施。急性胎儿窘迫主要治疗原则是积极做好救治准备，采取果断措施，紧急处理；而慢性胎儿窘迫的治疗主要是根据病因，结合孕周、胎儿成熟度及胎儿窘迫的严重程度拟定处理方案。

（一）对症治疗

1. 慢性胎儿窘迫

（1）一般处理：卧床休息，取左侧卧位，定时低流量吸氧，并积极治疗妊娠并发症，同时加强胎儿监护，注意胎动变化。

（2）期待疗法：孕周小、新生儿存活可能性小，尽量采取保守治疗延长胎龄，同时促胎肺成熟，争取胎儿成熟后终止妊娠。但是治疗过程中胎儿可能随时胎死宫内；且胎盘功能低下可影响胎儿发育，预后不良。

（3）终止妊娠：妊娠近足月或胎儿已成熟，胎动减少，胎盘功能逐渐减退，电子胎心监护异常、缩宫素激惹试验（OCT）出现频繁晚期减速或重度变异减速、胎儿生物物理评分≤4分者，均应行剖宫产术终止妊娠。

2. 急性胎儿窘迫

（1）一般治疗：医生会立即采取相应措施纠正胎儿缺氧，包括改变孕妇体位、吸氧、停止缩宫素使用、抑制宫缩、纠正孕妇低血压等措施，并迅速查找病因，排除脐带脱垂、重度胎盘早剥、子宫破裂等，如果这些措施均不奏效，常需紧急终止妊娠。

（2）病因治疗：若为不协调性子宫收缩过强，或因缩宫素使用不当引起宫缩过频过强，应给予药物如硫酸镁抑制宫缩。若为羊水过少，有脐带受压征象，可经腹羊膜腔输液。

（3）终止妊娠：若通过治疗后窘迫状况无改善，应尽快终止妊娠，常根据产程进展，决定分娩方式。宫口未开全或预计短期内无法阴道分娩，应立即行剖宫产；宫口开全，骨盆各径线正常者，胎头双顶径已达坐骨棘平面以下，一旦诊断为胎儿窘迫，应尽快行阴道助产术结束分娩。

（4）新生儿窒息抢救：稠厚胎粪污染者需在胎头娩出后立即清理上呼吸道，如胎儿活力差则要立即气管插管，洗净气道后再行正压通气。胎儿娩出后，留取胎儿脐动静脉血样进行血气分析，以评估胎儿氧合及酸碱平衡状况。

九、一般预后

胎儿窘迫的预后与病因、胎儿窘迫持续时间、胎儿缺氧严重程度、治疗时机等因素有关。若进行及时、合理的治疗，通常可获得较好的治疗效果，预后一般较好；但若病情较重，缺氧情况严重，或者治疗不及时，则可能导致机体重要脏器发生损害，预后可能不佳。

十、危害性

（1）胎儿窘迫严重时可能会导致胎儿脑缺氧，引发胎儿脑水肿、脑出血等，严重时可危及胎儿生命。

（2）胎儿窘迫的发生可能会让产妇出现过度担心、忧虑、自责等负面情绪，导致孕妇无法安心休养，进而使病情加重。

第四节 死 胎

死胎又称胎死宫内，是指妊娠 20 周后胎儿在子宫内死亡者。胎儿在分娩过程中死亡，称死产，亦是死胎的一种。如果不能明确妊娠周数，则将出生体重为 350g 或以上的死亡胎儿定义为死胎。死胎可由胎儿因素、脐带和胎盘因素、母体因素等多种原因造成。一经确诊应及时处理，原则是保障孕妇安全，选择适当方法终止妊娠，原则上尽量经阴道分娩，剖宫产仅在特殊情况下使用。多胎妊娠、多次妊娠、高龄夫妇等是死胎的危险因素。

一、病因

引起死胎的原因可归于胎儿因素（如染色体异常、先天畸形、胎儿水肿等）、脐带（脐带发育异常，脐带血栓）和胎盘因素（胎盘功能异常、胎盘早剥）、母体因素（如子宫畸形，母亲合并严重身体病变等）。

1. 胎儿因素

（1）染色体异常：20 周以后发生的死胎中胎儿染色体病的发生率为 6%。

（2）先天畸形：先天性心脏病、神经管缺陷、脐膨出、腹裂、脑积水等均可导致胎儿死亡。其中最常见的是严重的心血管系统功能障碍或畸形，导致胎儿缺氧、死亡。

（3）胎儿水肿：胎儿水肿可分为免疫性和非免疫性。免疫性水肿多继发于溶血性疾病。非免疫性水肿除了与染色体异常有关外，还与宫内感染、先天器官发育不良、代谢性疾病及孕妇全身性疾病有关。

（4）胎儿感染：常见的可引起胎儿死亡的病原体感染包括弓形虫、巨细胞病毒、风疹病毒、单纯疱疹病毒、B 族链球菌、细小病毒 B_{19}、梅毒等。

（5）胎儿产时窒息：分娩时窒息可使胎儿死亡。

（6）双胎输血综合征：双胎之间有血管吻合，导致一胎受血，一胎输血。

2. 脐带和胎盘因素

（1）脐带因素：脐带是母体与胎儿进行气体交换、营养物交换的重要通道。脐带发育异常如单脐动脉等可导致胎儿死亡。若脐带受压包括脐带绕颈、缠身、扭转、打结、脱垂、水肿淤血、血栓等引起脐带血供受阻，可使胎儿缺氧死亡。常于分娩后方能明确诊断。如果脐血管栓塞、破裂或与脐带平行（即无盘绕脐血管）、附着异常（如脐血管前置）等，容易发生胎儿死亡。

（2）胎盘因素：胎盘功能异常和胎盘结构异常可导致胎儿宫内缺氧、死亡。胎盘功能异常一般发生于某些高危妊娠，如子痫前期、母亲贫血等。过期妊娠时，胎盘老化，功能减退，对胎儿氧及营养供应缺乏，并且过度成熟胎儿对缺氧的耐受能力差，因此易发生胎儿宫内窘迫及宫内死亡。前置胎盘往往会出现孕妇失血过多、早产、宫内生长受限等异常，从而增加胎儿死亡风险。轮状胎盘、膜状胎盘可使母体胎儿营养交换面积减少。胎盘早剥时形成胎盘血肿，当剥离面积达 1/2 时可致胎儿死亡。胎盘感染时由于炎性渗出增多、水肿，减少了母体胎儿间的营养交换，可造成宫内死亡。其他引起胎儿死亡的胎盘异常包括：胎盘梗死、胎儿 - 母体（经胎盘）输血等。

3. 母体因素

死胎中 1/3 是由于母体因素造成的。

（1）孕妇患有肺炎或哮喘等呼吸系统疾病，或患有妊娠期肝内胆汁淤积症、病毒性肝炎、急性脂肪肝、急性胰腺炎等消化系统疾病，或患有肾小球肾炎、急性尿路感染、肾病综合征等泌尿系统疾病时，均会增加胎儿死亡风险。患有癫痫的孕妇，或者急性阑尾炎孕妇穿孔后伴有腹膜炎时，死胎发生率明显增加。另外妊娠合并甲状腺功能异常、系统性红斑狼疮、抗磷脂综合征等疾病亦会威胁胎儿生存。

（2）各种原因导致的母亲贫血，心脏功能障碍、高血压等都会影响到胎儿供氧，不利于胎儿存活。特别是妊娠期高血压疾病的孕妇，因绒毛浅着床及血管痉挛而致胎盘灌注量下降、胎盘发生不同程度的梗死、胎盘血管破裂而致胎盘早剥等，常导致胎儿生长受限、胎儿窘迫甚至死胎。

（3）妊娠合并糖尿病时，孕妇高血糖持续经胎盘到达胎儿体内，刺

激胎儿胰岛 β 细胞增生、肥大，胰岛素分泌增高，促进胎儿肝脏的糖原合成、脂肪合成和蛋白质合成，胎儿生长加速，肌体耗氧加大，导致胎儿宫内慢性缺氧、死亡。

（4）多胎妊娠围产儿死亡率较单胎妊娠高出 4～6 倍。

（5）子宫畸形、孕妇腹部外伤及烧伤、孕妇有特殊致畸因子（如大剂量化学毒剂、辐射）接触史者，等均会增加胎儿死亡风险。

二、症状

胎儿死亡后孕妇最常见的主诉有胎动消失；体重不增或减轻；乳房胀痛感和胃肠不适感减轻；乳房退缩；部分患者有少量阴道流血等。典型症状如下。

（1）大多数发生死胎的孕妇并没有明显不适感。

（2）部分孕妇主诉其乳房胀痛感和胃肠不适感减轻，腹部不再增大。

（3）部分孕妇可能发生少量阴道流血。

（4）孕妇一般均无腹痛。

（5）胎动消失。

三、并发症

胎儿死亡 3 周以上仍未排出，退行性变的胎盘组织释放促凝物质进入母体血内，激活母体凝血系统而引起弥散性血管内凝血（DIC），致血中的纤维蛋白原和血小板降低，最终导致难以控制的大量出血。

四、检查

当孕妇感觉到胎动消失，需及时就诊。医生会对孕妇进行仔细的体格检查，判断胎儿在宫内的情况。同时血 HCG 检查和超声检查可评估胎儿的状况。

（一）体格检查

检查发现子宫不随孕周增加而增大、胎心未闻及、胎动未扪及，同时腹部触诊未扪及有弹性的、坚固的胎体部分。

（二）实验室检查

1.血人绒毛膜促性腺激素（HCG）及黄体酮（孕酮）的测定

停经后血 HCG 测定，有助于死胎的诊断。月经规律患者停经 ≥ 5 周，血 HCG <100U/L 或停经≥6 周，血 HCG <2 000U/L，提示绒毛膜促性腺激素分泌不足，动态观察其值不再上升，则可判定绒毛上皮衰退，胚胎发育异常。

2.其他

医生会根据实际情况选择进行尿雌三醇等检查，评估胎儿情况。

（三）影像学检查

1.超声检查

B超发现妊娠囊内胎芽或胎儿形态不整，孕囊无增大，无胎心搏动或妊娠囊枯萎。阴道超声下孕囊平均径线≥16mm仍未见胚胎是无活力妊娠的重要预示。如果胎儿死亡时间较短者，仅见胎动和胎心搏动消失，体内各器官血流，脐带血流停止，身体张力及骨骼、皮下组织回声正常，羊水回声区无异常改变。若孕妇胎儿死亡过久，可显示颅骨重叠、颅板塌陷、颅内结构不清，胎儿轮廓不清、胎盘肿胀。

2.X线检查

可以发现胎儿脊柱成角弯曲。

五、诊断

（一）诊断原则

医生根据孕妇的临床表现（胎动消失、孕妇体重不增或减轻、孕妇乳房退缩），结合辅助检查（如血人绒毛膜促性腺激素及黄体酮（孕酮）的测定、超声等）进行诊断。在诊断的过程中，还需除外胎萎不长。

（二）诊断依据

（1）胎动停止，胎心消失，子宫大小与停经月份不符。

（2）B型超声检查无胎心、胎动；若胎儿死亡过久，可见颅骨重叠。

（3）羊水甲胎蛋白显著增高。

（4）X线检查胎儿脊柱成角弯曲。

（5）尿雌三醇含量＜3mg/24h或突然下降50%，亦提示胎儿可能死亡。

六、鉴别诊断

需与胎萎不长相鉴别：两者均发生在妊娠中晚期，腹形增大与宫底高度较孕月小，有相似之处。但胎萎不长者，胎儿仍存活，有胎心胎动；而胎死腹中者，胎儿已死在宫内，无胎心胎动。B超可鉴别。

七、治疗原则

凡确诊死胎尚未排出者，无论胎儿死亡时间长短均应积极处理。

（一）药物治疗

（1）药物流产：如果有羊水，则行依沙吖啶引产。 对于妊娠 28 周前无子宫手术史者，阴道放置米索前列醇是一种比较安全、有效的引产方式。

（2）既往阴道分娩史，宫颈成熟者，可行催产素滴注引产，引产过程中需密切监测宫缩情况。

（二）手术治疗

（1）胎儿较大，考虑药流失败可能，可行羊膜腔注入依沙吖啶配合清宫术进行引产。

（2）对子痫、子宫破裂和胎盘早剥等危重病例短时间不能经阴道分娩者则需剖宫取胎。

（3）胎儿死亡 4 周尚未排出者，应行凝血功能检查。 若纤维蛋白原 $<1.5g/L$，血小板 $<100 \times 10^9/L$ 时，可用肝素治疗，使纤维蛋白原和血小板恢复到有效止血水平，然后再引产，并备新鲜血，注意预防产后出血和感染。

八、预后

经治疗排出宫腔内死亡的胎儿及妊娠产物，孕妇一般预后良好。由于死胎释放的促凝物质可能使孕妇发生 DIC，故应按时随访。

九、危害性

对于已经死亡的胎儿若不及时引产，会对母体产生不利影响，导致感染，凝血机制障碍等。

十、复发性

再次怀孕后，若出现胎盘异常、胎儿畸形，或孕妇有严重基础疾病，还是有可能再次出现死胎的情况。

第五节　多胎妊娠

一次妊娠子宫腔内同时有两个或两个以上胎儿，称为多胎妊娠。多胎妊娠的发生率与种族、年龄及遗传等因素有关。 由于辅助生育技术的帮助，多胎发生率增加，2007 年某医院的统计数字表明，通过辅助生育技术双胎妊娠的发生率为 21%，三胎妊娠率为 1%。

一、分类特点

（一）双卵双胎

由两个卵子分别受精形成两个受精卵，约占双胎妊娠的 70%。 由于孕妇两个胎儿各有其自己的遗传基因，因此胎儿性别、血型可以相同或不同，而容貌与同胞兄弟姐妹相似。

（二）单卵双胎

由一个孕妇受精卵分裂而成的两个胎儿，约占双胎妊娠的30%。单卵双胎的发生不受年龄、遗传、种族、胎次的影响，由于其基因相同，其胎儿性别、血型、容貌等相同。单卵双胎由于受精卵分裂的时间不同有如下四种形式。

1. 双绒毛膜及双羊膜囊

若分裂发生在受精后72h内（桑葚期），此时内细胞团形成而囊胚层绒毛膜未形成，有两层绒毛膜及两层羊膜，胎盘为两个或一个。约占单卵双胎的30%。

2. 单绒毛膜双羊膜囊

单绒毛膜双羊膜囊并发症增加，多在受精后72小时至8天内（囊胚期）发生分裂为双胎，内细胞团及绒毛膜已分化形成，而羊膜囊尚未出现时形成单绒毛膜双羊膜囊，在单卵双胎中约占68%。它们共同拥有一个胎盘及绒毛膜，其中隔有两层羊膜。

3. 单绒毛膜单羊膜囊

分裂发生在受精后8~13天，羊膜腔形成后，两个胎儿共用一个胎盘，且共存于同一个羊膜腔内，占单卵双胎的1%~2%，并发症增加明显，如双胎输血综合征，围生儿死亡率甚高。

4. 联体双胎

分裂发生在受精后的13天以后，可导致不同程度、不同形式的联体双胎。联体双胎发生率为单卵双胎的1/1 500。

（三）三胎

由于辅助生育技术的开展，三胎或三胎以上常有发生，母儿并发症增加，危险性增加，故建议早期行减胎术。

二、诊断

（一）临床表现

双胎妊娠孕妇多有家族史、孕前应用促排卵药物或体外受精多个胚胎移植史。孕妇早孕反应往往较重，持续时间较长；孕妇子宫体积明显大于单胎妊娠；孕妇妊娠晚期，因过度增大的子宫，使横膈升高，呼吸困难，胃部饱满，行走不便，下肢静脉曲张和浮肿等压迫症状，严重者导致心力衰竭。

（二）产科检查

孕妇如有以下情况应考虑双胎：①子宫大于孕周；②产检在妊娠中期及晚期腹部触及多个肢体及两个或多个胎头；③产检子宫较大，胎头较小，不成比例；④在不同部位听到两个不同频率的胎心，或计数1min同时听胎心率，两音相差10次或以上。

（三）辅助检查

1. B超检查

B超诊断符合率达100%。 膜性的诊断主要依靠妊娠14周前的超声检查。 妊娠早期进行绒毛膜性诊断对以后围产保健非常重要，如果为单绒毛膜单羊膜囊，则应提前终止妊娠，不必等待预产期。

2. 多普勒胎心仪

在妊娠12周后可听到两个频率不同的胎心音。

三、并发症

（一）孕妇并发症

1. 妊娠期高血压疾病

双胎妊娠并发妊娠期高血压疾病高达40%，是单胎妊娠的4倍。由于多胎妊娠孕妇血容量增多，子宫增大，膈肌抬高，心脏功能受到影响，更容易出现胎盘早剥及孕妇心力衰竭等并发症。

2. 贫血

妊娠期贫血对孕妇及胎儿均可造成不良影响，如贫血性心脏病、妊娠期高血压疾病、胎儿生长迟缓、胎儿宫内窘迫、产后出血及产褥感染等并发症。 双胎妊娠孕妇营养需要量增加，若摄入不足，加上其体内血浆容量较单胎妊娠时明显增加而引起血液相对稀释而导致贫血。 双胎妊娠并发贫血是单胎妊娠的2.4倍。

3. 羊水过多

双胎孕妇中羊水过多的发生率约为12%，其中单卵双胎比双卵双胎高4倍。 出现羊水过多应注意鉴别诊断胎儿神经系统及胎儿消化道等畸形。

4. 分娩期并发症

单纯双胎妊娠不是剖宫产分娩的指征，可以根据个体情况在医生指导下选择分娩方式。 但双胎妊娠易发生如下并发症：①双胎妊娠由于孕妇子宫过于膨大，子宫肌纤维过度延伸，孕妇产程中易致子宫收缩乏力而导致产程延长，易发生孕妇产后出血；②当合并羊水过多时，由于子宫腔内压力增高，容易发生胎膜早破及胎膜破裂后脐带脱垂；③双胎妊娠时，每个胎儿常较单胎胎儿小，易发生胎位异常，第一个胎儿娩出后，第二个胎儿容易转成横位，而导致难产；④分娩时，当第一个胎儿娩出后，宫腔容积突然缩小，胎盘附着面骤然缩小，故可能发生胎盘早剥，严重威胁第二个胎儿的生命和产妇的安全；⑤当第一个胎儿为臀位，第二个胎儿为头位分娩时，第一个胎头尚未娩出，第二个胎头已降至骨盆腔内时，易发生两个胎头的颈部交锁而造成难产。

（二）围产儿并发症

孕妇双胎妊娠围产儿死亡率较高，与胎儿早产、胎儿生长受限、胎儿畸形以及脐带异常有关。而发生单绒毛膜双胎妊娠具有发生其特殊并发症的风险，如双胎输血综合征、双胎生长不一致、双胎的丢失、双胎逆转动脉灌流等。

四、产前诊断

双胎妊娠胎儿先天性畸形的发生率是单胎妊娠的 2 倍。但产前血清学筛查目前尚不能推广应用于双胎妊娠。胎儿颈后透明层厚度（NT）的早期 B 超测量，对于有发生胎儿染色体异常高风险的孕妇有重要价值，可以在 NT 增厚的胎儿羊膜腔穿刺抽吸羊水进行染色体分析，从而有效提高双胎妊娠染色体异常的诊断率。

五、产科处理

（一）妊娠期

（1）定期产前检查，孕妇双胎妊娠系高危妊娠，母儿结局与孕期保健关系密切，医师应嘱咐孕妇做好保健和管理，加强营养，注意补充足够的蛋白质、铁剂、维生素、叶酸、钙剂等。孕妇应尽量避免过度劳累。孕妇妊娠 30 周后应多卧床休息，积极预防妊娠并发症，避免早产的发生。超声监测胎儿宫内生长发育情况。

（2）如果孕妇胎儿之一在妊娠早期死亡，死胎可全部吸收，孕妇妊娠 3 个月死亡的胎儿，压迫成纸样儿，不需要处理；孕妇妊娠晚期死亡，一般不造成母体损害，但如有少量凝血活酶向母体释放，会引起孕妇血管内凝血，DIC 发生，应监测母体凝血功能。

（3）双胎输血综合征依据超声诊断，根据情况孕妇可以采取选择性减胎术、胎儿镜下胎盘血管交通支凝固术、脐带血管凝固或结扎、羊水减量术、羊膜隔造口术等。其中胎儿镜下激光阻断胎盘血管交通支是公认有效的治疗方法。

（二）分娩期处理

孕妇双胎妊娠分娩，需做好输血、输液及抢救孕妇的应急设备，并熟练掌握新生儿抢救和复苏的技术。

1. 终止妊娠的指征

包括：①孕妇合并急性羊水过多，引起压迫症状，如呼吸困难，严重不适等；②孕妇母体合并严重并发症，如子痫前期或子痫，不允许继续妊娠时；③B超风险胎儿畸形；④孕妇已达预产期尚未临产，胎盘功能逐渐减退或羊水减少者。

2. 分娩方式选择

分娩方式应综合考虑，原则上阴道试产，适当放宽剖宫产指征。

（1）阴道试产：选择双胎均为头先露或第一胎儿为头位，第二胎儿为臀位。

（2）剖宫产分娩指征：①异常胎先露，如孕妇第一胎儿为肩先露、臀先露；②孕妇宫缩乏力导致产程延长，经处理效果不佳；③孕妇胎儿窘迫短时间不能经阴道分娩者；④孕妇严重并发症需要立即终止妊娠者，如子痫前期、胎盘早剥或脐带脱垂者；⑤胎儿连体畸形无法经阴道分娩者。

3. 产程中处理

产程中注意观察孕妇宫缩及产程进展和胎心变化，若出现宫缩乏力，可以给予孕妇低浓度的缩宫素缓慢点滴。当第一个胎儿娩出后，在胎盘侧脐带端立即夹紧，以防第二个胎儿失血。同时助手在腹部将第二个胎儿固定成纵产式并听胎心。若无阴道出血，胎心正常，等待自然分娩，一般在20min左右第二个胎儿可以娩出。若等待10min仍无宫缩，可以给予人工破膜或给予低浓度缩宫素点滴促进子宫收缩。若发现脐带脱垂或可疑胎盘早剥或胎心异常，立即用产钳或臀牵引，尽快娩出胎儿，必要时改剖宫产指征妊娠。

4. 防治产后出血

产程中开放静脉通道，做好输液及输血准备；第二个胎儿娩出后立即给予缩宫素促进子宫收缩；产后严密观察子宫收缩及阴道出血量，尤其注意产后2~4小时内的迟缓性出血，必要时给予抗生素预防感染。

第六节　出生缺陷

一、定义

出生缺陷指胚胎或者胎儿在发育过程中所发生的结构或者功能代谢的异常。　出生缺陷也叫先天异常、先天畸形。

它包含两个方面：一是指婴儿出生前，在妈妈肚子里发育紊乱引起的形态、结构、功能、代谢、精神、行为等方面的异常。　形态结构异常表现为先天畸形，如无脑儿、脊柱裂、兔唇、脑积水、水脑、单心房单心室、腹壁裂、四肢异常等；生理功能和代谢缺陷常常导致先天性智力低下，以及聋哑、致盲等异常。　二是指婴儿出生后表现为肉眼可看见，或者辅助技术诊断的器质性、功能性的异常，如先天性心脏病、白血病、青光眼等。　但不包括出生时损伤造成的异常。

二、预防

孕妇可以通过产前诊断中心的羊水穿刺进行胎儿染色体检测，运用三级系统 B 超等进一步明确诊断，减少出生缺陷。

第八章　胎儿附属物异常

第一节　前置胎盘

胎盘的正常附着位置在子宫体的后壁、前壁或侧壁。　前置胎盘是指妊娠 28 周以后，胎盘位置低于胎先露部，附着在子宫下段、下缘达到或覆盖宫颈内口。　前置胎盘的发病原因尚不清楚，但可能与胎盘异常、子宫内膜病变或损伤、受精卵滋养层发育迟缓、辅助生殖技术等有关。　其典型临床表现为妊娠晚期或临产后发生无诱因、无痛性反复阴道流血。　经确诊为前置胎盘的孕妇减少活动，以休息为主，可减轻刺激和出血。

一、临床分类

（一）按胎盘下缘与宫颈内口的关系分类

1. 完全性前置胎盘（中央性前置胎盘）

胎盘组织完全覆盖宫颈内口。

2. 部分性前置胎盘

胎盘组织覆盖部分宫颈内口。

3. 边缘性前置胎盘

胎盘附着于子宫下段，下缘达到宫颈内口，但未超越宫颈内口。

4. 低置胎盘

胎盘附着于子宫下段，边缘距宫颈内口小于2cm。

由于子宫下段的形成、宫颈管消失、宫口扩张等因素，胎盘边缘与宫颈内口的关系常随孕周的不同而改变。临床上常以处理前最后一次检查结果来确定其分类。

（二）特殊类型

既往有剖宫产史或子宫肌瘤剔除术史，此次妊娠为前置胎盘，胎盘附着于原手术瘢痕部位者，发生胎盘粘连、植入和致命性大出血的风险高，称之为凶险性前置胎盘。

二、发病率

（1）前置胎盘为妊娠晚期阴道流血最常见的原因，也是妊娠期严重并发症之一，其国外发病率为0.3%～0.5%，国内报道为0.24%～1.57%。

（2）多胎妊娠前置胎盘的发生率高于单胎妊娠。

好发人群：多见于经产妇，尤其是多产妇。

三、病因

胎盘前置病因目前尚不清楚，但可能与胎盘异常、子宫内膜病变或损伤、受精卵滋养层发育迟缓、辅助生殖技术等有关。

（一）基本病因

1. 胎盘异常

胎盘的形态或大小异常都有可能导致前置胎盘的发生，如胎盘位置正常而副胎盘位于子宫下段接近宫颈内口、胎盘面积过大和膜状胎盘大而薄延伸至子宫下段。

2.子宫内膜病变或损伤

孕妇有剖宫产、子宫手术史、多次流产刮宫史、产褥感染、盆腔炎等引起孕妇的子宫内膜炎或萎缩性病变。受精卵植入受损的子宫内膜，子宫蜕膜血管形成不良，造成胎盘血供不足，为了摄取足够营养，胎盘延伸到子宫下段以增大面积，形成了前置胎盘。另外，孕妇前次剖宫产手术的瘢痕可妨碍胎盘的伸展和上移，增加了前置胎盘发生的风险。

3.受精卵滋养层发育迟缓

滋养层尚未发育到可以着床的阶段时，受精卵已达子宫腔，继续下移，着床于子宫下段进而发育成前置胎盘。

4.辅助生殖技术

借助辅助生殖技术的受孕者，由于受精卵的体外培养和人工植入，造成子宫内膜与胚胎发育不同步，并且人工植入胚胎时可诱发宫缩，胚胎着床于子宫下段，易导致前置胎盘。

（二）危险因素

以下因素均可增加发生前置胎盘的风险。

（1）多次流产史和孕产史。

（2）宫腔操作史或手术史。

（3）产褥感染史。

（4）子宫形态或功能异常。

（5）孕妇年龄超过 35 岁。

（6）孕妇不良生活习惯（如长期吸烟或吸毒）。

（7）双胎妊娠或多胎妊娠。

（8）辅助生殖技术受孕者。

（9）妊娠 28 周前超声检查提示胎盘前置状态。

四、症状

主要症状为妊娠晚期或临产后发生无诱因、无痛性反复阴道流血。初次出血量较少，血液凝固出血可停止；但不排除有初次即发生致命性大出血而导致休克的可能性。一般随着子宫发育，出血越来越频繁，出血量越来越多。

（一）典型症状

1.阴道出血

阴道出血发生时间、出血量多少以及反复发生次数与孕妇前置胎盘的类型有关。

（1）完全性前置胎盘：孕妇初次出血时间较早，多发生在孕妇妊娠28周左右，出血频繁且出血量也较多。

（2）边缘性前置胎盘：初次出血时间较晚，往往发生在孕妇妊娠37至40周或临产后，出血量较少。

（3）部分性前置胎盘：初次出血时间及总出血量则介于以上两者之间。

（4）如果孕期均未出血，要高度考虑孕妇有合并胎盘植入。

2.贫血与失血性休克

出血量多或反复出血可致贫血，贫血程度与阴道出血量成正比，孕妇可表现出乏力、头晕等。 有时，一次大量出血即可使孕妇陷入休克状态，孕妇呈现面色苍白、脉搏细弱、四肢湿冷、血压下降等。

五、并发症

（一）对母体的影响

1.产时、产后出血

附着在子宫前壁的前置胎盘行剖宫产时，如子宫切口无法避开胎盘，则出血明显增多。 胎儿娩出后，子宫下段肌组织薄弱，收缩力差，附着于此处的胎盘不易完全剥离，一旦剥离，因开放的血窦不易关闭，常发生产后出血，量多且不易控制。

2.产褥期感染

由于反复阴道出血，免疫力下降，细菌经阴道上行侵入靠近宫颈外口的胎盘剥离面，容易发生产褥期感染。

3.植入性胎盘子宫

部分胎盘侵入子宫肌层，使胎盘剥离不全而易发生产后出血。

4.羊水栓塞

羊水可通过前置胎盘附着处病理性开放的子宫静脉窦进入母体血循环，导致栓塞。

（二）对胎儿及围生儿的影响

1.胎位异常

由于胎盘覆盖宫口，导致胎头不能入盆和胎位异常，约1/3患者出现胎位异常，其中以臀位和横位多见。

2. 低出生体重

由于可能会在胎儿足月前终止妊娠，分娩孕周明显提前，所以胎儿出生时体重可能低于正常。

3. 其他

出血量多可致胎儿窘迫，甚至缺氧死亡。有时为了挽救孕妇或胎儿生命需提前终止妊娠，早产率增加，导致新生儿死亡率也增加。

六、检查

医生一般会先给孕妇做体格检查，了解孕妇的一般情况，而后会让孕妇做血常规、超声检查、磁共振检查等，以判断孕妇贫血情况和前置胎盘的类型。其中磁共振检查可以检查发现胎盘植入。

（一）体格检查

（1）医生通过触摸、按压腹部可见子宫软，无压痛，轮廓清楚，大小与孕周相符。

（2）反复出血或一次出血量过多者，在监听胎心音时，可闻及胎心有异常甚至消失。

（3）当前置胎盘附着于子宫前壁时，可在耻骨联合上方闻及胎盘血流杂音。

（二）实验室检查

可取孕妇静脉血或手指末梢血进行血常规检查，以判断孕妇的贫血情况和是否存在感染。

（三）影像学检查

1. 超声检查

腹部超声可清楚显示子宫内情况，有助于确定前置胎盘类型。阴道超声检查能更准确地确定胎盘边缘和宫颈内口的关系，准确地判断胎盘位置，故怀疑胎盘位置异常的孕妇推荐进行阴道超声检查。

2. 磁共振检查

怀疑合并胎盘粘连、植入者，可选择磁共振检查，以了解胎盘植入子宫肌层的深度、局部血管分布情况，以及是否侵及膀胱等，对凶险性前置胎盘的诊断更有帮助。此方式还可以对凶险性前置胎盘进行分级，帮助医师充分做好术前准备。动态观察 MRI 图像可显示"沸水症"。

七、诊断原则

医生根据孕妇既往有多次分娩、刮宫史，子宫手术史，或有不良生活习惯、辅助生殖技术受孕、双胎等病史和相应临床表现，结合相关的检查结果进行分析，一般不难诊断。在诊断过程中应排除胎盘早剥、宫颈息肉、宫颈癌等疾病。

八、鉴别诊断

（一）胎盘早剥

严重胎盘早剥表现为突发的持续性腹痛、腰酸、腰背痛，无阴道流血或少量阴道流血，贫血程度与出血量不相符，子宫硬如板状，但轻型的胎盘早剥有时与前置胎盘临床表现相似，B 超检查可发现胎盘后血肿，对诊断胎盘早剥有确诊价值，但 B 超有较多漏诊率，要综合判断。

（二）宫颈息肉

宫颈息肉是慢性宫颈炎表现的一种，可表现为异常阴道流血。患者还可出现白带增多、月经失调等症状。检查宫颈时见宫颈口外有舌状突出物，色红，触之易出血，病理活检可确诊宫颈息肉。

（三）宫颈癌

宫颈癌是最常见的妇科恶性肿瘤，可表现为异常阴道流血。妊娠伴发本病的发病率低，检查宫颈时发现宫颈上菜花状赘生物，触之易出血，病理活检可确诊。

（四）胎盘边缘窦破裂

胎盘边缘血窦破裂是由于胎盘边缘及其附近的蜕膜、绒毛膜异常，胎盘边缘血窦薄弱易破裂引起的。多发生在孕 30 周以后，表现为反复发生的无痛性阴道流血，出血量较少，不随孕周的增加而增加。本病胎盘位置附着无异常，可通过 B 型超声进行鉴别。

（五）帆状胎盘前置血管破裂

帆状胎盘指脐带附着于胎膜，血管经胎膜做扇形分布进入胎盘。当其前置血管发生破裂出血时，会发生阴道大量流血，需急诊手术，否则容易发生新生儿窒息，甚至导致死胎、死产。彩色多普勒超声影像可观察到胎盘血流、血管走形及胎盘附着情况，可与前置胎盘鉴别。

九、治疗原则

前置胎盘的治疗原则是抑制宫缩、纠正贫血、预防感染和适时终止妊娠。具体治疗方案根据阴道流血量、孕周、产次、胎位、有无休克、是否临产、胎儿是否存活及前置胎盘类型等综合做出决定。

1. 一般治疗

前置胎盘的治疗，要进行综合分析、判断，根据不同情况选择终止妊娠时期及终止妊娠方式。 对于妊娠小于 36 周、胎儿存活、一般情况良好、阴道流血量少、无须紧急分娩的孕妇可行期待治疗，目的是在保证母儿安全的前提下，延长妊娠时间，提高胎儿存活率。 建议在有母儿抢救能力的医疗机构进行治疗。 一旦有阴道流血，需要住院治疗，以便于对母儿状况进行监测。 在此期间，医生可能会建议孕妇行以下治疗措施。

（1）保持绝对卧床休息，左侧卧位，出血停止后再适当活动。 禁止性生活、阴道检查、肛门检查、灌肠及任何其他刺激，保持良好情绪。

（2）每日间断吸氧，以提高胎儿血氧供应。

（3）贫血者需补充铁剂或进行输血治疗，以纠正产妇贫血，改善胎儿宫内缺氧情况。

2.药物治疗

（1）镇静剂。

若孕妇情绪无法稳定，可在医生指导下服用镇静剂。 常用药物为地西泮。

（2）糖皮质激素。

考虑 7 天内终止妊娠的孕妇，可给予糖皮质激素静脉或肌肉注射，必要时也可羊膜腔内注射，以促进胎儿肺成熟。 常用药物为地塞米松，每次 5 ~ 6mg，一天 2 次，4 次为一疗程。

（3）抑制宫缩治疗。

因前置胎盘在保胎过程中易发生早产，故应密切注意宫缩情况，若宫缩出现，为了防止胎盘进一步剥离引起出血，并且保证胎儿能继续在宫内生长，或者为胎儿肺成熟争取时间，可酌情使用如下宫缩抑制剂。

①硫酸镁：有较好抑制子宫收缩的作用，但不可长期使用，硫酸镁在抑制子宫收缩的同时还能保护胎儿脑神经，一般 32 周前使用硫酸镁，对改善母儿结局有好处。

②钙通道阻滞剂：其抗早产的作用安全更有效。 用药期间应密切注意孕妇心率及血压变化。 特别需注意的是，已用硫酸镁者慎用，以防血压急剧下降。 用药方式一般是口服或舌下含服。 常用药物为硝苯地平。

③前列腺素合成酶抑制剂：此药适合在妊娠 32 周前短期选用。 用药过程中需密切监测羊水量及胎儿动脉导管血流。 可经阴道或直肠给药，也可口服。 常用药物为吲哚美辛。

④β - 肾上腺素能受体激动剂：此类药物抑制宫缩的效果好，但其

副作用较明显，主要有母胎心率增快、心肌耗氧量增加、血糖升高、水钠潴留、血钾降低等，严重时可出现肺水肿、心力衰竭，危及母亲生命。故合并心脏病、高血压、未控制的糖尿病，和并发重度子痫前期、明显产前出血等的孕妇慎用或禁用。用药期间需密切监测生命体征和血糖情况，长期用药者应监测血钾、血糖、肝功能和超声心动图。常用药物为利托君。

⑤缩宫素受体拮抗剂：其抗早产的效果与利托君相似。但其副作用轻微，无明确禁忌证。常用药物为阿托西班，但其费用昂贵。

（4）抗生素治疗。

可在治疗过程中或终止妊娠的时候预防性的使用抗生素预防感染。

3. 手术治疗

（1）紧急剖宫产。

当阴道大出血危及孕妇生命安全；出现胎儿窘迫等产科指征；临产后诊断出前置胎盘，出血量多，估计短时间内不能分娩者，均须进行紧急剖宫产术，终止妊娠。

（2）择期剖宫产。

以下几种情况可择期进行剖宫产手术，以保证母儿安全。

①无症状的前置胎盘合并胎盘植入可于妊娠 36 周后；

②无症状的完全性前置胎盘妊娠达 37 周；

③边缘性前置胎盘且妊娠满 38 周；

④部分孕周为 37 至 38 周的前置胎盘，根据胎盘遮挡宫颈内口情况选择手术时机。

如果所在医院新生儿科强大，有抢救早产儿的能力，孕周可以提前，以减少孕母的出血风险。

凶险性前置胎盘可能导致产前产后出血，甚至难治性产后出血，可能使孕妇无法保留子宫，甚至威胁孕妇生命。在孕妇分级中属于红色。要充分做好术前准备，备血，术前会诊，多学科合作，手术应当由技术娴熟的医师实施，做好手术分级管理，减少孕产妇死亡。

4. 阴道分娩

用于边缘性前置胎盘、低置胎盘，出血不多、头先露、无头盆不称及胎位异常，且宫颈口已开大、估计短时间内分娩者。阴道分娩过程中，一旦产程停滞或阴道流血增多，应立即剖宫产结束分娩。并做好产后出血抢救措施。

5.保守治疗

妊娠小于 36 周、胎儿存活、一般情况良好、阴道流血量少、无须紧急分娩的孕妇通过药物、输血治疗等，可稳定出血情况，延长孕周，为胎儿成熟争取时间。 若阴道出血量大甚至休克，胎儿窘迫等，需紧急手术，终止妊娠。

十、一般预后

前置胎盘的预后与前置胎盘的类型、治疗干预是否及时等多种因素有关。 前置胎盘中的完全性、部分性、边缘性前置胎盘一般预后较好，但是凶险性前置胎盘可能导致产前产后出血，甚至难治性产后出血，可能使孕妇无法保留子宫，甚至威胁孕妇生命，在孕妇分级中属于红色。

十一、危害性

(1)在孕妇生产后，尤其是凶险性前置胎盘，易发生大出血，情况凶险，不易控制，可能威胁孕妇生命。

(2)细菌经孕妇阴道上行侵入靠近宫颈外口的胎盘剥离面，同时多数孕妇因反复失血而致贫血，免疫力下降，容易发生产褥期感染，严重者可导致宫内感染，进而引发全身脓毒血症，危及孕妇生命。

(3)多次、反复出血，导致孕妇贫血，可导致胎儿生长受限。

(4)若出血量多，可致胎儿窘迫，甚至缺氧死亡。

(5)由于担心自身和胎儿的结局，孕妇可能会出现忧郁、焦虑的心理，导致难以入眠、坐卧不安，可能加重病情。

十二、复发性

子宫内膜病变或损伤的女性，在下次妊娠时可能会再次发生前置胎盘。

第二节　胎盘早剥

胎盘早剥是指妊娠 20 周后或分娩期，正常位置的胎盘在胎儿娩出前，部分或全部从子宫壁剥离，发病率为 1%。 其确切的发病机制不明，可能与血管病变、机械因素、宫腔内压力骤减等因素有关。 常表现为阴道出血、腹痛，多伴有持续性宫缩、子宫压痛。 胎盘早剥是孕妇妊娠晚期严重并发症，疾病发展迅猛，若处理不及时可危及母儿生命。

一、临床分类

（一）按照出血特点分型

1. 显性出血型

约占80%。孕妇胎盘剥离面位置大多偏离胎盘中央，故胎盘后出血易冲开胎盘边缘及胎膜，经子宫颈外流而表现为阴道流血。因有外出血，故早期容易发生，应及时处理。

2. 隐性出血型

约占20%。孕妇胎盘剥离大多起自胎盘中央，出血积聚于胎盘后或宫腔，无阴道流血。孕妇胎盘剥离面积往往较大，甚至完全剥离而伴有休克、DIC、死胎等严重的并发症。

3. 混合性出血型

既有显性又有隐性出血。一般先有内出血，后因胎盘后积血过多，血液冲开胎盘边缘及胎膜，经子宫颈口外流而有外出血。

（二）按病情轻重分型

1. 轻型

以显性出血为主，孕妇胎盘早期剥离面积通常不超过1/3，多见于分娩期。孕妇主要症状为阴道流血，出血量一般较多，血色暗红，无腹痛或有轻微腹痛。医师腹部检查时，子宫大小与孕周相符，子宫软、无压痛或有轻微局部压痛（胎盘剥离处），胎位清楚，胎心率正常或表现轻度窘迫。若发生在分娩期，宫缩有间歇，产程进展较快。医师产后检查胎盘，可见胎盘母体面组织色泽不一，暗褐处有凝血块及压迹。

2. 重型

以隐性出血为主，亦有混合性出血，胎盘早期剥离面积超过1/3，多见于孕妇合并重度妊娠期高血压疾病及已有全身血管病变的慢性高血压孕妇。主要症状为孕妇突发持续性腹痛、腰酸、腹背痛，孕妇腹痛程度与胎盘剥离面积、胎盘后积血量成正比。严重时，孕妇由于疼痛及出血，出现恶心、呕吐、面色苍白、冷汗、四肢冰凉、脉搏细弱、心率加速、血压下降等休克现象，无阴道流血或流血不多。贫血程度与阴道流血量不成比例。医师腹部检查时，子宫大于孕周，处于紧张状态，硬如板状，压痛明显（胎盘附着于子宫前壁）或不明显（胎盘附着于子宫后壁）。孕妇如有宫缩，间歇期子宫不能松弛。胎位摸不清，胎心音听不清。随后病情进展，子宫底升高、压痛加剧。病情之凶险，在于常导致凝血功能障碍，导致产后出血，甚至难治性产后出血。

二、死亡率

胎盘早剥孕产妇死亡率约为1%；而围产儿死亡率约为11.9%。

三、好发人群

好发于妊娠期高血压疾病孕产妇、40岁以上的孕产妇、吸烟吸毒孕产妇、有外伤史孕产妇、孕晚期同房史孕产妇。

四、病因

确切发病机制不清，可能与血管病变、机械性因素、宫腔内压力骤减等有关。

1. 血管病变

（1）患有妊娠期高血压疾病尤其是重度子痫前期、慢性高血压，慢性肾脏疾病或全身血管病变的孕妇，子宫小动脉痉挛或硬化，引起毛细血管变性坏死甚至破裂出血，血液在子宫与胎盘之间形成血肿，致使胎盘与子宫壁分离。

（2）妊娠中、晚期或临产后，妊娠子宫压迫下腔静脉，使子宫静脉淤血，静脉压突然升高，胎盘与子宫间血管淤血或破裂，形成胎盘后血肿，导致胎盘与子宫壁部分或全部剥离。

2. 机械性因素

腹部外伤或直接被撞击、性交、外倒转术（矫正胎儿位置的一种治疗手法）均可诱发胎盘早剥。一般发生于外伤后24h之内。

3. 宫腔内压力骤减

未足月胎膜早破；双胎妊娠分娩时，第一胎娩出过快；羊水过多时，人工破膜后羊水流出过快，宫腔内压力骤减，子宫骤然收缩，致胎盘与子宫壁发生错位而剥离。

五、危险因素

以下因素可能增加胎盘早剥发生的风险。

（1）孕妇年龄较大，尤其是40岁以上。

（2）怀孕期间有过子宫内感染，如绒毛膜羊膜炎。

（3）怀孕期间有吸烟、酗酒、吸食可卡因等不良生活习惯。

（4）接受辅助生殖技术助孕。

（5）经产妇或有胎盘早剥史的孕妇。

六、症状

本病主要临床表现是阴道流血、腹痛，临床常发现宫缩无间隙期、可伴有子宫张力增高和子宫压痛，尤以胎盘剥离处最明显。严重者可有休克表现。

1. 阴道流血

阴道流血特征为陈旧不凝血，但出血量往往不一定与疼痛程度、胎盘剥离程度符合。

2. 腹痛

常表现为突然发作的持续性腹痛，其疼痛程度与胎盘后积血多少有关，积血越多，疼痛越剧烈。

3. 其他

（1）持续性子宫收缩。

（2）伴有腰酸及腰背痛。

（3）按压子宫时，有明显疼痛。

（4）子宫呈紧张的状态，通过触摸无法确定胎位。

（5）胎儿心率改变或者消失。

（6）严重时会有恶心、呕吐、出汗、面色苍白、脉搏细弱、血压下降等休克征象。

七、并发症

（一）母体的并发症

1. 弥散性血管内凝血（DIC）

胎盘早剥是妊娠期发生凝血功能障碍最常见的原因，约 1/3 伴有死胎发生。临床表现为皮肤、黏膜及注射部位出血，阴道流血不凝或凝血块较软，甚至发生血尿、咯血和呕血。一旦发生 DIC，病死率较高，应积极预防。

2. 失血性休克

出血量多时可致休克；另外，发生子宫胎盘卒中时，可使子宫肌层收缩乏力，而致严重产后出血，此时若并发 DIC，产后出血难以纠正，也可引起失血性休克，从而导致多脏器功能衰竭。

3. 急性肾衰竭

胎盘早剥大量出血使肾脏严重缺陷，导致肾组织坏死。且胎盘早剥多伴发妊娠期高血压疾病、慢性高血压、慢性肾脏疾病等，此类疾病也可使肾脏缺血，进而出现急性肾衰竭。

4.羊水栓塞

胎盘早剥时羊水可经剥离面开放的子宫血管进入孕妇的血液循环，触发羊水栓塞。

（二）胎儿及新生儿的并发症

1.胎儿宫内生长受限

胎盘早剥时，胎儿不能通过胎盘获得足够的营养物质，从而使生长受到限制。

2.胎儿宫内死亡

若胎盘早剥面积大，出血多，胎儿可因缺血/缺氧而死亡。

3.其他

如新生儿窒息、低出生体重和（或）早产相关的围产儿并发症和死亡。

八、检查

医生会先给患者做体格检查，初步了解患者的一般情况，之后会选择性地让患者做血常规、尿常规、肝功能、肾功能、DIC 筛选试验、纤溶确诊试验、全血块试验、B 超检查、电子胎心监护等，以便了解胎盘早剥程度、宫内胎儿情况以及孕妇贫血程度和凝血功能情况。

（一）体格检查

医生会先检查孕妇的一般情况，如体温、呼吸、血压等，而后会触压孕妇腹部，可见孕妇腹部硬如板状，压痛明显，子宫紧张不放松。后期随着胎盘后血肿增大，宫底升高，无法准确确定胎位，胎心音无法听清或消失。

（二）实验室检查

可检查血常规、肝功能、肾功能等，必要时可行 DIC 筛选试验（包括血小板计数、血浆凝血酶原时间、血浆纤维蛋白原定量）、纤溶确诊试验（包括凝血酶时间、副凝试验、优球蛋白溶解时间）、全血块试验（即取 2mL 静脉血放入干燥试管中，7min 后若无血管形成或形成易碎的软凝血块，提示凝血功能障碍）等检查，以便了解贫血程度及凝血功能情况。

（三）影像学检查

超声检查可协助了解胎盘的部位及胎盘早剥的类型，并可明确胎儿大小及存活情况，但超声检查阴性结果不能完全排除胎盘早剥（有较高漏诊率），尤其是胎盘附着在子宫后壁时。B超检查发现胎盘增厚时，要高度警惕胎盘早剥。

（四）其他检查

电子胎心监护可协助判断胎儿的宫内状况，其结果常为胎心基线变异消失、变异减速、晚期减速、正弦波形及胎心率缓慢等。

九、诊断

医生依据孕妇的病史、症状、体征，结合实验室检查及超声检查结果，不难做出临床诊断。0级和Ⅰ级临床表现不典型，通过超声检查辅助诊断，并需要与前置胎盘相鉴别。Ⅱ级及Ⅲ级胎盘早剥症状与体征比较典型，诊断较容易，主要与孕妇先兆子宫破裂相鉴别。

临床上医生通常会根据胎盘早剥的 Page 分级标准来评估病情的严重程度，具体内容如下。

1.0级

分娩后回顾性产后诊断。

2.Ⅰ级

外出血，子宫软，无胎儿窘迫。

3.Ⅱ级

胎儿宫内窘迫或胎死宫内。

4.Ⅲ级

产妇出现休克症状，伴或不伴弥散性血管内凝血。

十、鉴别诊断

（一）前置胎盘

0级和Ⅰ级的胎盘早剥需要与前置胎盘鉴别。前置胎盘常表现为20周后出现无痛性阴道出血。但10%~20%可能会出现宫缩伴出血，所以临床上不易鉴别，前置胎盘阴道流血量与贫血程度成正比，通过B型超声检查可以鉴别。

（二）先兆子宫破裂

Ⅱ级及Ⅲ级的胎盘早剥应与孕妇先兆子宫破裂相鉴别。孕妇先兆子宫破裂可有子宫瘢痕史，常发生在产程中，多有宫缩，由于头盆不称、梗阻性难产等使产程延长或停滞，子宫先兆破裂时，孕妇宫缩强烈，下腹疼痛拒按，胎心异常。可有少量阴道流血，腹部可见子宫病理缩复环，伴血尿。

十一、治疗原则

胎盘早剥的治疗原则为早期识别、积极处理休克、及时终止妊娠、控制 DIC、减少并发症。医生会根据孕妇胎盘剥离的严重程度及胎儿情况，选择不同的治疗方案。如果胎儿一般状态良好，孕妇状况也比较好，医生会尽可能进行保守治疗以延长孕周。一旦确诊Ⅱ、Ⅲ级胎盘早剥，应及时终止妊娠。

（一）急性期治疗

1. 纠正休克

（1）医生会监测产妇的生命体征，并快速建立静脉通路，积极输血、迅速补充血容量及凝血因子，维持全身血液循环系统稳定。

（2）保持气道通畅，必要时给氧。

（3）有 DIC 表现者医生会尽早纠正其凝血功能障碍。

2. 监测胎儿宫内情况

医生会连续监测胎心以判断胎儿宫内情况。对于有外伤史的产妇，怀疑有胎盘早剥时，会连续进行胎心监护，以便早期发现胎盘早剥。

3. 药物治疗

胎儿娩出后应立即给予子宫收缩药物，促进胎盘剥离。常用药物有缩宫素。

（二）手术治疗

1. 终止妊娠

根据胎盘早剥的严重程度、是否临产、胎儿宫内状况决定分娩的方式。

（1）剖宫产适用于以下情况。

①Ⅱ级胎盘早剥，不能在短时间内结束分娩者；

②Ⅰ级胎盘早剥，出现胎儿窘迫征象者；

③Ⅲ级胎盘早剥，产妇病情恶化，胎儿已死，不能立即分娩者；

④破膜后产程无进展者；

⑤产妇病情急剧加重危及生命时，不论胎儿是否存活，均应立即行剖宫产。

剖宫产取出胎儿与胎盘后，应立即注射宫缩剂，并按摩子宫促进子宫收缩。发现有子宫胎盘卒中时，在按摩子宫的同时，可以用热盐水湿纱垫热敷子宫，多数子宫收缩状态好转。

（2）阴道分娩。

此生产方式适用于产妇一般情况好，宫颈口已开大，估计短时间内可结束分娩，尤其对于胎儿死于宫内者，可行人工破膜、缩宫素静脉滴注让其从阴道分娩。但必须严密观察母胎的情况。

2.其他

当出现产后出血，无法通过药物或输注血液止血时，可采用子宫压迫止血、动脉结扎、动脉栓塞、子宫切除等手段控制出血。

（三）其他治疗

（1）发生肾衰竭的患者，若出现尿毒症时，应及时行血液透析治疗。

（2）发生凝血功能障碍时，需及时输红细胞血液、血浆和血小板；或输入冷沉淀，补充纤维蛋白原。

十二、预后

胎盘早剥的预后主要取决于胎盘剥离的严重程度，剥离面积越大，预后越差。其次是导致胎盘早剥的各种因素是否可以及时控制。若是导致胎盘早剥的因素可以及时纠正，并且控制住出血，防止进一步的胎盘剥离，预后可较好。

十三、危害性

（1）胎盘早剥发生后，孕妇因为担心自己或胎儿的健康，可能会有过度焦虑、急躁、愧疚、担忧等负面情绪，心理压力过大。

（2）当胎盘早剥严重时，可能导致胎儿死亡。此时，孕妇可能会极度伤心，甚至对生活失去信心，严重者可导致抑郁症，对日常生活及夫妻间的关系有极大影响。

（3）胎盘早剥的发生可导致失血性休克、DIC、羊水栓塞等严重并发症，有些孕妇可能因无法止血需切除子宫，更有甚者可能失去生命。

胎盘剥离不严重且胎儿无异常的患者可通过对症治疗和休息等控制症状，继续妊娠；胎盘剥离严重者或危及胎儿、产妇生命时，应立即终止妊娠，防止严重并发症。

第三节　胎盘植入

胎盘植入指胎盘绒毛穿入部分宫壁肌层。孕妇发生胎盘植入是产科严重的并发症之一，可导致产妇大出血、休克、子宫穿孔、继发感染，甚至死亡。多产、人工流产、引产、剖宫产、产褥感染、子宫切开史、盆腔放疗史、前置胎盘、高龄被认为是导致胎盘植入的高危因素。对有高危因素的产妇，产前彩超筛查胎盘植入是必要的，有时可以做B超。胎盘植入是妊娠的严重并发症之一，诊断有一定难度。胎盘植入患者子宫切除已成为围生期子宫切除的第一原因。

一、病因

胎盘植入常见于孕妇子宫内膜创伤性、炎性损伤或瘢痕形成之后，所以好发于孕妇有人流手术史、清宫史、剖宫产、徒手胎盘剥离史、既往胎盘植入或前置胎盘病史、子宫内膜炎、黏膜下子宫肌瘤、局部黏膜萎缩者，经产妇、妊娠年龄≥35岁的初产妇、放疗后等也易发生胎盘植入。

二、临床表现

胎盘植入在产前缺乏典型的临床表现、体征及实验室指标。核磁共振和B超在产前可以提供一些诊断依据。胎儿娩出后的临床表现为胎盘娩出不完整、母体面粗糙，或胎儿娩出后超过30min，胎盘不能自行从子宫壁分离娩出，需用手剥离，部分徒手剥离困难或发现胎盘与子宫肌层粘连紧密无间隙。胎盘持续不下者，伴有或不伴有阴道出血。

三、检查

（一）B超检查

胎盘与子宫附着面无清晰的界线；接触面可见胎盘内部的腔隙；有异常的血流进入子宫肌层。

（二）磁共振成像（MRI）

可以对胎盘植入有更加全面的了解，对于了解胎盘植入程度，是否侵犯临近脏器有一定的价值。

（三）内镜检查

较深的胎盘植入可以穿通子宫到浆膜外向前累及膀胱，向后可累及乙状结肠，对可疑病例可行腹腔镜、膀胱镜和乙状结肠检查。

四、分类

根据胎盘绒毛侵入子宫肌层深度分为以下三种。

（一）粘连性胎盘

孕妇胎盘可以剥离。

（二）植入性胎盘

绒毛侵入部分子宫肌层，植入部分不能自行剥离，剥离会发生严重出血。 病理上，在显微镜下可看到绒毛侵入子宫肌层。

（三）穿透性胎盘

绒毛侵入子宫肌层并穿透子宫肌壁直达浆膜，常可造成子宫破裂。还可以根据植入面积分为：完全性和部分性胎盘植入。

五、治疗

孕妇合并胎盘植入病情比较凶险，因出血量大，或因保守治疗过程中子宫腔内严重感染，或因其他原因严重威胁母体生命者需行子宫切除术。 但如果孕妇有强烈保守治疗意愿，对于那些出血不多、保守治疗时无感染迹象、生命体征平稳、植入面积小、有保留子宫愿望的产妇，保守性治疗也是一种方法。 原位保留胎盘的保守治疗也有成功病例，但随访时间长，感染、出血等风险增加，费用增加。

六、预防

预防胎盘植入的发生是降低孕产妇和围生儿死亡率的重要措施。应对孕产妇进行健康教育，做好计划生育宣传，指导避孕，严格控制剖宫产率，切实加强对高危妊娠的管理，加强围生期保健，提高胎盘植入的预防、诊断和治疗水平，降低发生率。

第四节　胎膜早破

胎膜早破（PROM）是指临产前胎膜发生自然破裂。 妊娠达到及超过 37 周发生者称足月胎膜早破；未达到 37 周发生者称未足月胎膜早破（PPROM）。 胎膜早破的发生主要与生殖道感染、羊膜腔压力增高、胎膜受力不均、营养缺乏等因素有关。 未足月胎膜早破是早产的主要原因之一。 胎膜早破孕周越小，围产儿预后越差。 因此，一旦确诊胎膜早破，应积极进行治疗，以防对产妇和新生儿造成不良影响。

一、临床分类

根据胎膜早破发生的孕周时间，可分为足月胎膜早破和未足月胎膜早破。 已孕 37 周为分隔线。

二、发病率

足月胎膜早破发生率为 8%，单胎妊娠未足月胎膜早破发生率为 2% ~4%，双胎妊娠未足月胎膜早破发生率为 7% ~20%。

三、病因总述

导致胎膜早破的因素有很多，往往是多因素相互作用的结果。常见相关因素包括生殖道感染、羊膜腔压力增高、胎膜受力不均、创伤和营养素缺乏等。

（一）基本病因

1. 生殖道感染

感染是引起胎膜早破的主要原因。常见病原体如厌氧菌、衣原体、B族链球菌和淋病奈瑟菌等上行侵袭宫颈内口局部胎膜，使胎膜局部张力下降而导致胎膜早破。

2. 羊膜腔压力升高

覆盖宫颈局部的胎膜在妊娠晚期存在形态、生化及组织学改变，是其薄弱区，当宫腔压力过高，如双胎妊娠、羊水过多等，容易引起薄弱区的胎膜破裂。

3. 胎膜受力不均

（1）胎位异常、头盆不称等可使胎儿先露部不能与骨盆入口衔接，盆腔空虚致使前羊膜囊所受压力不均，引起胎膜早破。故胎膜早破使孕妇发生难产概率增加。

（2）先天性宫颈局部组织结构薄弱或因手术、创伤等使宫颈内口括约功能破坏，宫颈内口松弛，前羊膜囊楔入，受压不均，加之此处胎膜最接近阴道，缺乏宫颈黏液保护，易受病原微生物感染，导致胎膜早破。

4. 创伤

羊膜腔穿刺不当、人工剥膜、性生活刺激、撞击腹部等均有可能引起胎膜早破。

5. 营养素缺乏

孕妇铜、锌及维生素C等缺乏，影响胎膜的胶原纤维、弹力纤维合成，使胎膜抗张能力下降，易引起胎膜早破。

（二）危险因素

若孕妇出现以下情况可增加胎膜早破风险：

（1）长期吸烟；

（2）营养不良或 BMI $< 19.8 kg/m^2$；

（3）宫颈长度在孕中期 $< 2.5cm$；

(4)长期应用糖皮质激素、滥用药物;

(5)既往有胎膜早破早产史者;

(6)腹腔内压力突然增加,如剧烈咳嗽、排便困难;

(7)子宫曾经接受过手术,如子宫颈环扎术、子宫颈锥切术等;

(8)子宫畸形、胎盘早剥、子宫颈机能不全;

(9)胎位异常,如臀位、横位。

四、症状

胎膜早破的主要表现是孕妇出现阵发性或持续续性阴道流液,可时多时少,一般无腹痛、子宫收缩等其他产兆。但有时可出现多种并发症,对产妇和婴儿造成不良影响。

五、并发症

(一)对母体的影响

1.感染

破膜后,宫内羊水减少,阴道内病原微生物上行性感染更容易、更迅速。宫内感染的风险随破膜时间延长和羊水量减少程度而增加。

2.胎盘早剥

发生率为4% ~7%,胎膜早破后宫腔压力改变,易发生胎盘早剥。

3.剖宫产率增加

羊水减少致使脐带受压、宫缩不协调、胎儿窘迫等需要终止妊娠时引产不易成功,导致剖宫产率增加。

(二)对围产儿的影响

1.早产儿

胎膜早破导致30% ~40%的早产。

2.感染

胎膜早破,继发感染,并发绒毛膜羊膜炎时,常引起胎儿及新生儿宫内感染,表现为肺炎、败血症、颅内感染等。

3.脐带脱垂和受压

孕妇羊水过多及胎先露未衔接者,胎膜破裂时孕妇发生脐带脱垂的风险增高;羊水流出过多,继发羊水减少,脐带受压,可致胎儿窘迫。

4.胎肺发育不良及胎儿受压

破膜时孕周越小,羊水过少程度重且时间长,胎肺发育不良风险越高。 继发羊水过少可出现胎儿受压表现，如铲形手、弓形腿等胎儿骨骼发育异常及胎体粘连等。

六、检查

妊娠期间孕妇突然出现不明原因阴道排液时，应及时就医诊治。医生一般会先给患者做体格检查，初步了解妊娠情况，而后会建议让患者做阴道液 pH 值测定、阴道液涂片检查、胎儿纤维连接蛋白测定、宫颈阴道液生化、B 型超声、胎心监测等检查，必要时还需行羊膜镜检查或羊水加热试验，以确定是否发生胎膜早破。

（一）体格检查

医生一般会先检查患者的一般情况，如呼吸、脉搏、血压等，而后会进行产科检查。 首先让孕妇平躺在检查床上，尽量暴露出会阴，在阴道放置窥阴器，可观察到液体从子宫颈口内流出或后穹隆有羊水液池形成；当进行肛门检查，推胎儿先露部时，阴道留液增加，有时液体混有胎脂肪和胎粪。 若伴有炎症时，阴道流出液可有臭味。

（二）实验室检查

1. 阴道液 pH 值测定

正常阴道液 pH 为 4.5 ~ 5.5，羊水 pH 值为 7.0 ~ 7.5，若阴道液 pH 值大于 6.5，提示胎膜早破可能性大。 该方法诊断正确率可达 90%，但是阴道液被血、尿、精液及细菌性阴道病所致的大量白带污染，可产生假阳性。

2. 阴道液涂片检查

取阴道后穹隆积液置于干净玻片上，待其干燥后镜检，显微镜下见到羊齿植物叶状结晶为羊水。

3. 胎儿纤维连接蛋白（FFN）

胎儿纤连蛋白检测结果阴性高度支持胎膜未破裂，但阳性结果仅表明绒毛膜和蜕膜之间的界面发生破坏，而胎膜可能仍然完整。

4. 宫颈阴道液生化检查

包括胰岛素样生长因子结合蛋白 – 1（IGFBP – 1）、可溶性细胞间黏附分子 – 1（sICAM – 1）、胎盘 α 微球蛋白 – 1（PAMG – 1），这些物质由蜕膜或胎盘细胞分泌，与其他体液相比，其在羊水中的浓度非常高。 这些指标特异性高且不受阴道感染、尿液、精液或者少量阴道流血的影响。

5. 血常规

可取孕妇静脉血或手指末梢血进行血常规检查，本检查可评估是否存在感染性病变。

（三）影像学检查

B 型超声检查可根据显露部位前羊膜囊是否存在来进行诊断，若消失，应高度怀疑有胎膜早破，此外，羊水逐日减少，破膜超过 24h 者，最大羊水池深度往往小于 3cm，可协助诊断胎膜早破。

（四）其他检查

1. 羊膜镜检查

可以直视胎儿先露部，看见头发或其他胎儿部分，却看不到前羊膜囊即可诊断胎膜早破。

2. 羊水加热实验

拭净宫颈，以小吸管放入宫颈外口以上 1cm，吸出液体，放玻片上铺开，用酒精灯在玻片背面加热 1min，若为羊水，因有电解质存在，呈白色改变；若为宫颈黏液，因所含蛋白炭化，呈棕色改变。

3. 胎心监测

由于羊水过少，失去羊水对脐带的保护作用，可出现胎心率突然减慢或变异减速等，提示脐带受压及宫内窘迫的改变。本检查对胎膜早破诊断有一定帮助。

七、诊断

医生会根据孕妇突然阴道流液的症状及孕妇相关危险因素，结合相关检查结果进行分析，一般不难诊断。在诊断过程中需排除是否为尿失禁、阴道流液等。

八、鉴别诊断

本病需与不能自控的阴道流液、尿失禁进行鉴别。发生羊水早破时，很多时候产妇常会以为自己是小便或阴道流液使内裤变湿，并不知道是羊水早破，然而，尽快确定羊水早破是非常重要的。通过阴道液 pH 值检查和阴道液涂片检查可进行鉴别。

九、治疗原则

足月胎膜早破应尽早终止妊娠；未足月胎膜早破部分患者可行期待疗法，一旦感染的风险超过早产并发症的风险，应立即终止妊娠。

（一）对症治疗

1. 足月胎膜早破

（1）因破膜时间越长，感染的风险越高，故足月胎膜早破患者需预防和使用抗生素，并尽早终止妊娠。

（2）无剖宫产指征者，应积极引产，尽量避免频繁阴道检查，以免增加细菌上行感染的风险。

2. 未足月胎膜早破

（1）期待疗法。

适用于胎肺未成熟，没有羊膜腔感染者。常用方法如下。

①一般处理：卧床，保持外阴清洁，密切观察孕妇体温、宫缩、母胎心率、阴道流液性状，定期复查血常规、C-反应蛋白、降钙素、胎心监护、剩余羊水量等，避免不必要的阴道检查。

②预防感染：PPROM 预防性应用抗生素，能有效延长潜伏期，减少绒毛膜羊膜炎的发生率，降低围生儿病率和死亡率。抗生素的选择和疗程应依据细菌培养药敏结果，遵循个体化原则。通常 B 族链球菌感染选择青霉素；支原体或衣原体感染，选择红霉素或罗红霉素；如感染的微生物不明确，可选用广谱抗生素。

③抑制宫缩：对于孕周小的 PPROM，若无延长妊娠的禁忌，可应用宫缩抑制剂，争取促胎肺成熟的时间。

④促胎肺成熟：小于 35 周推荐给予地塞米松或倍他米松等糖皮质激素促胎肺成熟治疗。

（2）终止妊娠。

PPROM 终止妊娠的时机和方式的选择，需综合孕周、早产儿存活率、是否存在羊水过少或绒毛膜羊膜炎、胎儿能否耐受宫缩等因素。不足 24 周的 PPROM 多主张引产，不宜继续妊娠；妊娠不少于 24 周且不超过 34 周的 PPROM，若无母胎禁忌证，可给予促胎肺成熟治疗，期待至 34 周以后；而妊娠 34 周以后属于近足月的 PPROM，无充分证据证明继续期待治疗能改善母儿结局，而潜伏期延长可增加母儿感染的风险，应考虑终止妊娠。有以下两种分娩方式。

①阴道分娩：大于 34 周，胎肺成熟，无剖宫产指征，宫颈成熟者，可引产。产程中进行持续胎心监护，预防产后出血及产褥感染，做好新生儿复苏准备，有异常情况时放宽剖宫产指征。

②剖宫产：胎肺已成熟，但胎位异常、胎头高浮，或有明显羊膜腔感染，伴有胎儿窘迫者，剖宫产终止妊娠，同时抗感染治疗。

（二）手术治疗

对于符合如羊水过少，绒毛膜羊膜炎有手术指征的患者，医生会根据情况给予剖宫产手术方法终止妊娠。

（三）预后

胎膜早破的预后，与多方面的因素有关。对于围产儿来说，预后情况需要根据新生儿的胎龄、体重，以及有无感染有关，但通常孕周越小，围产儿预后越差；对母体来说，是否发生严重的胎盘早剥造成大出血，胎膜破裂时间长短，胎膜是否有明显的感染，感染是否蔓延到子宫内膜、子宫肌壁等均可影响本病的预后，如果产妇没有出现以上情况，则预后通常较好，如果产妇出现相关情况，则其预后可能不佳，严重者还可能会导致子宫切除。

十、危害性

（1）胎膜早破会引发母儿严重的并发症，如胎盘早剥、宫内感染、早产儿等，严重时可危及母儿性命。

（2）胎膜早破可能导致下一次妊娠再次发生胎膜早破。

（3）由于突然的胎膜破裂，可能会引起孕妇的恐慌，使孕妇出现忧虑、抑郁等负面情绪，导致无法保持良好睡眠，进而加重病情。

十一、自愈性

部分胎膜破裂很小的患者，经过休息可以自愈。

十二、心理护理

突然发生的胎膜早破使孕妇家属惊慌失措，若看到医护人员的紧急处理，他们会更加焦虑，担心孕妇和胎儿的安危。此时孕妇及家属应向医生和护士询问胎膜早破疾病知识和护理注意事项，树立治疗的信心，积极配合医生治疗。

因胎膜早破可能导致早产或采取剖宫产术终止妊娠，新生儿的健康和生命可能受到威胁，孕妇会有紧张、恐惧手术等心理。此时孕妇家属应鼓励、支持孕妇，让孕妇感受到家庭的温暖，消除孕妇的负面情绪，孕妇也可多与医生沟通了解治疗的必要性，从而平复情绪，正确面对治疗。

十三、生活管理

孕妇应卧床休息，采取左侧卧位，抬高臀部，避免坐起或站立，预防脐带脱垂造成胎儿缺氧或宫内窘迫。

每次大小便后，家属应帮助产妇进行会阴部护理，更换消毒会阴垫，保持会阴的清洁和干燥，以预防感染。

十四、饮食

规律饮食，合理膳食，根据情况制定合适的饮食方案，保证机体能量和营养物质的充分摄入，对促进机体的恢复可起到十分积极的作用。

十五、预防措施

注意个人卫生，保持营养均衡，同时注意充分休息，避免过度劳累，并遵医嘱定期产检等，有助于预防胎膜早破的发生。

（1）妊娠期注意个人卫生，保持外阴部清洁卫生。

（2）孕期尽早治疗滴虫性阴道炎、细菌性阴道病、宫颈沙眼衣原体等下生殖道感染性疾病。

（3）保持孕期营养均衡，预防维生素、钙、锌和铜元素缺乏。

（4）先露部高浮，双胎，羊水过多等子宫过于膨大者，应多休息，避免如拎重物、下蹲及孕晚期性交等突然增加腹压的情况。

（5）宫颈内口松弛者，应卧床休息，并于妊娠 14 至 18 周左右到医院行宫颈环扎术。

（6）定期产前检查，胎位不正的孕妇要及时纠正胎位。

（7）注意周身安全，避免腹部受到外伤。

第五节　羊水过少

妊娠晚期羊水量少于 300mL，为羊水过少。 发生率为 0.4%～4%，羊水少于 50mL，围产儿病死率高达 88%。

一、病因

羊水产生减少或羊水外漏增加导致羊水过少。 部分原因不详。 常见原因有如下几个。

1. 胎儿结构异常

多见胎儿泌尿系统结构异常。

2. 胎盘功能减退

胎儿尿液减少导致羊水减少。

3. 羊膜病变

与宫内感染有关。

4. 母体因素

妊娠期高血压疾病等导致胎盘血流减少，或羊水减少。

二、临床表现及诊断

临床症状不典型，可以发现子宫增大比同期妊娠偏小，有子宫紧裹胎儿感。可通过以下做诊断。

1.辅助检查

B超检查是最重要的辅助检查。妊娠晚期羊水最大暗区2cm为羊水过少，1cm为严重羊水过少。羊水指数：5cm为羊水过少。

2.电子胎心监护

当羊水过少为胎盘功能减低导致时，无应激实验可为无反应型。宫缩时可以出现胎心变异减速和晚期减速。

三、对母儿影响

对母体影响：剖宫产率增加，引产率增加。

对胎儿影响：围产儿病死率明显增加，胎儿畸形增加，常常伴胎儿生长受限。

四、治疗

根据有无畸形和孕周大小选择治疗方案。

1.羊水过少合并正常胎儿

去除病因，结合B超，胎心监护动态监测胎儿情况，对未足月妊娠，尽量延长孕周；足月妊娠，应及时终止妊娠。

2.羊水过少合并畸形胎儿

确诊严重畸形，应及时与孕妇及家属沟通后，尽早终止妊娠。

第六节 羊水过多

羊水过多是指妊娠期间羊水量超过2 000mL（妊娠期间正常羊水量为300mL～2 000mL），发生率为0.5%～1%，可分为急性羊水过多和慢性羊水过多两种。急性羊水过多是指羊水在数日内迅速增加，可使子宫迅速增大，并产生呼吸困难等严重压迫症状，需及时进行治疗；慢性羊水过多是指羊水在数周内缓慢增多，多发生在妊娠晚期，通常症状轻微。

一、病因

有1/3原因不明，与胎儿结构异常、妊娠并发症和并发症有关。

（一）胎儿疾病

胎儿结构异常，以神经系统及消化道异常最常见。

（二）多胎妊娠

双胎妊娠羊水过多发生率为 10%，高于单胎 10 倍。

（三）胎盘脐带病变

可见于胎盘绒毛血管瘤、巨大胎盘、脐带帆状附着等。

（四）妊娠并发症

多见于妊娠期糖尿病、母儿血型不合等。

二、临床表现及诊断

（一）临床表现

1. 身体检查

测量宫高明显大于孕周，胎儿漂浮高。孕妇感觉腹部胀痛、胸闷、气急、呼吸困难、胎心异常等。

2. 辅助检查

B 超检查是最重要的检查方法。

（二）诊断

根据临床表现，结合 B 超测量羊水最大暗区垂直深度≥8cm 或羊水指数 25cm 可以确诊。通过超声和其他检查进一步明确病因。

三、对母儿危害

（一）对母体影响

子宫增大，导致母体脏器受到压迫，血压升高，严重时导致孕妇心力衰竭。容易发生胎膜早破、早产、产程延长、胎盘早剥。产后出血增加。

（二）对胎儿影响

可以导致胎位异常、胎儿窘迫、早产、脐带脱垂、胎儿病死率增加。

四、治疗

（1）取决于胎儿有无畸形、孕周及孕妇自觉症状程度。

（2）合并胎儿畸形者，引产。

（3）合并正常胎儿者：①尽量延长至 37 周；②病因治疗。

（4）分娩期要注意脐带脱垂、胎盘早剥，预防产后出血。

第九章　分娩生理

第一节　正常分娩

妊娠达到及超过 28 周，胎儿及附属物从母体娩出的过程称为分娩。妊娠达到 28 周至 36^{+6} 上周之间分娩为早产，妊娠 37 周至 41^{+6} 上周为足月产，妊娠达到及超过 42 周分娩为过期产。

一、决定分娩的因素

（一）产力

产力，即将胎儿及其附属物从子宫内逼出的力量，包括子宫收缩力（简称宫缩）、腹壁肌及膈肌收缩力（统称腹压）和肛提肌收缩力。

1. 子宫收缩力

子宫收缩力是孕妇临产后的主要产力，贯穿于分娩全过程。临产后的孕妇宫缩能使宫颈管短缩消失、宫口扩张、先露下降和胎盘娩出，其特点有：①节律性——宫缩的节律性是临产的重要标志。正常宫缩是宫体肌不随意、有规律的阵发性收缩并伴有疼痛。宫缩强度随产程进展逐渐增加，每次阵缩由弱渐强（进行期），维持一定时间（极期），随后由强渐弱（退行期），直至消失进入间歇期。间歇期子宫肌肉松弛。临产开始时，宫缩持续约 30 秒，间歇期 5~6 分钟。随产程进展宫缩持续时间渐长，间歇期渐短。阵缩如此反复出现，直至分娩全过程结束。②对称性——正常宫缩起自两侧宫角部（受起搏点控制）向宫底中线集中，左右对称，再以每秒约 2cra 的速度向子宫下段扩散，约在 15 秒内扩展至整个子宫。③极性——宫缩以宫底部最强、最持久，向下逐渐减弱；宫底部收缩力的强度几乎是子宫下段的 2 倍。④缩复作用——宫体部平滑肌为收缩段。每当收缩时，肌纤维缩短变宽，收缩后肌纤维不能恢复到原来的长度，经过反复收缩，肌纤维越来越短，称缩复作用，能使宫腔内容积渐缩小，迫使胎先露部下降及促使宫颈管逐渐短缩直至消失。

2. 腹壁肌及腹肌收缩力

当宫口开全后，胎先露部已降至阴道。每当宫缩时，前羊水囊或胎先露部压迫骨盆底组织及直肠，反射性地引起排便动作。腹壁肌及膈肌收缩使腹内压增高，促使胎儿娩出。过早加腹压易使产妇疲劳和造成宫颈水肿，致使产程延长。腹压在第三产程可促使已剥离的胎盘娩出。

3.肛提肌收缩力

协助胎先露部在盆腔进行内旋转。胎头枕部露于耻骨弓下时，能协助胎头仰伸及娩出。当胎盘降至阴道时，能协助胎盘娩出。

（二）产道

产道是胎儿娩出的通道，分为骨产道与软产道两部分。

1.骨产道

（1）骨盆入口平面：其前方为耻骨联合上缘，两侧为髂耻缘，后方为骶岬。

①入口前后径：也称真结合径。耻骨联合上缘中点至骶岬前缘正中间的距离，平均值约为 11cm，是胎先露部进入骨盆入口的重要径线，其长短与分娩的关系密切。②入口横径：左右髂耻缘间的最大距离，平均值约为 13cm。③入口斜径：左骶髂关节至右髂耻隆突间的距离为左斜径；右骶髂关节至左髂耻隆突间的距离为右斜径，平均值约为 12.75cm。

（2）骨盆最大平面：此平面为骨盆腔内最宽大部分，无产科临床重要性。

（3）中骨盆平面：即骨盆最小平面，中骨盆平面有两条径线。

①中骨盆前后径：平均值约为 11.5cm。②中骨盆横径：也称坐骨棘间径。两坐骨棘间的距离，平均值为 10cm，是胎先露部通过中骨盆的重要径线，其长短与分娩关系密切。

（4）骨盆出口平面：即骨盆腔的下口。

①出口前后径：耻骨联合下缘至骶尾关节间的距离，平均值为 11.5cm。②出口横径：也称坐骨结节间径。两坐骨结节间的距离，平均值为 9cm，是胎先露部通过骨盆出口的径线，其长短与分娩的关系密切。③出口前矢状径：平均值为 6cm。④出口后矢状径：骶尾关节至坐骨结节间径中点间的距离，平均值为 8.5cm。若出口横径稍短，而出口后矢状径较长，两径之和 >15cm 时，一般大小的胎头可通过后三角区经阴道娩出。

（5）骨盆轴与骨盆倾斜度。

①骨盆轴：连接骨盆各假想平面中点的曲线，代表骨盆轴。②骨盆倾斜度：一般为 60°。若角度过大，常影响胎头衔接。

2. 软产道

软产道是由子宫下段、宫颈、阴道及骨盆底软组织构成的管道。

（1）子宫下段的形成：子宫下段由非孕时长约 1cm 的子宫峡部形成。临产后的规律宫缩进一步使子宫下段拉长达 7～10cm。由于子宫肌纤维的缩复作用，子宫上段的肌壁越来越厚，子宫下段的肌壁被牵拉得越来越薄。由于子宫上下段的肌壁厚度不同，在两者间的子宫内面有一环状隆起，称为生理缩复环。

（2）宫颈的变化。

①宫颈管消失：临产前的宫颈管长约 2cm，临产后宫颈内口向上、向外扩张，宫颈管形成漏斗形，随后宫颈管逐渐变短直至消失，成为子宫下段的一部分。初产妇多是宫颈管先消失，宫颈外口后扩张；经产妇则多是宫颈管消失与宫颈外口扩张同时进行。②宫口扩张：临产前，初产妇的宫颈外口仅容一指尖，经产妇则能容纳一指。临产后，宫口扩张主要是子宫收缩及缩复向上牵拉的结果。随着产程进展，宫口开全（10cm）时，妊娠足月的胎头方能通过。

（3）骨盆底、阴道及会阴的变化。破膜后，胎先露部下降直接压迫骨盆底，阴道黏膜皱襞展平使腔道加宽。肛提肌使 5cm 厚的会阴体变成 2～4mm 薄的组织，临产后，会阴体虽能承受一定压力，但分娩时若会阴保护不当，也容易造成裂伤。

软产道异常：软产道包括子宫下段、宫颈、阴道及外阴。软产道本身的病变可引起难产，生殖道其他部分及其周围病变也可影响软产道，使分娩发生困难，但前者较常见。软产道异常所致的难产远比骨产道异常所致的难产少见，因而易被忽略，造成漏诊。故应于妊娠早期常规行阴道检查，以了解生殖道及盆腔有无异常。

3. 骨盆类型

骨盆类型有时可对分娩过程产生重大影响。根据骨盆 X 线摄影的骨盆入口形态，可将骨盆分为女性型、男性型、类人猿型和扁平型四种。

（1）女性型骨盆（gynecoid pelvis）：此类型属于正常骨盆形态，在我国占 52%～58.9%。女性型骨盆入口呈圆形或椭圆形，后半部边缘为圆形；前半部也是圆形，但较宽。入口的后矢状径较前矢状径略短。骨盆的侧壁直下，坐骨棘不突出，骶骨的弧度适当，坐骨切迹较宽，呈圆形，故中骨盆宽大。

（2）男性型骨盆（android pelvis）：此型骨盆少见，在我国占

1% ~3.7%。 男性型骨盆的后半部近于楔形，前半部也呈窄三角形，入口的前矢状径较后矢状径明显的长。 骨盆的两侧壁内聚，坐骨棘突出，故中骨盆狭窄。 整个骨盆呈漏斗状。 在分娩过程中，胎头常以枕横位或后不均倾式入盆，在中骨盆易造成持续性枕横位，加之出口狭窄，故难产的机会多。

（3）类人猿型骨盆（anthropoid pelvis）：在我国此类型骨盆占14.2% ~18.0%。 其特点是入口呈卵圆状，但前半部狭窄，入口的前后径比横径长。 骨盆的两侧壁内收，坐骨切迹较大，坐骨棘突出，骶骨平直并向后倾，出口的后半部较大。 故胎儿一般可经阴道分娩。

（4）扁平型骨盆（platypelloid of flatpelvis）：在我国此型骨盆占23.2% ~29.0%。 此型骨盆入口横径的位置与正常女性型骨盆相同，但入口前后径相对较短而横径相对较长。 故常发生胎头衔接困难，而多采用不均倾式入盆。 一旦胎头入盆，由于中骨盆和出口大，胎儿多可自阴道分娩。

（三）胎儿

胎儿的大小、胎位及有无畸形是影响分娩及决定分娩难易程度的重要因素。

胎头是胎体的最大部分，也是胎儿通过产道最困难的部分。

二、产程的处理与分娩

分娩的全过程共分为 3 期，也称为 3 个产程。 第一产程，即宫口扩张期。 第二产程，即胎儿娩出期。 第三产程，即胎盘娩出期，指胎儿娩出到胎盘排出的过程。

（一）第一产程

第一产程为正式临产到宫口开全。

1. 阶段划分

第一产程可分为两个阶段：潜伏期和活跃期。

（1）潜伏期：宫缩逐渐加强，宫颈管消失至宫口开大到 4 ~6cm。初产妇一般不超过 20h，经产妇不超过 14h。 初产妇 >20h，经产妇 >14h，则为潜伏期延长。

（2）活跃期：宫口开 4 ~6cm 至开全，先露部进入中骨盆。 宫颈口扩张速度 <0.5cm/h 称为活跃期延长。 当先露部进入骨盆后，产妇开始感到有向下屏气的迫切要求，然而当宫颈未开全时应避免向下屏气，以防宫颈撕裂和浪费体力。

2. 临床表现

（1）规律宫缩：产程开始时，子宫收缩力弱，持续时间较短（约30），间隔时间较长（5~6min）。随着产程的进展，子宫收缩强度不断增加，持续时间不断延长（40~50s），间隔时间逐渐缩短（2~3min），当宫口近开全时，宫缩持续时间可长达60s，间歇时间仅1~2min。

（2）宫口扩张：当宫缩渐频并增强时，经阴道检查发现宫颈管逐渐短缩至消失，宫口逐渐扩张。宫口扩张规律是潜伏期扩张速度较慢，进入活跃期后加快，当宫口开全时，宫颈边缘消失，子宫下段及阴道形成宽阔筒腔，有利于胎儿通过。若临床观察发现宫口不能如期扩张，可能存在宫缩乏力、胎位异常、头盆不称等原因。

（3）胎头下降程度：伴随着宫缩和宫颈扩张，胎先露逐渐下降。孕妇第一产程结束时，可降至坐骨棘平面下2~3cm，并完成衔接、下降、俯屈、内旋转的过程。孕妇胎头下降的程度是决定能否经阴道分娩的重要指标。

（4）胎膜破裂：简称破膜，胎儿先露部衔接后，将羊水阻断为前后两部分，在胎儿先露部前面的羊水称为前羊水，约100mL，形成前羊水囊，称为胎胞，宫缩时胎胞楔入宫颈管内，有助于扩张宫口，当羊膜腔的压力增高到一定程度时胎膜自然破裂。正常破膜多发生在宫口接近开全时。

3. 产程观察

为细致观察生产，做到检查结果记录及时，发现异常能尽早处理，多采用产程图，产程的横坐标为临产时间（h），纵坐标左侧为宫口扩张程度（cm），纵坐标右侧为先露下降程度（cm），画出宫口扩张曲线与胎头下降曲线，使产程进展一目了然。第一产程期间必须观察和重视的项目包括以下几方面。

（1）子宫收缩。产程中必须连续定时观察并记录宫缩规律性、持续时间、间歇时间和强度。检查宫缩最简单的方法是助产人员将手掌放于产妇腹壁上，宫缩时宫体部隆起变硬，间歇期松弛变软。用天儿监护仪描记宫缩曲线，可以看出宫缩强度、频率和每次宫缩持续时间。这是反映宫缩的客观指标。

（2）胎心。胎心监测是产程中极重要的监护指标。

①用听诊器听取：常用电子听诊器。听诊应在宫缩间歇时。潜伏期应每隔1~2h听胎心一次，活跃期宫缩较频繁时，应每15~30min听

胎心一次，每次听诊1分钟。此方法能方便获得每分钟的胎心率，但不能分辨胎心率变异、瞬间变化及其与宫缩、胎动的关系。

②使用胎儿监护仪：多用外监护描记胎心曲线。观察胎心率变异及其与胎动、宫缩的关系，观察时应每隔15min对胎心监护曲线进行评估，宫缩频繁时每隔5min评估一次。此法能较客观地判断胎儿在宫内的状态。

（3）宫口扩张及胎头下降。描记宫口扩张曲线及胎头下降曲线是产程图中重要的两项，可表明产程进展情况，并能指导产程处理。

宫口扩张曲线：将第一产程分为潜伏期及活跃期。潜伏期是指从临产出现规律宫缩至宫口扩张4～6cm。此期间扩张速度较慢，平均2～3h扩张1cm，需8h，最大时限16h。活跃期是指宫口扩张6～10cm，此期间扩张速度较快，需4h，最大时限为8h。

胎头下降曲线：以头颅最低点与坐骨棘平面关系表明胎头下降程度。坐骨棘平面是判断胎头高低的标志。胎头颅骨最低点平坐骨棘平面时，以"0"表达；在坐骨棘平面上1cm时，以"－1"表达；在坐骨棘平面下1cm时，以"＋1"表达，其余依次类推。潜伏期胎头下降不明显，平均每小时下降0.86cm，可作为估计分娩难易的有效指标。

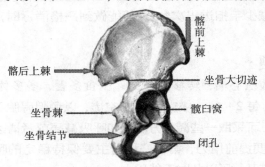

图1 坐骨棘平面

（4）胎膜破裂。胎膜多在宫口近开全时自然破裂前羊水流出。一旦发现胎膜破裂，应立即听胎心，观察羊水性质和流出量，有无宫缩，并同时记录破膜时间。

（5）精神安慰。产妇的精神状态影响宫缩及产程进展。初产妇产程较长，容易产生焦虑、紧张和急躁情绪，应安慰产妇并耐心讲解分娩时的生理过程，使产妇与助产人员密切合作，以便顺利分娩。若产妇于宫缩时叫喊不安，应在宫缩时指导产妇进行深呼吸，或用双手轻揉下腹部。若腰骶部胀痛，用双拳压迫腰骶部常能减轻不适感。

（6）血压。宫缩时血压常会升高0.66～1.33kPa（5～10mmHg），间

歇期复原。 产程中应每隔 4 ~ 6h 测量一次。 发现血压升高，应增加测量次数并给予相应处理。

（7）饮食与活动。 为保证精力和体力充沛，应鼓励产妇少量多次进食，多吃高热量易消化食物，注意摄入足够水分，必要时可静脉补液支持，以维持产妇体力。 宫缩不强且未破膜时，产妇可在病室内走动，有助于加速产程进展。

应鼓励产妇每 2 ~ 4h 排尿一次，以免膀胱充盈影响宫缩及胎头下降。 排尿困难者，必要时导尿。 初产妇宫口扩张 < 4cm、经产妇 < 2cm 时，可行温肥皂水灌肠，既能清除粪便避免分娩时造成污染，又能通过反射刺激宫缩加速产程进展。 但胎膜早破、阴道流血、胎头未衔接、胎位异常、有剖宫产史、宫缩强估计 1h 内分娩及患严重心脏病者等不宜灌肠。

（8）肛门检查：结果不准确，少用。

（9）阴道检查：能直接触清宫口扩张程度及胎先露部，若先露为头，还能了解矢状缝及囟门，确定胎方位，此法适用于肛查不清、宫口扩张及胎头下降程度不明、疑有脐带先露或脐带脱垂、轻度头盆不称经试产 4h 产程进展缓慢者。 阴道检查应严密消毒后进行，应注意尽量避免接触肛周和减少手指进出次数。 若能做到严格消毒时，阴道检查可取代肛门检查。

4. 注意事项

孕妇学会放松心情，转移注意力；少食多餐，多多休息以保存体力；按时排尿，每 2 ~ 4h 一次，使膀胱空虚，以免阻碍胎头下降；在宫缩疼痛难忍时，可采取一些减痛方法，如呼吸减痛或者请家人帮助按摩减痛。 孕妇不要提前用力，第一产程时主要保持稳定的呼吸，因为宫颈还没有完全打开，所以此时不能用力。

（二）第二产程

第二产程（胎儿娩出期）指从子宫口开全到胎儿娩出。 初产妇约需 1 ~ 2h，经产妇较快，但也有长达 1h 者。 第二产程不得超过 2h。

为达到经阴道自然分娩，胎头在下降过程中必须不断适应产道径线的变化。 临床表现：宫口开全后，胎膜多已破裂。 此时胎头应下降至盆底并压迫直肠，故使产妇有排便感和不自主地向下用力屏气的动作。此时，宫缩更加频繁，1 ~ 2min 一次，每次持续时间可达 1 分钟。 当胎头降至骨盆出口时，会阴逐渐膨隆变薄，肛门被压开并逐渐在阴道口可见胎头。 开始时，宫缩时胎头露出于阴道口外，间歇期又缩回，称为胎头拨露。 随着产程的继续进展，胎头露出的部分逐渐增多，在宫缩间歇时也不缩回，称着冠。 此时，胎头的双顶径已达阴道口，会阴极度扩张变薄，应注意保护会阴。 当胎儿枕骨到达耻骨弓下方后，宫缩时胎头仰伸，依次将额、鼻、口和颏部相继娩出。 胎头娩出后发生转回和外旋转，此时胎肩到达阴道口处，随之前肩、后肩及胎体也相继娩出，后羊水跟着涌出。 胎儿娩出后产妇顿觉轻快。

助产士清理新生儿的呼吸道，吸尽口、鼻、咽的黏液和羊水，刺激新生儿的脚心，就能听见宝宝响亮的第一声啼哭了，然后进行脐带处理，最后将新生儿放置于温暖的辐射台或母亲怀中。

产程的观察和处理如下。

1. 观察产程和胎心

第二产程时宫缩更加频繁和强烈，所以要特别注意观察胎心的变化，尤其要注意胎心与宫缩的关系。 如出现胎心变慢而且在宫缩后不恢复或恢复慢，应尽快结束分娩，进行阴道助产，或者剖宫产。

2. 指导产妇用力

宫口开全后，指导产妇正确地屏气用力，以增加腹压并使产程加快。

（三）接生

1. 产妇的体位

国内产妇分娩时采用的体位有两种，即仰卧位分娩和坐位分娩。现在根据孕妇情况多推荐自由体位分娩。

2. 接生和保护会阴

仰卧位分娩时，接生者站在产妇的一侧。 当胎头拨露时即开始保护会阴。 保护会阴的原则是，按照分娩机制协助胎儿在宫缩间隙期以最小经线娩出阴道，减少会阴裂伤。

（四）第三产程

第三产程是指从胎儿娩出至胎盘娩出为止的一段时间。

胎儿娩出后过不了几分钟子宫又开始收缩，将胎盘从子宫壁上剥离下来，并且排出体外。 第三产程一般需要十几分钟。

1. 胎盘剥离征象

（1）宫体变硬呈球形，宫底升高达脐上。

（2）阴道口外露的脐带段自行延长。

（3）阴道少量流血。

（4）用手掌尺侧在产妇耻骨联合上方轻压子宫下段，宫体上升而外露的脐带不再回缩。

2. 处理

（1）新生儿处理：擦干、保暖、清理呼吸道、Apgar 评分、处理脐带。

（2）协助胎盘娩出：控制性牵拉脐带。

（3）检查胎盘胎膜。

（4）检查软产道。

（5）预防产后出血。

（6）观察产后一般情况。

第二节　枕先露的分娩机制

枕先露是指胎儿先露部随骨盆各平面的不同形态，被动进行一连串适应性转动，以最小径线通过产道的全过程。以枕左前位的分娩机制为例。

一、衔接胎头

双顶径进入骨盆入口平面，胎头颅骨最低点接近或达到坐骨棘水平，称为衔接。胎头以枕额径进入骨盆入口，胎头矢状缝坐落在骨盆入口右斜径上，胎头枕骨在骨盆左前方。

二、下降胎头

沿骨盆轴前进的动作称为下降。促使胎头下降的因素有如下几个。

（1）宫缩时通过羊水传导，压力经胎轴传至胎头。

（2）宫缩时宫底直接压迫胎臀。

（3）胎体伸直伸长。

（4）腹肌收缩使腹压增加。

三、俯屈

原半俯屈的胎头枕部遇肛提肌阻力，变胎头衔接时的枕额周径为枕下前囟周径，以适应产道。

四、内旋转

胎头围绕骨盆纵轴旋转，使其矢状缝与中骨盆及骨盆出口前后径相一致的动作称为内旋转。胎头于第一产程末完成内旋转动作。

五、仰伸胎头

以耻骨弓为支点，使胎头仰伸，胎儿双肩径沿左斜径进入骨盆入口。

六、复位及外旋转

胎头枕部向左旋转45°称为复位。前（右）肩向前向中线旋转45°时，胎儿双肩径转成与骨盆出口前后径相一致的方向，胎头枕部需在外继续向左旋转45°以保持胎头与胎肩的垂直关系，称为外旋转。

七、胎肩及胎儿娩出

外旋转后，胎儿前（右）肩在耻骨弓下先娩出，随即后（左）肩从会阴前缘娩出。

第三节　异常分娩

一、定义

异常分娩又称难产。因产力、产道、胎儿及精神心理因素中任何一个或一个以上的因素发生异常及四个因素间相互不能适应，而使分娩进程受到阻碍，称异常分娩。

异常分娩最常见的病因为产力、产道及胎儿异常。

二、临床表现

（一）母体表现

1. 产妇全身衰竭症状

烦躁不安、体力衰竭、脱水等。

2. 产科情况

子宫收缩乏力或过强、过频；宫颈水肿或宫颈扩张缓慢、停滞；胎先露下降延缓或停滞。

（二）胎儿表现

（1）胎头未衔接或延迟衔接；胎位异常。

（2）胎头水肿或血肿；胎儿颅骨缝过度重叠。

（3）胎儿窘迫。

（三）产程异常

1. 潜伏期延长

（1）从临产规律宫缩开始至活跃期起点（4～6cm）称为潜伏期。

妇产科住院医师规范化培训教材

（2）初产妇 20h、经产妇 14h 称为潜伏期延长。

2. 活跃期起点（4~6cm）至宫颈口开全称为活跃期

活跃期异常包括如下两个方面：

（1）活跃期延长。 活跃期宫颈口扩张速度 <0.5cm/h 称为活跃期延长。

（2）活跃期停滞。 当破膜且宫颈口扩张≥6cm 后，如宫缩正常，宫颈口停止扩张≥4h；如宫缩欠佳，宫颈口停止扩张≥6h 称为活跃期停滞。

3. 第二产程异常

（1）胎头下降延缓：第二产程初产妇胎头先露下降速度 <1cm/h，经产妇 <2cm/h，称为胎头下降延缓。

（2）胎头下降停滞：第二产程胎头先露停留在原处不下降 >1h，称为胎头下降停滞。

（3）第二产程延长：初产妇 3h，经产妇 2h（硬膜外麻醉镇痛分娩时，初产妇 4h，经产妇 3h），产程无进展（胎头下降和旋转）。

三、处理

（一）阴道试产

若无明显的头盆不称，原则上应尽量阴道试产。

1. 潜伏期延长

哌替啶 100mg 肌内注射；人工破膜；缩宫素静滴。

2. 活跃期异常

详细阴道检查；人工破膜；缩宫素静滴；手转胎头矫正胎方位。

3. 第二产程异常

仔细评估；缩宫素加强产力；指导孕妇屏气用力；徒手旋转胎方位；产钳或胎头吸引器助产术。

（二）剖宫产

（1）严重的胎位异常如胎头呈高直后位、前不均倾位、额先露及颏后位。

（2）骨盆绝对性狭窄或胎儿过大，明显头盆不称，肩先露、臀先露尤其是足先露。

（3）病理性缩复环、先兆子宫破裂。

（4）胎儿窘迫，短时间不能阴道分娩，应行剖宫产术。

四、产力异常

子宫收缩力是临产后贯穿于分娩全过程的主要动力，具有节律性、对称性、极性及缩复作用的特点。任何原因引发的子宫收缩的节律性、对称性及极性不正常或收缩力的强度、频率变化，均称为子宫收缩力异常，简称产力异常。

临床上子宫收缩力异常主要有两类：子宫收缩乏力，简称宫缩乏力；子宫收缩过强，简称宫缩过强。每类又分为协调性子宫收缩异常和不协调性子宫收缩异常。

1. 子宫收缩乏力

（1）病因：①子宫肌源性因素；②头盆不称或胎位异常；③内分泌失调；④精神源性因素；⑤其他。

（2）临床表现及诊断。

①协调性子宫收缩乏力，又称低张性子宫收缩乏力。特点为子宫收缩节律性、对称性和极性均正常，仅收缩力弱。

根据宫缩乏力的发生时期分为原发性宫缩乏力和继发性宫缩乏力。

②不协调性子宫收缩乏力，又称高张性子宫收缩乏力。表现特点为宫缩失去正常的节律性、对称性，尤其是极性，不能产生向下的合力，致使宫缩时宫底部较子宫下段弱，宫缩间歇期子宫不能很好地松弛，使宫口扩张受限，胎先露不能如期下降，为无效宫缩。

（3）对产程及母儿影响。

①对产程的影响。宫缩乏力使产程进展缓慢甚至停滞。

②对产妇的影响。产程延长，产妇休息不好、精神与体力消耗；呻吟和过度换气、进食减少，可出现精神疲惫、乏力、排尿困难及肠胀气。

③对胎儿的影响。胎儿窘迫、新生儿窒息、产伤、颅内出血及吸入性肺炎等。

（4）处理。

①协调性子宫收缩乏力。原发性或继发性子宫收缩乏力均应首先明确病因。

第一产程：一般处理，解除产妇对分娩的心理顾虑与紧张情绪，指导其休息、饮食及大小便，及时补充膳食营养及水分等；加强宫缩，方法有人工破膜和缩宫素静脉滴注。

第二产程：若无头盆不称应静脉滴注缩宫素加强宫缩，同时指导产妇配合宫缩屏气用力，争取经阴道自然分娩；胎头双顶径已通过坐骨棘平面且无明显颅骨重叠者，母儿状况良好，可等待自然分娩或行阴道助产分娩；若胎头衔接不良或出现胎儿窘迫征象应行剖宫产术。

第三产程：胎肩娩出后可立即将缩宫素 10～20U 加入 25% 葡萄糖液 20mL 内静脉推注，预防产后出血。对产程长、破膜时间久及手术产者，应给予抗生素预防感染。

②不协调性子宫收缩乏力的处理原则为调节子宫不协调收缩，使其恢复正常节律性及极性。

2. 子宫收缩过强

（1）临床表现及诊断。

①协调性子宫收缩过强。 子宫收缩的节律性、对称性及极性均正常，仅子宫收缩力过强、过频。 若产道无阻力产程常短暂，初产妇总产程＜3h 分娩者，称为急产。 若存在产道梗阻或瘢痕子宫，宫缩过强可发生病理缩复环甚至子宫破裂。

②不协调性子宫收缩过强包括强直性子宫收缩和子宫痉挛性狭窄环。

（2）影响。

①对产妇的影响：协调性子宫收缩过强可以导致急产，造成软产道裂伤，甚至整个破裂。 不协调性子宫收缩过强可以导致产程异常、胎盘嵌顿、产后出血、产褥感染及剖宫产增加。

②对胎儿的影响：导致胎儿窘迫、新生儿窒息风险增加。 胎儿娩出过快，导致新生儿颅内出血增加，急产导致感染、骨折增加。

（3）处理。

①预防为主，寻找原因，仔细观察及时纠正异常。 有急产史（包括家族有急产史）者应提前住院待产，临产后慎用缩宫药物及各种促进宫缩的产科措施，包括灌肠、人工破膜等。

②发生强直性子宫收缩时，在给予吸氧的同时应用宫缩抑制剂，如25% 硫酸镁 20mL 加入 5% 葡萄糖液 20mL 缓慢静注，哌替啶 100mg 肌注（适用于 4h 内胎儿不会娩出者）。

③密切观察胎儿安危，提前做好接产及抢救新生儿窒息的准备。

④当发现子宫痉挛性狭窄环时，应当停止阴道内操作及缩宫类药物。

五、产道异常

产道异常包括骨产道及软产道异常，以骨产道异常多见。 产道异常使胎儿娩出受阻。 分娩时应通过产科检查，评估骨盆大小与形态，明确狭窄骨盆的类型和程度，并结合产力、胎儿等因素，综合判定，决定分娩方式。

（一）骨产道异常

骨盆径线过短或形态异常，致使骨盆腔小于胎先露部可通过的限度，阻碍胎先露部下降，影响产程顺利进展，称为狭窄骨盆。

1. 狭窄骨盆分类

（1）骨盆入口平面狭窄包括单纯扁平骨盆和佝偻病性扁平骨盆。

（2）中骨盆平面狭窄。

（3）骨盆出口平面狭窄主要是漏斗型骨盆和横径狭窄骨盆。

（4）骨盆三个平面狭窄。

（5）畸形骨盆。

2. 临床表现

（1）骨盆入口平面狭窄。

①胎先露及胎方位异常；②产程进展异常；③其他。

（2）中骨盆平面狭窄。

①胎方位异常；②产程进展异常；③其他。

（3）骨盆出口平面狭窄常与中骨盆平面狭窄并存，易致继发性宫缩乏力和第二产程停滞，胎头双顶径不能通过骨盆出口平面。不宜强行阴道助产，否则会导致严重的软产道裂伤及新生儿产伤。

3. 诊断

（1）病史。有佝偻病史、骨结核史、难产史、阴道助产史。

（2）全身检查。观察孕妇体形、步态有无异常。身高小于 145cm 者要考虑均小骨盆。

（3）腹部检查：①胎头跨耻征阴性；②胎头跨耻征可疑阳性；③胎头跨耻征阳性。

（4）骨盆测量。骨盆内测量比较准确，如果坐骨切迹宽度小于 2 横指时，为中骨盆平面狭窄，常合并出口平面狭窄。

（5）胎位及产程动态监测。动态监测，及时检查评估，根据头盆相称程度决定是否阴道试产。

4. 对产程及母儿影响

（1）对产程的影响：狭窄骨盆可使产程延长及停滞。

（2）对产妇的影响：胎位异常，持续性枕横位或枕后位。

（3）对胎儿及新生儿的影响：胎膜早破、脐带先露及脐带脱垂，缺血、缺氧，颅内出血及其他新生儿产伤、感染等疾病。

5. 分娩处理

（1）骨盆入口平面狭窄的处理：①绝对性骨盆入口狭窄应该剖宫产。②相对性骨盆入口狭窄应以宫口扩张程度为衡量标准。骨盆入口狭窄的试产应使宫口扩张至 4cm 以上。胎膜未破者可在宫口扩张≥3cm 时行人工破膜。

（2）中骨盆平面狭窄的处理：如果为持续性枕横位、枕后位，阴道内旋转失败，胎儿窘迫则改为剖宫产。

（3）骨盆出口平面狭窄的处理：应行剖宫产。

（4）均小骨盆的处理：除非胎儿较小，一般行剖宫产。

（5）畸形骨盆的处理：畸形严重，明显头盆不称者，行剖宫产。

（二）软产道异常

软产道由阴道、宫颈、子宫下段及骨盆底软组织构成。软产道异常同样可致异常分娩。软产道异常可由先天发育异常及后天疾病因素引起。

1. 阴道异常

①阴道横隔；②阴道纵隔；③阴道包块。

2. 宫颈异常

①宫颈粘连和瘢痕；②宫颈坚韧；③宫颈水肿；④宫颈癌。

3. 子宫异常

①子宫畸形；②瘢痕子宫。

4. 盆腔肿瘤

①子宫肌瘤；②卵巢肿瘤。

以上均可导致软产道异常，影响分娩。

六、胎位异常

胎位异常是造成难产的主要因素，包括头先露、臀先露及肩先露等胎位异常。以胎头为先露的难产，又称头位难产，是最常见的胎位异常。

（一）持续性枕后位、枕横位

1. 原因

（1）骨盆异常与胎头俯屈不良。多见于男性型骨盆与类人猿型骨盆，入口平面前半部较狭窄，后半部较宽，可以枕后位或枕横位衔接入盆。

（2）其他异常。宫颈肌瘤、头盆不称、前壁胎盘、子宫收缩乏力、胎儿过大或过小以及胎儿发育异常等均可影响胎头俯屈及内旋转，形成持续性枕后位或枕横位。

2. 诊断

（1）临床表现：胎头下降缓慢，导致宫缩乏力、第二产程延长。

（2）腹部检查：腹部前壁多可以扪及胎儿肢体。

（3）肛门检查及阴道检查：多为胎儿矢状缝与骨盆一致，或者胎头枕部位于骨盆后部。

（4）超声检查：可以明确胎头位置。

3. 分娩机制

无头盆不称的情况，大多数枕后位及枕横位在强有力的宫缩作用下，可使胎头枕部向前旋转 90°～135°成为枕前位。若分娩过程中不能自然转为枕前位者，其分娩机制有以下两种。

（1）枕后位：俯屈较好或者俯屈不良。

（2）枕横位：一般能经阴道分娩，但多需用手或胎头吸引器（或产钳）协助将胎头转成枕前位后娩出。

4. 对产程及母儿影响

（1）对产程的影响。第二产程胎头下降延缓甚至停滞。

（2）对母体的影响。容易导致继发性宫缩乏力，引起产程延长。

（3）对胎儿的影响。易致胎儿窘迫和新生儿窒息等，使围生儿死亡率增高。

5. 处理

持续性枕后位、枕横位且无骨盆异常、胎儿不大时，可试产，应严密观察产程，注意宫缩强弱、宫口扩张程度、胎头下降及胎心有无改变。

第一产程：可以动态观察产程进展；如果产程停滞，经过处理未改善，则剖宫产。

第二产程：如果阴道助产条件达不到，或者失败，则剖宫产。

第三产程：做好新生儿抢救准备，预防产后出血。

（二）胎头高直位

胎头高直位是指胎头以不屈不仰姿势衔接入盆，其矢状缝与骨盆入口前后径相一致。其发病率国内报道为 1.08%，国外资料为 0.6%～1.6%。胎头高直位包括：①高直前位，指胎头枕骨向前靠近耻骨联合者，又称枕耻位；②高直后位，指胎头枕骨向后靠近骶岬者，又称枕骶位。胎头高直位约占分娩总数的 1.08%。不能经阴道分娩者，应行剖宫产。

胎头高直位对母儿危害较大，应妥善处理。

1. 诊断

（1）临床表现：入盆困难，胎头不下降。

（2）腹部检查：高直前位，胎心位置稍微高，靠近腹部中线；高直后位，可扪及肢体，触及胎儿下颌。

（3）阴道检查：因胎头嵌顿于骨盆入口，宫口很难开全，常停滞在 3～5cm。胎头矢状缝在骨盆入口的前后径上，其偏斜度不应超过 15°。

（4）超声检查：高直前位及高直后位胎头双顶径均与骨盆入口横径一致。

2. 处理

高直前位时，若无骨盆狭窄、胎儿为正常大小、产力强，应给予阴道试产机会。加强宫缩同时指导其侧卧或半卧位，促进胎头衔接、下降。若试产失败或伴明显骨盆狭窄，且高直后产位一经诊断，应行剖宫产分娩。

（三）前不均倾位

枕横位入盆的胎头侧屈以其前顶骨先入盆的一种异常胎位称前不均倾位。发生率为 0.5%～0.8%。易发生在头盆不称、骨盆倾斜度过大、腹壁松弛时。

1. 诊断

（1）临床表现：因后顶骨入盆困难，使胎头下降停滞，产程延长。若膀胱颈受压于前顶骨与耻骨联合之间，产妇可能会过早出现排尿困难、尿潴留等现象。

（2）腹部检查：随前顶骨入盆，后顶不能入盆，胎头折叠于胎肩之后，在耻骨联合上方不易触及胎头，形成胎头已衔接入盆的假象。

（3）阴道检查及肛门检查：胎头矢状缝与骨盆入口横径方向一致，矢状缝向后移靠近骶岬侧。后顶骨的大部分尚在骶岬之上，致使盆腔后半部空虚。而前顶骨紧嵌于耻骨联合后方，宫颈前唇因受压出现水肿，尿道亦因受压导致插入导尿管困难。

2. 处理

尽量避免胎头以前不均倾位衔接临产，产程早期产妇宜取坐位或半卧位，以减小骨盆倾斜度。一旦发现前不均倾位，除个别胎儿小、骨盆宽大、宫缩强、给予短时间试产外，均应尽快以剖宫产结束分娩。

（四）面先露

面先露是指胎头以极度仰伸的姿势通过产道，使胎儿枕部与胎背接触，以颜面为先露，多于临产后发现。发病率为 0.8‰～2.7‰，经产妇多于初产妇。面先露以颏骨为指示点，有颏左前位、颏左后位、颏右前位、颏右后位、颏左横位、颏右横位6种胎位。

（五）臀先露

臀先露：占足月分娩总数的3%~4%，为最常见且容易诊断的异常胎位。臀先露以骶骨为指示点，有骶左前、骶右前、骶左横、骶右横、骶左后、骶右后6种胎方位。

1. 病因

（1）胎儿发育因素：胎龄愈小，臀先露发生率愈高，如晚期流产儿及早产儿臀先露高于足月产儿。

（2）胎儿活动空间因素：胎儿活动空间过大或受限均可导致臀先露。

2. 分类

根据胎儿双下肢的姿势分为单臀先露、完全臀先露及不完全臀先露。

（六）肩先露

胎先露部为肩，称为肩先露，为对母儿最不利的胎位。

1. 原因

常见原因：经产妇腹壁过度松弛，如悬垂腹时子宫前倾使胎体纵轴偏离骨产道，斜向一侧或呈横产式；未足月胎儿，尚未转至头先露时；胎盘前置；子宫畸形或肿瘤；羊水过多；骨盆狭窄。

2. 处理

（1）妊娠期：定期产前检查，必要时行外倒转。

（2）分娩期：应根据胎儿大小、胎产次、胎儿存活与否、宫颈扩张程度、胎膜破裂与否以及有无并发症等，决定分娩方式。

第十章　分娩期并发症

第一节　产后出血

产后出血（PPH）是指胎儿娩出后24h内阴道分娩出血量≥500mL，剖宫产出血量≥1 000mL。

严重产后出血：胎儿娩出后24h内出血量≥1 000mL。

产后出血是分娩期严重的并发症，是产妇四大死亡原因之首。临床表现主要为阴道流血、头晕、面色苍白等症状。

一、发病率

发病率占分娩总数的5%～10%。

二、死亡率

产后出血的死亡率约占全球孕产妇总死亡数的25%。

产后出血有四大原因，包括子宫收缩乏力、软产道撕裂、胎盘因素及凝血功能障碍，这些原因可共存、相互影响或互为因果。

三、基本病因

（一）子宫收缩乏力

子宫收缩乏力是产后出血最常见的原因。正常情况下，胎盘排出后，子宫肌纤维立即收缩，使其间原来开张的血窦受压，血流瘀滞，血栓形成，能迅速使流血量减少，其止血作用以肌纤维的缩复功能最为重要。任何影响子宫肌纤维收缩和缩复功能的因素都可引起产后子宫收缩乏力性出血。

1.全身性因素

如产妇平素体质虚弱、有急慢性病史、产程过长、滞产、精神紧张,使用镇静剂过多或深度麻醉等。

2.子宫因素

包括子宫过度膨胀、子宫肌壁损伤和子宫病变。子宫过度膨胀会使肌纤维过度伸张，影响肌纤维缩复，可发生于多胎妊娠、羊水过多、巨大胎儿等情况。子宫肌壁损伤可发生于剖宫产后、肌瘤剔除术后、产次过多等情况。子宫病变包括子宫肌瘤、子宫畸形、子宫肌纤维变性等。

3.产科因素

包括产程延长使体力消耗过多、前置胎盘、胎盘早剥、妊娠期高血压疾病、宫腔感染等。

（二）软产道撕裂

妊娠时软产道血管丰富而充血，分娩时若发生软产道撕裂伤，可以发生严重产后出血，特别是当裂伤涉及孕妇阴道上部、宫颈及子宫下段时，止血往往较困难。

发生软产道撕裂的原因有以下几个方面。

1. 急产

急产时因产力过强或产妇用力过猛，会阴尚未充分扩张胎儿娩出，可造成较重的软产道裂伤。

2. 巨大胎儿

产前对胎儿大小估计不足，未作会阴切开或切口不够大，可造成软产道裂伤。

3. 产科手术

如产钳、手转胎头、毁胎、内倒转术或肩难产时均可造成会阴、阴道、宫颈甚至子宫下段裂伤而导致产后出血。

4. 会阴本身的弹性及伸展性差

如会阴先天性发育不良、外阴阴道炎症、疤痕、白色病变等。

5. 血肿形成

若损伤累及血管，而产道的黏膜、皮肤保持完整，或在缝合伤口时未能完全缝扎止血，或宫颈、阴道穹隆裂伤向上延伸使阔韧带内血管撕裂而形成血肿，血肿向盆腔延伸，大量内出血而导致休克。

（三）胎盘因素

1. 胎盘滞留

胎盘多在胎儿娩出后15min内娩出，若30min后仍不排出，将导致出血。 常见原因有：膀胱充盈使已剥离胎盘滞留宫腔；胎盘嵌顿导致宫颈内口肌纤维出现环形收缩，使已剥离的胎盘嵌顿于宫腔；胎盘剥离不全。

2. 胎盘植入

胎盘植入可导致严重产后出血，甚至子宫破裂等。

3. 胎盘部分残留

胎盘部分残留指部分胎盘小叶、副胎盘或部分胎膜残留于宫腔，影响子宫收缩而出血。

（四）凝血功能障碍

任何原发或继发的凝血功能异常均能造成产后出血。 原发性血小板减少、再生障碍性贫血、肝脏疾病等，因凝血功能障碍可引起手术创伤处及子宫剥离面出血。 胎盘早剥、死胎、羊水栓塞、重度子痫前期等产科并发症，可引起弥散性血管内凝血（DIC），从而导致子宫大量出血。

四、危险因素

包括胎盘异常、严重先兆子痫、宫内胎儿死亡、子宫过度膨胀、肥胖等。

五、症状

产后出血的临床表现与失血量的多少、出血速度及产妇的体质强弱、产程是否顺利有关，可表现为胎儿娩出后阴道流血，严重者出现失血性休克、严重贫血等相应症状。

1. 阴道流血

（1）软产道裂伤时，胎儿娩出后立即发生阴道流血，色鲜红。

（2）胎盘因素导致时，胎儿娩出后数分钟出现阴道流血，色暗红。

（3）子宫收缩乏力或胎盘、胎膜残留时，胎盘娩出后阴道流血较多。

（4）凝血功能障碍可导致胎儿或胎盘娩出后阴道持续流血，且血液不凝。

（5）隐性软产道损伤，如阴道血肿，可表现为阴道流血不多，而面色苍白、头晕等症状严重，同时可伴阴道疼痛。

2. 伤口出血

剖宫产时主要表现为胎儿胎盘娩出后胎盘剥离面的广泛出血，亦有子宫切口出血严重者。

3. 低血压症状

可表现为头晕、面色苍白，出现烦躁、皮肤湿冷、脉搏细数等症状。

六、并发症

（一）生殖道感染

产后出血引起产妇贫血、抵抗力低下，加以宫腔操作机会增加，使产后感染概率增大。

（二）席汉综合征

严重的产后出血引起循环衰竭者可继发垂体前叶缺血性坏死，内分泌功能遭到破坏，患者因缺乏泌乳素而无乳汁分泌，缺少甲状腺素，故有畏寒、体重增加、基础代谢率降低、葡萄糖耐量试验升高等现象。

（三）其他

失血性休克、心衰、水电解质紊乱等。

七、检查

医生可能会检查患者的阴道、子宫颈是否有异常，同时会抽血查血常规，必要时还会做骨髓穿刺。

（一）实验室检查

1. 血常规

可发现红细胞减少、血红蛋白减少、白细胞和血小板增加。检查结果能够帮助医生了解病情。

2. 凝血机制检查

发现各项指标异常，符合 DIC 指标。

（二）其他检查

根据病情和临床表现选择做心电图及超声检查。

八、诊断

（一）诊断原则

根据患者的病史及相关症状，对产后出血并不难判断。诊断出血后，应对出血量进行测量和估计，以及需找到出血的病因，以便可以进行及时有效地治疗。

（二）诊断依据

1. 估测出血量

目前临床常用的方法有以下几种。

（1）称重法：在分娩前将产妇所用的敷料和消毒单、巾称重，产后将被血浸湿的敷料、单、巾称重，后者减去前者所得重量即为失血量，按血液比重 1.05g 换算为 1mL。失血量（mL）=［胎儿娩出后接血敷料湿重（g）－接血前敷料干重（g）］/1.05（血液比重 g/mL）。

（2）容积法：用弯盘或专用的产后接血容器收集血液，然后将收集的血用量杯测量。

（3）面积法：按纱布血湿面积估算失血量。

（4）休克指数法（SI）：休克指数=脉率/收缩压（mmHg），当 SI=0.5，血容量正常；SI=1.0，失血量为 10%~30%（500~1 500mL）；SI=1.5，失血量为 30%~50%（1 500~2 500mL）；SI=2.0，失血量为 50%~70%（2 500~3 500mL）。

（5）血红蛋白测定：血红蛋白每下降 10g/L，失血量为 400~500mL。

但是在产后出血的早期，由于血液浓缩，血红蛋白常无法准确反映实际的出血量。

2. 寻找产后出血的原因

根据阴道流血发生时间、出血量与胎儿、胎盘娩出之间的关系，能初步判断引起产后出血的原因。产后出血原因常互为因果。

九、鉴别诊断

（一）子宫收缩乏力

多有产程子宫收缩乏力的病史，有合并双胎、羊水过多、子宫肌瘤等，产后出血多为暗红色血液，可见血凝块，鲜血少见；按摩宫底，子宫松软甚至如布袋，按摩后可有大量血液流出阴道，出血为阵发性出血，软产道检查并无异常；加强宫缩后出血量减少。

（二）胎盘异常

胎盘滞留、部分粘连、部分植入等胎盘异常引起的产后出血，多见于胎儿娩出后胎盘未娩出，无胎盘剥离征象，徒手剥离胎盘可发现胎盘与宫壁粘连或难以分离，阴道有持续性出血；胎盘嵌顿时，胎盘已经剥离，腹部检查胎盘嵌顿时在子宫下段形成狭窄环。

（三）软产道裂伤

多发生在胎儿娩出后，出血鲜红，无血凝块但可自凝。检查发现子宫收缩良好，阴道有持续性出血。软产道检查能明确裂伤部位及严重程度。

（四）凝血功能障碍

于产前即可有导致凝血功能障碍的慢性疾病，或者有全身出血表现，患者可出现子宫、软产道等多部位出血，血难自凝，根据血小板计数、凝血功能检查结果不难诊断。严重产后出血到后期均合并凝血功能障碍。

十、治疗

（一）治疗原则

针对出血原因迅速止血；补充血容量纠正失血性休克；防止感染。

（二）一般治疗

建立双静脉通道，积极补充血容量；保持气道通畅，必要时给氧；监测生命体征和出血量，留置尿管，记录尿量。

（三）药物治疗

1. 应用宫缩剂

适用于子宫收缩乏力造成的出血。

（1）缩宫素是预防和治疗产后出血的一线药物，可静脉滴注，也可肌内注射或子宫肌层注射或宫颈注射。

（2）尽早加用马来酸麦角新碱，直接肌内注射或静脉推注，禁用于妊娠期高血压疾病及其他心血管病变者。

（3）当缩宫素及麦角新碱无效或麦角禁用时加用前列腺素类药物，主要包括卡前列素氨丁三醇、米索前列醇和卡前列甲酯等，首选肌内注射。

2. 纠正凝血障碍

对于凝血功能障碍引起的出血，应尽快补充凝血因子并纠正休克。常用的血液制品包括新鲜冰冻血浆冷沉淀、血小板等，以及纤维蛋白原或凝血酶原复合物凝血因子等。

3. 其他

由于胎盘因素导致的出血，可根据情况选用米非司酮、甲氨蝶呤等。为预防感染，可给予广谱抗生素。

（四）手术治疗

1. 子宫压缩缝合术

适用于经宫缩剂和按压子宫无效者，尤其适用于宫缩乏力导致的产后出血。常用 B－Lynch 缝合法，近年来出现了多种改良的子宫缝合技术，如 Hayman 缝合术、Cho 缝合术及 Pereira 缝合术等，可根据不同的情况选择不同式式。

2. 结扎盆腔血管

必要时可行子宫动脉上、下行支结扎，必要时行髂内动脉结扎。

3. 经导管动脉栓塞术

适用于保守治疗无效的难治性产后出血且患者生命体征平稳者。经股动脉穿刺插入导管至髂内动脉或子宫动脉，注入明胶海绵颗粒栓塞动脉。栓塞剂可于 2 至 3 周后吸收，血管复通。凝血功能发生障碍时，可以选用永久性栓塞术。

4. 切除子宫

经积极抢救无效、危及产妇生命时，应尽早行次全子宫切除或全子宫切除术，以挽救产妇生命。

5. 其他

由于胎盘因素导致的出血，可根据情况选择徒手剥离胎盘、局部切除、清宫术等方法进行治疗。软产道损伤者，应彻底止血，缝合裂伤。软产道血肿应切开血肿、清除积血，彻底止血缝合，必要时可置橡皮片引流。

（五）其他治疗

1. 按摩或按压子宫：主要用于子宫收缩乏力造成的出血。

（1）腹壁按摩宫底：胎盘娩出后，术者的手拇指在前，其余四指在后，在下股部按摩并压迫宫底，挤出宫腔内积血。按摩子宫应均匀而有节律。若效果不佳，可选用腹部阴道双手压迫子宫法。

（2）腹部–阴道双手压迫子宫法：一手戴无菌手套伸入阴道，握拳置于阴道前穹隆，顶住子宫前壁，另一手在腹部按压子宫后壁，使宫体前屈，两手相对紧压并均匀有节律地按摩子宫或按压子宫。

（3）注意事项：按摩子宫一定要有效，评价有效的标准是子宫轮廓清楚、收缩有皱褶、阴道或子宫切口出血减少。按压时间以子宫恢复正常收缩并能保持收缩状态为止，按摩时配合使用宫缩剂。

2. 宫腔填塞

对子宫收缩乏力造成的出血可使用宫腔填塞，包括宫腔纱条填塞和宫腔球囊填塞。阴道分娩后宜使用球囊填塞，剖宫产术中可选用球囊填塞或纱条填塞。宫腔填塞后应密切观察出血量、宫底高度及患者生命体征，动态监测血常规及凝血功能。填塞后 24～48h 取出，注意预防感染。同时配合强有力宫缩剂，取出纱条或球囊时亦应使用麦角新碱、卡前列素氨丁三醇等强有力宫缩剂。

第二节　羊水栓塞

一、定义

羊水栓塞是由于羊膜腔内容物进入母体血液循环，引起肺动脉高压、低氧血症、循环衰竭、弥漫性血管内凝血（DIC）以及多器官功能衰竭等一系列病理生理变化的过程。

发病率为（1.9~7.7）/10万，死亡率为19%~86%。

起病急骤，病情凶险，难以预料，病死率高。

二、病因不明，可能与下列因素有关

（一）羊膜腔内压力过高

羊水有可能被挤入破损的微血管而进入母体血循环。

（二）血窦开放

分娩过程中羊水可以通过宫颈或宫体损伤的血管进入母体血液循环。剖宫产或钳刮术时，羊水也可从胎盘附着处血窦进入母体血循环，发生羊水栓塞。

（三）胎膜破裂

胎膜破裂以后，羊水可从子宫蜕膜或宫颈管破损的小血管进入母体血液循环中。剖宫产或羊膜腔穿刺时，羊水可从手术切口或穿刺处进入母体血液循环。

三、病理生理

（一）过敏样反应

羊水中的抗原成分可引起Ⅰ型变态反应，引发肥大细胞脱颗粒、异常的花生四烯酸代谢产物产生，包括白三烯、前列腺素、血栓素等，进入母体血液循环，出现过敏样反应，同时使支气管黏膜分泌亢进，导致肺的交换功能降低，反射性地引起肺血管痉挛。

（二）肺动脉高压

（1）羊水中的有形物质进入母体肺循环导致的机械性栓塞不是羊水栓塞的主要机制。

（2）羊水成分刺激肺组织产生和释放前列腺素、5-羟色胺、白三烯、内皮素等血管活性物质，使肺血管反射性痉挛，致使肺动脉高压。

（3）同时血小板凝集、破坏后游离血清素被释放，又可引起肺动脉痉挛和肺动脉高压。

（三）炎症损伤

炎性介质系统的突然激活，炎性介质和内源性儿茶酚胺大量分泌导致肺动脉高压，引起类似于全身炎症反应的综合征，从而导致全身多器官损伤。

（四）弥散性血管内凝血

羊水中含大量促凝物质，类似于组织凝血活酶，进入母体后易在血管内激发体内凝血机制，血管内产生大量的微血栓，消耗大量凝血因子及纤维蛋白原；同时炎性介质和内源性儿茶酚胺大量释放，触发凝血级联反应，导致 DIC。

四、临床表现

（一）典型羊水栓塞

临床表现为骤然的低氧血症、低血压（血压与失血量不符合）和凝血功能障碍为特征（也称羊水栓塞三联征）的急性综合征。

1. 前驱症状

非特异，表现为呼吸急促、胸痛、憋气、寒战、呛咳、头晕、乏力、心慌、恶心、呕吐、麻木、针刺样感觉、焦虑、烦躁和濒死感等，胎心减速，胎心基线变异消失，胎心过缓等。

2. 心肺功能衰竭和休克

突发呼吸困难和/或发绀、心动过速、低血压、抽搐、意识丧失或昏迷、突发血氧饱和度下降、气管插管产妇的潮气末二氧化碳分压测不出、心电图 ST 段改变及右心受损、肺底部湿啰音等。肺动脉高压导致肺功能衰竭，孕妇病情严重者，产妇心脏骤停、室颤或无脉性室性心动过速，于数分钟内猝死。

3. 凝血功能障碍

肺动脉高压不严重孕妇，可表现以子宫出血为主的全身出血倾向，如切口渗血、全身皮肤黏膜出血、针眼渗血、血尿、消化道大出血等。

4. 急性肾功能衰竭等脏器受损

心肺功能衰竭、凝血功能障碍、中枢神经系统受损、肾功能衰竭等。

（二）不典型羊水栓塞

有些羊水栓塞的临床表现并不典型，仅出现低血压、心律失常、呼吸短促、抽搐、急性胎儿窘迫、心跳骤停、产后出血、凝血功能障碍、前驱症状（寒战、乏力、麻木、烦躁、针刺感等），当其他原因不能解释时，应考虑是否为羊水栓塞。

五、诊断

羊水栓塞的诊断应基于临床表现和诱发因素，而且是排除性诊断。

目前尚无国际统一的羊水栓塞诊断标准和实验室诊断指标。 常用的诊断依据如下。

1.临床表现

（1）血压骤降或心脏骤停。

（2）急性缺氧如呼吸困难、紫绀或呼吸停止。

（3）凝血功能障碍或无法解释的严重出血。

2.诱发因素

上述临床表现发生在阴道分娩、剖宫产、刮宫术或产后短时间内（多数发生在产后30min内）。

3.以上临床表现不能用其他疾病来解释

六、处理

羊水栓塞的处理原则是维持生命体征和保护器官功能。 一旦怀疑为羊水栓塞，立即多学科按羊水栓塞急救，分秒必争。

（一）全面监测

监测血压、呼吸、心率、血氧饱和度、心电图、中心静脉压、心输出量、动脉血气和凝血功能等，超声心动图和肺动脉导管是监测血流动力学状态的较好方法。

（二）增加氧合

应保持气道通畅，尽早实施面罩吸氧、气管插管或人工辅助呼吸，维持氧供以避免呼吸和心跳骤停。 当突发心脏骤停时，应立即进行高质量的心肺复苏。

（三）血流动力学支持

1.维持血液动力学稳定

应用多巴酚丁胺、磷酸二酯酶－5抑制剂（米力农）；低血压时应给予去甲肾上腺素或血管升压素。

2.解除肺动脉高压

应用磷酸二酯酶－5抑制剂（米力农）、前列环素（前列地尔）、一氧化氮（NO）等药物，也可考虑给予盐酸罂粟碱、阿托品、氨茶碱、酚妥拉明等药物。

3.管理液体出入量，避免心衰

（四）抗过敏

大剂量糖皮质激素用于羊水栓塞治疗尚存在争议。 早期使用大剂量糖皮质激素或有价值如地塞米松、氢化可的松。

（五）纠正凝血功能障碍

及时补充凝血因子，包括输注大量的新鲜血、血浆、冷沉淀、纤维蛋白原等。必要时可静脉输注氨甲环酸。不推荐肝素治疗。

（六）产科处理

立即终止妊娠，可考虑紧急剖宫产术，必要时行全子宫切除术。

（七）器官功能受损的对症支持治疗

神经系统保护、稳定血流动力学、血氧饱和度和血糖维持、肝脏功能的支持、血液透析的适时应用、积极防治感染、胃肠功能维护等。

七、预防

（1）正确使用缩宫素，防止宫缩过强。

（2）人工破膜在宫缩间歇期进行。

（3）产程中避免产伤、子宫破裂、子宫颈裂伤等。

第三节 子宫破裂

一、定义

在妊娠晚期或分娩期子宫体部或子宫下段发生破裂是直接危及产妇及胎儿生命的严重并发症。

二、发病相关因素

（1）子宫手术史（瘢痕子宫）。

（2）先露部下降受阻。

（3）子宫收缩药物使用不当。

（4）产科手术损伤。

子宫发育异常或多次宫腔操作等，局部肌层菲薄导致子宫自发破裂。多发生于分娩期，部分发生于妊娠晚期。

三、完全性破裂和不完全性破裂

多数子宫破裂是渐进的，由先兆子宫破裂进展为子宫破裂。

四、临床表现

胎儿窘迫是子宫破裂最常见的临床表现。

（1）电子胎心监护（EFM）异常。

（2）宫缩间隙仍有严重腹痛。

（3）阴道异常出血。

（4）血尿。

（5）宫缩消失。

（6）孕妇心动过速、低血压、昏倒或休克。

（7）胎先露异常、腹部轮廓改变等。

五、子宫破裂分类

1. 先兆子宫破裂

常见于产程长、有梗阻性难产因素的产妇；孕妇子宫呈强直性或痉挛性过强收缩；产妇烦躁不安，呼吸、心率加快，特别是下腹剧痛难忍；病理缩复环形成；孕妇排尿困难及血尿；医师无法触清胎体，胎心监护提示胎心率加快或减慢或听不清。

2. 不完全性子宫破裂

孕妇子宫肌层部分或全层破裂，但浆膜层完整，宫腔与腹腔不相通。多见于孕妇有剖宫产史，子宫下段剖宫产切口瘢痕破裂，若破裂口累及两侧子宫血管可导致急性大出血，若破裂发生在子宫侧壁阔韧带两叶之间，形成阔韧带内血肿，多有胎心率异常。

3. 完全性子宫破裂

孕妇子宫肌壁全层破裂，宫腔与腹腔相通。产妇突感下腹一阵撕裂样剧痛，子宫收缩骤然停止，腹腔内出血导致全腹持续性疼痛，有反跳痛，移动性浊音阳性，出血多时伴有低血容量休克。B超提示胎儿旁边有收缩的子宫，胎儿多有胎儿窘迫或死胎，腹壁下可清楚扪及胎体，子宫位于侧方，胎心、胎动消失，阴道检查可有鲜血流出，胎先露部升高，开大的宫颈口缩小。

六、诊断

典型子宫破裂根据病史、症状、体征容易诊断。

子宫切口瘢痕破裂，症状体征不明显，应结合上次剖宫产史、子宫下段压痛、胎心异常、胎先露部上升、宫颈口缩小等综合判断，超声检查能协助诊断。

七、鉴别诊断

可以和以下疾病相鉴别。

（1）胎盘早剥。

（2）难产并发宫内感染。

（3）妊娠临产合并急性胰腺炎。

八、处理

1.先兆子宫破裂

应立即抑制子宫收缩，尽快手术。

2.子宫破裂

抢救休克的同时，尽快手术治疗。 根据术中情况，行破口修补术、次全子宫切除术或全子宫切除术。 足量足疗程使用广谱抗生素控制感染。 严重休克者应尽可能就地抢救，若必须转院，应输血、输液、抗休克后转送。

九、预防

（1）降低剖宫产或子宫手术次数，如人工流产等。

（2）做好产前保健，预防贫血等产科并发症。

（3）严密观察产程进展，尽早发现先兆子宫破裂征象并及时处理。

（4）严格掌握缩宫剂应用指征，严防发生过强宫缩。

（5）正确掌握产科手术助产的指征及操作常规。

第十一章　　生殖道感染

第一节　　外阴及阴道炎

外阴阴道炎是阴道和外阴的炎症，绝大多数是由病原微生物引起的。 感染通常从阴道开始，最常见的症状是外阴阴道的瘙痒和/或烧灼感、阴道分泌物增加且有异常气味，并不是所有的阴道炎性状态（阴道炎）必然引起外阴刺激症状。 宫颈有衣原体感染的患者也可能主诉为阴道分泌物增加，萎缩性阴道炎是绝经后妇女继发于雌激素缺乏的一种非感染性病因的阴道刺激症状。

一、非特异性外阴炎

妇女的外阴部在一般性细菌（如葡萄球菌、大肠杆菌、链球菌）及粪便、阴道分泌物或其他物理、化学因素刺激下而发生的皮肤黏膜炎症，叫作非特异性外阴炎。

外阴炎多是阴道、子宫颈的炎性白带和宫颈癌分泌物、月经血或产后恶露及大便、尿液的长期刺激而发生的。 一般炎症限于小阴唇内外侧，严重时整个外阴部均可发炎，肿胀、充血，严重时糜烂、形成浅表溃疡，有灼热感、痒，搔抓后疼痛。病程长则皮肤增厚、粗糙、有皲裂、奇痒。平时应注意保持外阴部位的清洁干燥，在月经期间更要注意这一点。不穿化纤内裤及牛仔裤。患有阴道炎、宫颈炎要及时治愈等，都有预防非特异性外阴炎的效果。

二、临床表现

非特异性外阴炎感染常感到外阴不适，继而出现瘙痒及疼痛，或有灼热感，同时可出现外阴部位（包括大、小阴唇，阴蒂）皮肤及黏膜有不同程度的肿胀充血。慢性非特异性外阴炎症状主要表现为外阴瘙痒、皮肤增厚、粗糙、皲裂，也可以伴有排尿痛或性交痛。

三、治疗

（一）病因治疗

积极寻找病因，若发现糖尿病应治疗糖尿病，若有尿瘘、粪瘘应及时行修补术。

（二）局部治疗

可用 0.1% 聚维酮碘液或 1∶5 000 高锰酸钾液坐浴，每天 2 次，每次 15~30min。坐浴后涂抗生素软膏或消毒凝胶，每天 1~2 次。急性期还可选用微波或红外线局部物理治疗。

第二节　前庭大腺炎

前庭大腺位于两侧大阴唇后部，腺管开口于小阴唇内侧靠近处女膜处，因解剖部位发病部位的特点，在性交、分娩或其他情况污染外阴部时，病原体容易浸入而引起炎症。前庭大腺炎为多种病原体感染而发生炎症，如未及时得到治疗，造成急性化脓性炎症，进而发展为前庭大腺脓肿。此病以育龄妇女多见。

一、临床表现

急性期局部疼痛、红肿，前庭大腺脓肿形成时疼痛最为剧烈。常有发热，寒战者较少，严重时大小便困难。临床检查可发现患者大阴唇下 1/3 处有红肿硬块，触痛明显。如已发展为脓肿，多呈鸡蛋至苹果大小肿块，常为单侧性。肿块表面皮肤发红变薄，周围组织水肿，炎症严重时可向会阴部及对侧外阴部发展。前庭大腺局部触痛显著，有波动感，腹股沟淋巴结多肿大。

二、病因学

前庭大腺炎症多发生于生育期年龄，婴幼儿及绝经后很少发生。病原体多数为葡萄球菌、大肠杆菌、链球菌及肠球菌，少数为淋球菌。

三、诊断

根据病史及局部外观与指诊，局部红肿热痛，一般不难诊断。但同时亦应注意尿道口及尿道旁腺有无异常。

四、治疗措施

（1）急性炎症卧床休息，抗生素治疗。

（2）局部热敷或坐浴。

（3）脓肿形成后切开引流，并做造口术。

急性期应注意局部清洁，取前庭大腺开口处分泌物做细菌培养，应用抗生素。如已形成脓肿，应即切开引流。切口应选择皮肤最薄处。一般在大阴唇内侧，作一半弧形切口排脓。造口术适用于较大及反复急性发作的囊肿；切除术适用于伴感染性囊肿。排除囊内物，对引流口每天清洁换药。手术后阴唇内侧会形成一个小口，囊肿复发时脓液会自动从造好的口中流出。

五、并发症

前庭大腺脓肿如不及时进行处理，可向后侧方向播散，形成直肠周围脓肿，有时甚至向直肠溃破。

前庭大腺脓肿切开排脓后，多数前庭大腺脓腔可完全闭合而痊愈，但有时可形成瘘管。有时瘘口自行封闭或狭窄，又可蓄积脓液而再次形成脓肿，亦可能反复发作，经久不愈。

前庭大腺炎急性期后，由于腺管口阻塞，腺内分泌液不能排出而潴留，形成前庭大腺囊肿。

第三节　滴虫性阴道炎

滴虫性阴道炎是由毛滴虫引起的，寄生人体的毛滴虫有阴道毛滴虫、人毛滴虫和口腔毛滴虫，分别寄生于泌尿生殖系统、肠道和口腔。与皮肤病有关的是阴道毛滴虫，能引起滴虫性阴道炎，是一种主要通过性交传播的寄生虫疾病，具有传染性。

一、病因

因有鞭毛的梨状原虫——阴道滴虫侵入阴道而发病。

二、临床表现

滴虫性阴道炎多数病例无症状，阴道黏膜发炎，呈鲜红色，上覆斑片状假膜，常伴泡沫样分泌物，自觉不同程度瘙痒，少数有灼热感，白带增多且变黄绿色。偶可发生尿频、尿急、尿痛、血尿，或腹痛、腹泻、黏液便。常引起尿道炎，可致膀胱炎、前庭大腺炎。

三、诊断

滴虫性阴道炎只需将取自后穹隆的阴道分泌物经盐水混悬后，不必染色，用普通显微镜检查，即可立即做出诊断。显微镜下很容易观察到鞭毛的快速伸展运动和卵圆形原虫的冲刺活动。滴虫性阴道炎也常用巴氏染色涂片做出诊断。同时应做有关化验以排除淋病、衣原体病及其他性传播疾病。

四、治疗

（一）全身治疗

1. 甲硝唑

成人 400mg，每天 2 次，连服用 7 天。

2. 替硝唑

替硝唑 2g，单次口服。

（二）局部治疗

先用肥皂棉球擦洗阴道壁，并用 0.02% 高锰酸钾溶液或温开水冲洗阴道，甲硝唑栓塞入阴道后穹隆，每晚 1 次，7 ~ 10 天为 1 疗程。

由于滴虫性阴道炎可同时在尿道、尿道旁腺、前庭大腺多部位感染，故治愈此病全身用药效果较好。

第四节 外阴阴道假丝酵母菌病

外阴阴道假丝酵母菌病（VVC）是由假丝酵母菌病引起的常见外阴阴道炎症。国外显示约 75% 的女性一生中患过一次外阴阴道假丝酵母菌病，45% 的妇女经历过 2 次或者 2 次以上的发作。

一、临床表现

外阴奇痒，白带增多；还可有尿频、尿痛及性交痛。特征是白带呈豆渣样或者凝乳块样，无特殊气味。

体征检查时可见小阴唇内侧和阴道黏膜上有白色膜状物附着，擦去后可见黏膜红肿，有浅表糜烂或溃疡。

二、诊断

白带检查找到假丝酵母菌，即可确诊。如有症状而多次检查为阴性，可采用培养法。

三、治疗

消除诱因，根据患者情况选择局部或全身抗真菌药物，以局部用药为主。

可以使用克霉唑、咪康唑、制霉菌素。

未婚及不宜局部用药者，可以选用口服药物：氟康唑 150mg 顿服。

第五节 细菌性阴道炎

细菌性阴道炎（BV）是一种由阴道加特纳菌和一些厌氧菌的混合感染，导致阴道内微生态平衡失调，引起阴道分泌物增多，白带有鱼腥臭味及外阴瘙痒灼热的症状。细菌性阴道炎可分为嗜血杆菌性阴道炎、棒状杆菌阴道炎、厌氧菌性阴道炎、加特纳菌性阴道炎等。本病也可通过性接触传染，在性关系混乱的人群中发病率较高。通过分泌物涂片检查可发现大量脓球，找到致病菌。

一、诊断

有以下 4 项中的 3 项症状就可以诊断为细菌性阴道炎。

（1）线索细胞阳性。

（2）有匀质、稀薄、灰白色阴道分泌物，常黏附在阴道壁。

（3）阴道分泌物 pH 值 >4.5。

（4）胺实验阳性。

二、治疗

药物有甲硝唑、替硝唑、克林霉素。

第六节 萎缩性阴道炎

萎缩性阴道炎常见于自然绝经及卵巢切除后妇女，也可见于产后闭经或者药物假绝经治疗的妇女。

一、临床表现

随着年龄的增长，身体中的内分泌雌激素开始减少，卵巢雌激素明显减少会使阴道内壁变得干燥而弹性降低，阴道黏膜分泌物也减少，阴道润滑性降低，致使整个阴道呈现皱缩（萎缩）。阴道炎的症状包括阴道干燥、触痛/瘙痒、分泌物（血性）增多、反复阴道炎症、性交困难。 激素的减少可能会造成阴道上皮变薄、括约肌失去张力、失去弹性。 萎缩性阴道炎患者也会出现反复泌尿道感染、尿痛、尿频、尿急、小便失禁等症状。

二、诊断

根据绝经、卵巢手术史、盆腔放射治疗史或药物性闭经史及临床表现，诊断一般不难，但应排除其他疾病才能诊断。 应取阴道分泌物检查，显微镜下见大量基底层细胞及白细胞而无滴虫及假丝酵母菌。 对有血性白带者，应与子宫恶性肿瘤鉴别，需常规做宫颈刮片，必要时行阴道活检。

三、治疗

（1）补充雌激素。
（2）抑制细菌生长。

第七节　子宫颈炎症

在长期慢性炎症的刺激下，子宫颈管增生而带来的柱状上皮可发生非典型增生，如不及时治疗，其中一部分最终会发展为癌，不过这种发展转变过程比较缓慢。

一、临床表现

主要临床表现为白带增多。 由于病原菌的不同，白带可为乳白色黏液样，或形成淡黄色、脓性或血性白带，以乳白色黏液样白带最常见。 除白带增多外，患者可能伴有腰部酸痛、性交出血等症状，但多数轻症患者可无这些症状。 妇科检查可以发现宫颈充血、白带增多、宫颈息肉、宫颈肥大、宫颈腺囊肿。

二、诊断

妇科检查为确诊的主要手段。

三、治疗

（1）药物治疗适用于急性宫颈炎。
（2）物理治疗是目前应用很广泛的一种治疗方法，具有疗程短、疗效好的优点。 适用于炎症浸润较深的患者。 常用的方法有电熨法、激光疗法及冷冻疗法。
（3）手术治疗：可以行宫颈息肉摘除术。

第八节 盆腔炎性疾病

一、定义

盆腔炎性疾病是指女性上生殖道的一组感染性疾病，主要包括子宫内膜炎、输卵管炎、输卵管卵巢脓肿、盆腔腹膜炎。炎症可局限于一个部位，也可以同时累及几个部位，以输卵管炎、输卵管卵巢炎最常见。盆腔炎性疾病多发生在性活跃期、有月经的妇女，初潮前、绝经后或未婚妇女很少发生盆腔炎性疾病，若发生盆腔炎性疾病也往往是邻近器官炎症的扩散。

二、临床表现

（一）慢性盆腔痛

慢性炎症形成的瘢痕粘连以及盆腔充血常引起下腹部坠胀、疼痛以及腰骶部疼痛，常在劳累、性交后及月经前后加剧。有文献报道慢性盆腔痛约20%为急性盆腔炎发作后遗留问题。

（二）全身症状

多不明显，有时仅有低热，易感疲倦，因病程时间较长，部分患者可出现神经衰落症状，如精神不振、失眠、周身不适等。当患者抵抗力差时，易有急性或亚急性发作。

（三）体征

若为子宫内膜炎，子宫增大，压痛；若为输卵管炎，则在子宫一侧或两侧触到呈索条状增粗输卵管，并有轻度压痛；若为输卵管积水或输卵管卵巢囊肿，则在盆腔一侧或两侧触及囊性肿物，活动多受限。

（四）不孕及异位妊娠

输卵管粘连阻塞可致不孕或异位妊娠。急性盆腔炎后不孕发生率为20%～30%。有文献报道一次盆腔炎发作，不孕危险为13%，两次为36%，3次为60%～75%。

三、危害

（一）导致女性不孕的发生

盆腔炎对女性朋友最为严重的影响是会导致不孕症的发生，盆腔炎拖延得久了会直接影响到子宫、输卵管的功能，尤其是慢性盆腔炎会致使输卵管僵化或阻塞，严重影响精子的运行与卵子的输送，最终引发不孕症。

（二）宫外孕

慢性输卵管炎是最常见的干扰受精卵正常运行的因素，为输卵管妊娠的常见和主要原因。国外有报道盆腔炎性疾病可使异位妊娠的危险增加2.7倍。

（三）弥漫性腹膜炎

炎症的发展和蔓延可以扩散到子宫最外层的浆膜层。浆膜层是子宫与盆腔其他器官相联系的部分。炎症可以导致盆腔腹膜炎，继续发展、加重会形成弥漫性盆腔腹膜炎，出现全身中毒症状，如高热、恶心、呕吐、腹胀。因为腹膜面的炎性渗出和纤维素的覆盖可以引起肠粘连，也可以形成脓肿，急性期治疗不及时可以发展成慢性盆腔炎，导致不孕。

四、感染途径

（一）上行性蔓延

病原菌由外阴、肛门进入阴道，沿黏膜间上行，通过子宫颈、子宫内膜、输卵管蔓延至卵巢、腹腔，是淋球菌、葡萄球菌感染的主要途径。血行播散多先为其他脏器如肺、肾盂感染，而后经血液循环扩散至生殖器官，是结核菌感染的主要方式。

（二）经淋巴系统蔓延

细菌经阴道、子宫颈侵入后，经淋巴系统扩散至盆腔蜂窝组织及子宫附件以至腹腔，常为链球菌、葡萄球菌的蔓延方式。

（三）直接蔓延

直接蔓延是指由邻近脏器的感染蔓延而来，如腹膜炎、阑尾炎、结肠炎、膀胱炎等均可蔓延至子宫、输卵管而引起盆腔炎。盆腔炎有急性、慢性两大类，后者多由于对急性炎症未能彻底治疗而致，有时可有急性或亚急性发作。

（四）经血液循环传播

病原体先侵入人体的其他系统，再经血液循环感染生殖器，为结核菌感染的主要途径。

五、治疗

（1）主要为抗生素治疗，必要时手术治疗。手术治疗主要用于抗生素控制不满意的输卵管卵巢脓肿或盆腔脓肿。

（2）手术治疗。 手术指征有脓肿经药物治疗无效；脓肿持续存在；脓肿破裂。

第十二章　子宫内膜异位症与子宫腺肌症

子宫内膜异位症是具有生长功能的子宫内膜组织出现在子宫体以外的其他部位所引起的一种疾病。 因其大多数病变出现在盆腔内生殖器和邻近器官的腹膜面，故称之为盆腔子宫内膜异位症。 若子宫内膜生长在宫肌层，而未扩散至子宫浆膜层时，称为子宫腺肌症。 子宫内膜异位症与子宫腺肌症均为异位子宫内膜引起的疾病，临床上两者可并存，但发病机制及组织发生学不尽相同，临床表现也有差异。 子宫内膜异位症的发病率近年明显增高，是目前常见的妇科疾病之一，好发于30～40岁的育龄妇女。

第一节　子宫内膜异位症

当具有生长功能的子宫内膜组织出现在子宫腔被覆黏膜以外的其他部位时，称为子宫内膜异位症（内异症）。 该病最早发现于19世纪中期，最常发生于盆腔腹膜，也见于卵巢、阴道直肠隔和输尿管，罕见于膀胱、心包膜和胸膜。 内异症虽为良性病变，但具有类似恶性肿瘤的局部种植、浸润生长及远处转移能力。

一、病因

（1）经血逆流，子宫内膜碎片随之游离；淋巴及静脉播散；医源性种植。

（2）体腔上皮化生学说。

（3）诱导学说，未分化的腹膜组织被诱导发展为子宫内膜组织。

（4）遗传因素。

（5）免疫与炎症因素。

（6）其他因素。

二、临床表现

典型症状为下腹痛、痛经、性交痛、性交不适和不孕。

（一）下腹痛和痛经

特点是继发性和渐进性加重。即初潮后的最初几年无痛经，数年或10余年后才出现，并有逐步加剧现象。疼痛多位于下腹深部和腰骶部，以盆腔中部为多，可牵涉到盆腔两侧及骨盆壁，可放射至阴道、会阴、肛门或大腿。常于月经开始出现，并持续至整个月经期。疼痛的程度与病灶大小不呈正比。20%～35%患者可无痛经。也有腹痛时间与月经不同步者，少数患者长期下腹痛，至经期疼痛更剧烈。

（二）性交疼痛

异位内膜累及子宫直肠后陷凹和子宫骶骨韧带时，常有深部性交疼痛，月经前期尤甚。

（三）月经不调

常有月经过多、经期延长或经前点滴出血。

（四）不孕

本病患者约40%不孕，主要由于盆腔粘连、输卵管阻塞或蠕动减弱，影响受精卵的输送，或并发未破裂卵泡黄素化综合征，或卵巢黄体功能不足，或自身免疫反应干扰受精与着床等。

（五）其他

肠道病灶可致腹泻或便秘，或有周期性排血；累及泌尿系统者可有经期尿频尿急、排尿困难，或周期性血尿；远道的异位内膜病灶还可致经期咯血、流鼻血等。除上述症状外，卵巢子宫内膜异位囊肿破裂时，引起突发性剧烈下腹痛，伴恶心呕吐和肛门坠胀，破裂时间多发生于经期前后或经期。

三、鉴别诊断

需要与下列疾病相鉴别。
（1）卵巢恶性肿瘤。
（2）盆腔炎性包块。
（3）子宫腺肌病。

四、治疗

治疗子宫内膜异位症的根本目的是缩减和去除病灶，减轻和控制疼痛，治疗和促进生育，预防和减少复发。

（一）药物治疗

非甾体类消炎药、口服避孕药、孕激素、孕激素受体拮抗剂、孕三稀酮、达那唑、促性腺激素释放激素激动剂。

（二）手术治疗

治疗目的是切除病灶、恢复解剖。

第二节　子宫腺肌症

子宫腺肌症又称内在性子宫内膜异位症，痛经是子宫腺肌症的主要症状，见于约80%的患者。

一、简介

子宫腺肌症实际上是子宫内膜异位症的一种特殊表现形式，主要是患者的子宫内膜组织入侵到了患者的子宫肌肉层的部分，从而形成该病症。该病症对女性的影响非常大。并且，该疾病的症状相对比较隐蔽，35%无症状，所以很多女性朋友都无法及时地发现。

二、临床表现

痛经是子宫腺肌症的主要症状，见于约80%的患者。患者多表现为继发性痛经伴进行性加重。随着病情发展，疼痛可从经前1周左右即开始，或可延长至经后1至2周。此外，月经过多，子宫增大或有结节。

子宫内膜异位病灶生长缓慢，妊娠期常发生退变，绝经后停止发展，故一般预后较好。如病变范围过于广泛，或肠道受侵，则可能发生肠梗阻这一严重并发症。子宫内膜异位症恶性概率很小。

三、诊断

根据临床表现可以做初步诊断，影像学检查可以帮助诊断，确诊依靠病理检查。B超检查在子宫肌层中见到种植内膜所引起的不规则回声增强，即具有诊断意义。子宫腺肌症不是肿瘤，但需要警惕是否合并子宫肌瘤。临床资料表明，约有半数子宫腺肌症患者可与子宫肌瘤合并存在。若合并子宫肌瘤，妇科检查时可触及增大的子宫呈现局部性结节隆起，结合B超检查可以鉴别诊断。

四、治疗

子宫腺肌症属于育龄期妇女常见病症，其症状并不严重，体检也只是发现子宫增大，故而并非什么严重的疾病。对此不必过分担心，但要给予重视，若不加以控制，病情必然还会发展，增加不适和痛苦。所以，确诊为子宫腺肌症后，就要在医生指导下合理用药。目前的治疗方法主要是对症治疗，即在感到下腹部疼痛不适或痛经时，用布洛芬、吲哚美辛或萘普生等抗炎止痛药缓解症状。

可以用非甾体类消炎药、口服避孕药、孕激素、孕激素受体拮抗剂、孕三烯酮、达那唑、促性腺激素释放激素激动剂药物治疗。

药物治疗无效或长期剧烈痛经时，应行手术治疗。手术治疗包括根治手术和保守手术。根治手术即为子宫切除术，保守手术包括腺肌症病灶（腺肌瘤）切除术、子宫内膜及肌层切除术、腹腔镜下子宫肌层电凝术等。如果患者无生育要求，且病变广泛，症状严重，保守治疗无效，合并子宫肌瘤或存在子宫内膜癌的高危因素，以切除子宫为宜。而且为避免残留病灶，以全子宫切除为首选，一般不主张部分子宫切除。子宫腺肌症病变多为弥漫性，界限不清，彻底切除病灶几乎不可能，故单纯的子宫腺肌症病灶切除术后疼痛缓解率低，复发率高。因此，有专家利用腹腔镜手术，在切除腺肌瘤的同时阻断子宫的供血动脉，可提高该手术的疗效。患者关注的是子宫腺肌症会不会恶变的问题。与子宫腺肌症类似的子宫内膜异位症，其恶变率国内报道为1.5%，国外报道为0.7%～1.0%。相比之下，子宫腺肌症发生恶变更为少见。

第十三章　女性生殖器的发育异常

第一节　外生殖器发育异常

一、处女膜闭锁

最常见的是处女膜闭锁，为发育过程中，阴道末端的泌尿生殖窦组织未腔化导致。

处女膜是位于阴道外口和会阴的交界处的膜性组织，正常处女膜分为有孔型、半月型、筛状、隔状、微孔型。如完全无孔隙，则为处女膜闭锁，又称无孔处女膜。处女膜闭锁是女性生殖器官发育异常中较常见的类型。绝大多数患者至青春期发生周期性下腹坠痛，进行性加剧，严重者可引起肛门胀痛和尿频等症状。

本病一经发现，应尽早考虑手术治疗。一般来说，青少年期为手术切除处女膜的最佳时期。如需推迟手术，可给予药物治疗来抑制月经周期。

手术治疗的时期、方法及术后抗感染如下。

1. 手术时期

可以在任何年龄进行处女膜修复，但这种修复在组织已受到过雌激素刺激后更容易进行。 因此，理想的手术时机是新生儿期、青春期后或月经初潮前。

2. 手术方法

在靠近处女膜环处做椭圆形切口，之后排净堵塞物。 然后切除额外的处女膜组织，以形成一个正常大小的孔，用缝合线将阴道黏膜缝合到处女膜环上以防止粘连和阻塞复发。

3. 术后抗感染

术后患者可能因长期宫腔积血继发感染需要抗感染治疗，避免切口发生感染。

二、阴道发育异常

副中肾管的形成和融合过程异常以及其他致畸因素均可引起阴道的发育异常。 按照阴道异常的临床表型来分，阴道发育异常分为先天性无阴道、阴道部分闭锁、阴道横隔、阴道纵隔及阴道斜隔。 阴道发育异常的临床表现常常为闭经、痛经、性生活障碍等。 治疗总的原则是：解除梗阻、缓解痛经、尽量保留生育功能。

三、宫颈及子宫发育异常

子宫发育异常是女性生殖器官畸形中最常见的一种，临床意义亦比较大。 女性两侧副中肾管在演化过程中受到影响和干扰，可在演化的不同阶段停止发育而形成各种发育异常的子宫。 有些子宫畸形患者可无任何自觉症状，月经、性生活、妊娠、分娩等均无异常表现，以至终身不被发现，或于体检时偶被发现。 但亦有一部分女性的生殖系统功能受到不同程度的影响，影响同房及妊娠，到性成熟时、婚后，或孕期、产时，因出现症状才被发现。

（一）子宫发育异常的几种类型

1. 先天性无子宫及子宫发育不全

子宫发育不全是指子宫发育停留在胎儿期至青春期前之不同幼稚阶段。

（1）先天性无子宫：两侧副中肾管向中线横行伸延而会合，如未到中线前即停止发育，则无子宫形成。 先天性无子宫常合并先天性无阴道，但可有正常的输卵管与卵巢。 B超提示未发现子宫，肛诊时在相当于子宫颈、子宫体部位触不到子宫。

（2）始基子宫：如两侧副中肾管向中线横行延伸会合后不久即停止发育，则这种子宫很小，多无宫腔或虽有宫腔而无内膜生长，因此亦无月经来潮。

（3）幼稚子宫：妊娠晚期或胎儿出生后到青春期以前的任何时期，子宫停止发育，可出现各种不同程度的子宫发育不全。幼稚子宫可造成痛经、月经过少、闭经或不孕。但女性未发育时，子宫偏小，需进行鉴别诊断。

2. 两侧副中肾管会合受阻

这种类型最为常见，亦具有重要的临床意义。由于其会合受阻的时期及程度不同，可有如下表现。

（1）单角子宫：一侧副中肾管发育完好，形成一发育较好的单角子宫，并伴有一发育正常输卵管。对侧副中肾管发育完全停止。单角子宫的功能可能正常。如妊娠，则妊娠及分娩经过可正常，但亦可能引起流产或难产。

（2）残角子宫：一侧副中肾管发育正常，另一侧在发育过程中发生停滞等异常情况，而形成不同程度的残角子宫，多数仅通过纤维条束与对侧的单角子宫连接。由于内膜多半无功能，常无症状出现。如有功能，则在青春期后出现周期性下腹疼痛等经血潴留症状。有些与对侧子宫有一狭窄腔道相通，这种情况下可发生残角子宫妊娠，其症状一如输卵管间质部妊娠，常在妊娠 3～4 个月破裂，发生严重内出血。

（3）盲角子宫：两侧副中肾管发育均较好，但一侧子宫角未与阴道相通，形成盲角子宫。

（4）双子宫及重复子宫（对称型）：这两种畸形极相似。两者区别仅在于，前者两子宫间之间隙较后者宽大。双子宫可有或可无阴道纵隔。

（5）双角子宫：此类畸形程度更轻，表现为宫底向内凹陷，根据不同程度，形成所谓马鞍形子宫、心形子宫、弓形子宫，如妊娠可引起流产或胎位异常。

（6）纵隔子宫：有时纵隔不完全，导致两个分开的子宫—宫颈间有小通道，故称相通子宫。常伴有阴道纵隔，通道常位于子宫峡部。

（二）子宫发育异常的临床表现

1. 月经异常

先天性无子宫或始基子宫患者无月经。幼稚型子宫患者可无月经，亦可有月经过少、迟发、痛经、经期不规则等表现；双子宫、双角子宫患者常可出现月经量过多及经期持续时间延长。

2. 不孕

无子宫、始基子宫、幼稚型子宫等子宫发育不良者，常为女性不孕的主要原因之一。

3. 病理妊娠

女性发育异常之子宫于妊娠后往往引起流产、早产或胎位异常，偶可发生女性妊娠期自发性子宫破裂。 残角子宫如输卵管通畅，则孕卵可着床于残角子宫内，但由于其子宫肌层发育不良，常于孕期破裂，症状同宫外孕，妊娠时间可以到中孕期，严重危及生命安全。

4. 产时、产后病理

女性发育畸形之子宫常并存子宫肌层发育不良。 女性分娩时可因产力异常、宫颈扩张困难而造成难产甚至子宫破裂。 胎儿经阴道分娩可能发生胎盘滞留、产后出血或产后感染。 双子宫患者妊娠后，妊娠之子宫发育成长，非妊娠之子宫如位于子宫直肠窝，分娩时可造成阻塞性难产。 女性有双子宫、双角子宫或纵隔子宫，产后可因非妊娠侧宫腔排出蜕膜而发生出血，一般出血不多。

四、检查

妇科检查。 必要时用探针探测宫腔大小、方向。 进行子宫输卵管造影，以明确诊断。 超声检查可协助诊断，必要时可行静脉肾盂造影或钡灌肠检查。

五、诊断

如女性有原发性闭经、痛经、不孕、习惯性流产、每次妊娠胎位均不正或难产等病史，应首先想到女性有子宫畸形的可能，进一步详细询问病史及进行妇科检查。 常规行超声检查可协助诊断。 必要时，用探针探测宫腔大小、方向，或进行子宫输卵管造影，以明确诊断。 生殖器官畸形常合并泌尿系统畸形或下消化道畸形，必要时可做静脉肾盂造影或钡灌肠检查。 当发现女性有泌尿道或下消化道畸形时，亦需详细检查女性有无生殖器官畸形，包括子宫畸形在内。

六、治疗

子宫发育异常，有的畸形不影响女性生活、生育，可不必加以处理。 如因女性子宫发育不良引起闭经、痛经、不孕或习惯性流产，可试用内分泌治疗，亦可考虑手术切除畸形子宫。 如因子宫畸形引起流产、早产，可按不同畸形的情况分别采取相应手术。

七、危害影响

伴有子宫畸形的女性，尤其是伴有单角子宫的女性，无论是自然怀孕的，还是通过辅助生殖技术怀孕的，和具有正常形态子宫的女性相比，都更容易发生怀孕和分娩期间的一些并发疾病。如果是子宫腔的形状不正常，那么多数宝宝会在宫内采取臀位的姿势，而不是正常情况时头向下的姿势。

如果子宫是单角或者双角子宫，则有可能发生早产，因为随着宝宝的生长，到一定时候子宫就不能再进一步增大来容纳宝宝了，所以在子宫壁受到过度牵拉时，就会引发宫缩和分娩。早产的原因还可能是宫颈的形状不正常，这种宫颈不能够强有力地将宝宝托举在其上方的宫腔，而是过早地开大而使宝宝娩出。这种宫颈称为无力宫颈，医生称之为"宫颈机能不全"，对于子宫形态不正常而且是第一次怀孕的女性来说，宫颈机能可能不会成为一个较大的问题。而你成功怀孕的次数越多，则因宫颈机能不全造成的影响就越小。

第十四章　外阴肿瘤

外阴肿瘤是指女性阴阜、阴唇、阴蒂和前庭（包括尿道口、前庭大腺、阴道口和处女膜）等处的皮肤、黏膜、腺体和结缔组织发生的良性和恶性肿瘤。良性肿瘤较少见。外阴恶性肿瘤包括外阴鳞状细胞癌（至少占外阴癌的85%）、外阴恶性黑色素瘤（约占5%）、巴氏腺癌、外阴肉瘤和未分化的外阴恶性肿瘤等。

第一节　良性肿瘤

外阴良性肿瘤较少见，主要有平滑肌瘤、纤维瘤、脂肪瘤、乳头瘤、汗腺瘤等。神经纤维瘤、淋巴管瘤、血管瘤等更少见。

一、平滑肌瘤

平滑肌瘤来源于外阴平滑肌、毛囊立毛肌或血管平滑肌。多发生在女性生育年龄，主要发生在大阴唇、阴蒂及小阴唇。女性外阴呈有蒂或突出于皮肤表面，形成质硬、表面不滑的块物。镜下见平滑肌细胞排列成束状，与胶原纤维束纵横交错或形成旋涡状结构，常伴退行性变。 治疗原则为有蒂肌瘤局部切除或深部肌瘤摘除。

二、纤维瘤

纤维瘤由纤维母细胞增生而成，多见于大阴唇。 初起为硬的皮下结节，继而可增大，形成有蒂的硬的实性块物，大小不一，表面可有溃疡和坏死。 其切面为致密、灰白色纤维结构。 镜下见波浪状或相互盘绕的胶质束和纤维母细胞。 治疗原则为沿肿瘤根部切除。

三、脂肪瘤

脂肪瘤来自大阴唇或阴阜的脂肪组织，为生长缓慢、质软肿瘤。位于皮下组织内，呈圆形分状，大小不等，也可形成带蒂块物。 镜下见成熟的脂肪细胞间有纤维组织混杂。 小脂肪瘤无须处理；肿瘤较大，引起行走不适和性生活困难，需手术切除。

四、乳头瘤

乳头瘤为单个肿块，多发生于阴唇。 2% ~3% 有恶性倾向，应手术切除。 术时做冰冻切片，若证实有恶变，应做较广泛的外阴切除。

五、汗腺瘤

汗腺瘤由汗腺上皮增生而成。 生长缓慢，直径为 1 ~2cm。 肿瘤包膜完整，与表皮不粘连。 一般为良性，极少恶变。 治疗原则为先做活组织检查，确诊后再行局部切除。

治疗：良性肿瘤治疗方法大致有药物、激光和手术方法。

第二节　恶性肿瘤

恶性肿瘤约占女性生殖器肿瘤的 4% 。 总的 5 年生存率为68.9% 。女性外阴鳞状上皮癌是最常见的外阴恶性肿瘤，平均发病年龄为 60岁。 多发于女性阴唇、阴蒂和会阴处。 病因至今尚不清楚，但与性病（如尖锐湿疣、淋病、梅毒和阴道滴虫病）共存率高；由病毒感染（人乳头状瘤病毒）发展为浸润癌；与机体的免疫功能低下或损害有关，如肾移植后、红斑狼疮等；女性外阴营养不良和外阴湿疣均可发展为外阴鳞癌。

一、临床表现

早期局部出现小而硬的结节、肿块或溃疡，常伴有疼痛或瘙痒；晚期为典型的糜烂，肿块或不规则的乳头状瘤，颜色可呈白色、灰色、粉色或有黑色素沉着，一侧或双侧腹股沟淋巴结增大，质硬而固定。 当肿瘤破溃或继发感染时，转移后可出现尿频、尿痛、排尿困难、排便困难等。 但多数患者病变前已有多年的外阴瘙痒史，晚间为重，外阴有白色病变等。

鳞状细胞原位外阴肿瘤发生于皮肤和黏膜，病变处有种种表现，呈乳头状增生，或白色增厚，可在多处发生。 镜下表现为上皮层内细胞有增大复层、排列紊乱，核异型深染，分裂活跃等恶性特征，常伴有角化过度，钉脚伸长，但基底膜完整。

外阴恶性黑色素瘤罕见，多由色痣恶变而来。

外阴肉瘤原发或继发于外阴纤维瘤恶变。

二、外阴癌临床分期

表 1　FIGO 临床分期表

FIGO	肿瘤累及范围
Ⅰ 期 Ⅰ A 期 Ⅰ B 期	肿瘤局限于外阴和（或）会阴，淋巴结无转移 肿瘤最大直径≤2cm，且间质浸润≤1.0mm 肿瘤最大直径＞2cm，且间质浸润＞1.0mm
Ⅱ 期	肿瘤侵犯下列任何部位： 下 1/3 尿道、下 1/3 阴道、肛门，无淋巴结转移
Ⅲ 期 Ⅲ A 期 Ⅲ B 期 Ⅲ C 期	肿瘤有或无侵犯下列任何部位：下 1/3 尿道、下 1/3 阴道、肛门，有腹股沟－股淋巴结转移 （ⅰ）1 个淋巴结转移（≥5mm），或 1～2 个淋巴结转移（＜5mm） （ⅱ）≥2 个淋巴结转移（≥5mm），或≥3 个淋巴结转移（＜5mm） 淋巴结阳性伴淋巴结囊外扩散
Ⅳ 期 Ⅳ A 期 Ⅳ B 期	肿瘤侵犯其他区域（上 2/3 尿道、上 2/3 阴道）或远处转移 肿瘤侵犯下列任何部位： （ⅰ）上尿道和（或）阴道黏膜、膀胱黏膜、直肠黏膜，或固定在骨盆壁 （ⅱ）腹股沟-股淋巴结出现固定或溃疡形成，包括盆腔淋巴结的任何部位远处转移

三、鉴别诊断

过去外阴肿瘤诊断多数为晚期，延误诊治的原因主要在于对其重要性缺乏认识，以致延误就诊时间。 加强防控检查，以及在宣传有关科普知识后，肯定会发现早期病例。

对于外阴肿瘤的诊断，应首要重视临床前驱症状和局部病变。 对于女性外阴瘙痒、白斑、尖锐湿疣等经一般治疗无效，尤其是发生小结节、溃疡或乳头状赘生物等，应警惕有发展或已成为女性外阴肿瘤的可能。因此，必须及时行局部活组织检查，以明确诊断。病理组织切片检查是外阴肿瘤诊断的主要依据，取材时务必得当，宜在可疑肿瘤组织的非坏死处活检，以免遗漏诊断。对于活检结果可疑者，应再次取较深部组织检查。女性的外阴白色病变、外阴溃疡、外阴乳头状瘤、外阴硬化性萎缩性苔藓、外阴肉芽肿、外阴结核等，大体与外阴肿瘤不易鉴别，须在甲苯胺蓝染色后进行活检才可以明确诊断，及时治疗。

常规进行女性外阴细胞学涂片检查，有助于发现外阴肿瘤患者是否伴发阴道癌、宫颈肿瘤或宫体癌。而细胞学涂片检查对外阴肿瘤的诊断约有50%的阳性率，直接从病变部位刮取材料或局部组织印片做细胞学检查可提高阳性率。

四、西医治疗

恶性肿瘤手术为首选方法，采用外阴广泛性根治术和双侧腹股沟深、浅淋巴结清除术，疗效良好。恶性黑色素瘤一般多发于小阴唇和阴蒂，可能与外阴部经常受摩擦和刺激有关。表现为外阴瘙痒，色素痣扩大，色素增加，表面溃疡，有血性或浆性渗出物。治疗与外阴鳞状上皮癌相同。

针对外阴恶性肿瘤的治疗方法是以手术治疗为主，辅以放射治疗与化学药物治疗。

（一）手术治疗

0 期：单侧外阴切除。

ⅠA 期：行外阴局部扩大切除术，术后随访。

ⅠB 期：根据病灶位置决定手术方式，单侧病变（病灶距离外阴中线大于或等于 2cm），行局部广泛切除术或者广泛外阴切除术及单侧腹股沟淋巴结评估；中线部位病变，行局部广泛切除术或者改良广泛外阴切除术及双侧腹股沟淋巴结清扫术。

Ⅱ 期：外阴广泛切除术及双侧腹股沟、盆腔淋巴结清扫术。

Ⅲ 期：同Ⅱ期或加尿道前部切除与肛门皮肤切除。

Ⅳ 期：外阴广泛切除术、直肠下段和肛管切除术、人工肛门形成术及双侧腹股沟、盆腔淋巴结清扫术。癌灶浸润尿道上段与膀胱黏膜则需做相应切除术，也可考虑局部控制或姑息性外照射放疗和（或）全身治疗，或者采用最佳的支持治疗。

（二）放射治疗

外阴鳞癌虽对放射线敏感，但外阴正常组织对放射线耐受性差，使外阴癌灶接受剂量难以达到最佳放射剂量。但由于放疗设备和技术的改进，癌灶范围副反应已明显降低。术前、术后均可以用放疗。外阴癌放疗指征为：①不能手术或手术危险性大的，癌灶范围大，不可能切净或切除困难。②晚期病例先行放疗，待癌灶缩小后，行较保守的手术。③复发可能性大，如淋巴结、手术切端癌细胞残留，病灶靠近尿道及直肠近端，既要保留这些部位，又要彻底切除病灶者，可加用放疗。放疗采用体外放疗与组织间插植放疗。

（三）化学药物治疗

抗癌药可作为较晚期癌或复发癌的综合治疗手段。常用药物有阿霉素类、顺铂类、博莱霉素、氟尿嘧啶和氮芥等。为提高局部药物浓度，也可采用盆腔动脉灌注给药。靶向治疗药物：埃罗替尼、帕姆单抗等。

第十五章 宫颈肿瘤

第一节 宫颈鳞状上皮内病变（SIL）

SIL 是被广泛使用的病理诊断。然而近年来大量的研究揭示，宫颈癌及癌前病变与 HPV 感染有关（故 HPV 疫苗可以降低宫颈癌的发病率），进一步的研究发现 SIL 并非是程度不同的连续的单一病变，而是可以分为两类临床病理过程有明显差异的病变：低度病变和高度病变。

宫颈鳞状上皮病变可分为低度鳞状上皮内病变（low-grade squamous intraepithelial lesion，LSIL）和高度鳞状上皮内病变（high-grades quamousintraepithelial lesion，HSIL）。

目前认为，LSIL 包括多种 HPV 感染引起的扁平和隆起性湿疣改变、移行带处乳头状不成熟化生，以及单纯的 HPV 感染；HISL 则包括原来的 CIN Ⅱ + CIN Ⅲ。而女性宫颈高度病变则常伴有限的几种所谓的高危型 HPV（16、18、31、45、56 型）感染。低度病变大多可自然消退，很少继续发展，而女性宫颈高度病变则代表同质性病变，不易自发消退，更易发展为宫颈浸润癌。

由于女性在宫颈浸润性癌发生之前，有相当长一段时间存在宫颈癌前病变，因此进行细胞学涂片检测异常改变的细胞，及时治疗，可以有效地防止浸润癌的发生。 在我国，宫颈癌曾是导致女性死亡的癌症之一，由于我国进行免费宫颈细胞学筛查，以及细胞学诊断术的广泛开展，目前发病率已经下降。

一、宫颈鳞状上皮病变的临床特点

病变总是发生在鳞柱交界区（移行带），因此切片中如未看到移行带，需要向临床提示，以减少漏诊。

LSIL 大多数消退，仅少数继续进展，而 HSIL 往往伴有高危型 HPV 感染，更容易发展为癌；由 SIL 发展为癌的时间长达 20 年。

尽管区分 LSIL 和 HSIL 非常重要，但组织形态学上，二者是连续的病变，并没有一个截然的分界线，总有个别病例处于交界的位置上，从而让诊断者难以下决心。

二、宫颈检查方法

1. 细胞学检查和（或）高危型人乳头状瘤病毒 DNA 检测

细胞学筛查：应在性生活开始 3 年后开始，或 21 岁以后开始，并定期复查。

高危型人乳头瘤病毒检测：阳性者行阴道镜检查，阴性者 12 个月后行细胞学检查。

高危型 HPV 检测：也可作为 25 岁以上女性的子宫颈癌初筛，阳性者用细胞学检查，阴性者常规随访。

2. 阴道镜检查

指征：一阶梯筛查发现有以下异常建议行阴道镜检查。

细胞学 ASCUS 伴 HPV 检测阳性、细胞学 LSIL 及以上、HPV 检测 16/18 型阳性者。

3. 活组织检查

活组织检查是确诊子宫颈鳞状上皮内病变（SIL）的可靠方法。 任何肉眼可疑病灶，或阴道镜诊断为高级别病变者（HSIL）均应行单点或多点活检。

若需要了解子宫颈管的病变情况，应行子宫颈管搔刮术（ECC）。

三、治疗

宫颈发生低级别的鳞状上皮内病变问题不是很大，虽然它也属于癌前病变，但是癌前病变里面级别最低的，一般来说通过保守治疗就可以治愈。 如果免疫力特别高，或免疫力提高之后也有自愈的可能性，但是需要定期做检查，可以 3 个月之后进行复查，看病情有没有继续发展。如果感觉比原来严重，可以通过宫颈锥切手术进行治疗，然后3个月再复查阴道镜，看手术切除得是否完整，有没有再次复发的情况，还要复查 HPV 有没有高危阳性。如果 HPV 有高危阳性，也会继续影响宫颈，造成病变，这时需要及时地进行治疗。

第二节　子宫颈癌

宫颈癌是女性子宫颈细胞的异常生长。子宫颈是子宫的最低部分。它连接着子宫和阴道。宫颈癌几乎总是有人乳头瘤病毒感染。

一、临床表现

（一）症状

在早期，宫颈癌可能没有任何症状，很多癌症都是这样。在后期，症状可能包括如下方面。

（1）异常阴道出血（不是在月经周期）。

（2）阴道分泌物异常。

（3）骨盆疼痛。

（4）做爱时疼痛。

晚期症状：癌肿压迫或累及输卵管时，可以导致输尿管梗阻、肾积水、尿毒症，还可能有贫血、恶病质等全身衰竭症状。

（二）体征

早期宫颈癌局部用肉眼观察不能识别，多数患者仅有不同程度的糜烂或轻微的同房后接触性出血，甚至有的宫颈外观光滑，无异常表现。对可疑的或临床已能辨认的宫颈癌患者，应进行仔细的妇科检查、宫颈活检及必要的全身查体，以便及早做出诊断，查清癌瘤生长类型和范围。

1.妇科检查

（1）外阴检查。注意外阴部有无癌瘤。晚期患者会有外阴部浸润转移。子宫颈癌和外阴癌还可同时存在。

（2）妇科窥器检查。对有阴道反复出血者，最好先行指诊，初步了解病变范围后再轻柔地放入窥器检查，以免因粗暴操作，窥器碰伤癌组织而引起大出血。

妇科检查的主要目的是了解宫颈形态，如疑为癌瘤，了解其类型、大小、累及宫颈及阴道的范围，必要时局部涂以3%的复方碘液观察不着色的宫颈高危部位。

（3）阴道指诊。 以食指自阴道口向内触摸全部阴道壁、宫颈表面及宫颈管部，注意宫颈骶主韧带的质地、癌瘤范围及指套有无带血等。

（4）双合诊。 除能了解子宫颈的病变外，还可了解女性子宫大小、质地、活动度以及两侧附件、宫旁韧带的质地，了解有无肿块、增厚和压痛。

（5）三合诊。 注意直肠前壁是否光滑，阴道后壁的弹性，宫颈管的粗细和硬度，宫颈旁主韧带及骶韧带有无增厚、变硬、弹性消失和结节感，盆壁有无癌肿浸润、转移肿大的淋巴结等。 三合诊检查是确定宫颈癌临床分期的主要证据。

2. 全身检查

对宫颈癌患者进行全身查体，是了解有无远处转移的病灶，为制定下一步的治疗方案提供依据。 晚期女性患者查体时，应注意淋巴系统中的髂窝、腹股沟及锁骨上淋巴结有无肿大，肾脏能否触及，肾区有无叩击痛等。

3. 其他辅助检查

为进一步了解癌瘤是否扩散、转移的部位和范围，应根据具体情况进行必要的辅助检查，如胸部透视或摄片、膀胱镜、直肠镜、静脉肾盂造影、淋巴造影及同位素肾图检查等。 活体组织病理检查是诊断子宫颈癌的最可靠的依据，无论癌瘤早晚都必须通过活检确定诊断。 通过活检可以鉴别诊断，排除其他宫颈疾病，再者通过组织切片检查还可得出癌变类别及其分化程度。

二、临床分期

表 2　FIGO 2018 宫颈癌分期

分期	描述
Ⅰ 期	癌灶局限在宫颈(是否扩散至宫体不予考虑)
Ⅰ A	仅在显微镜下可见浸润癌,最大浸润深度 <5mm[①]
Ⅰ A1	间质浸润深度 <3mm
Ⅰ A2	3mm≤间质浸润深度 <5mm
Ⅰ B	浸润癌浸润深度 ≥5mm(超过 Ⅰ A 期),癌灶仍局限在子宫颈[②]
Ⅰ B1	间质浸润深度 ≥5mm,病灶最大径线 <2cm
Ⅰ B2	2cm≤癌灶最大径线 <4cm
Ⅰ B3	癌灶最大径线 ≥4cm

分期	描述
Ⅱ期	癌灶超越子宫,但未达阴道下 1/3 或未达骨盆壁
ⅡA	侵犯上 2/3 阴道,无宫旁浸润
ⅡA1	癌灶最大径线 <4cm
ⅡA2	癌灶最大径线 ≥4cm
ⅡB	有宫旁浸润,未达盆壁
Ⅲ期	癌灶累及阴道下 1/3 和(或)扩展到骨盆壁和(或)引起肾盂积水或肾无功能和(或)累及盆腔和(或)主动脉旁淋巴结[3]
ⅢA	癌灶累及阴道下 1/3,没有扩展到骨盆壁
ⅢB	癌灶扩展到骨盆壁和(或)引起肾盂积水或肾无功能
ⅢC	不论肿瘤大小和扩散程度,累及盆腔和(或)主动脉旁淋巴结[注明 r(影像学)或 p(病理)证据][3]
ⅢC1	仅累及盆腔淋巴结
ⅢC2	主动脉旁淋巴结转移
Ⅳ期肿	肿瘤侵犯膀胱黏膜或直肠黏膜(活检证实)和(或)超出真骨盆(泡状水肿不分为Ⅳ期)
ⅣA	转移至邻近器官
ⅣB	转移到远处器官

注:如分期存在争议,应归于更早的期别。①可利用影像学和病理学结果对临床检查的肿瘤大小和扩展程度进行补充,用于分期。②淋巴脉管间隙(LVSI)浸润不改变分期,不再考虑病灶浸润宽度。③需注明ⅢC期的影像和病理发现,例如影像学发现盆腔淋巴结转移,则分期为ⅢC1r,假如是病理学发现的,则分期为ⅢC1p,需记录影像和病理技术的类型。

三、诊断

依靠病理检查,结合 CT 等辅助检查。

(一)微小浸润癌

ⅠA1 和ⅠA2 期的诊断,依靠 LEEP（宫颈环形电切术）或冷刀锥切完整病灶的镜下检查,也可以用女性宫颈切除或全子宫切除的标本进行诊断。浸润深度从原发灶起源的上皮或腺体基底膜向下不应大于 3mm 或 5mm。修订版不再考虑水平浸润宽度,因浸润宽度会受医师主观人为因素影响。

宫颈癌是否有淋巴脉管浸润虽不改变分期,但会影响治疗决策。肿瘤扩散到子宫体不影响分期,不影响预后和治疗方案。宫颈锥切切缘仍有浸润癌，则诊断为ⅠB1期。 临床可见的宫颈病灶均诊断为ⅠB期。 根据宫颈病灶的最大径线，在新分期中细分为ⅠB1、ⅠB2、ⅠB3期。

（二）浸润癌

宫颈活检可用于肉眼可见病灶的诊断，不满意的情况下可采用小LEEP或锥切。 妇科检查后，临床评估仍是最重要的。 有条件者可利用影像学辅助评估。 可以采用任何可用的影像学方法，如超声、CT、MRI、PET，提供宫颈肿瘤大小、淋巴结状态、局部或全身转移的信息。对于 >10mm 的宫颈原发肿瘤，MRI 是最佳影像学评估方法。 若由经验丰富的专家操作，超声诊断也具有良好的准确性。 影像学检查的目的是寻找宫颈癌的最佳治疗方法，避免手术和放疗双重治疗加重不良反应。 检测 >10mm 的淋巴结 PET – CT 比 CT 和 MRI 更准确，假阴性率为4% ~15% 。 淋巴结肿大是转移的重要体征，但在结核和炎症高发区，尤其是 HIV 流行区，大的淋巴结未必提示转移。 医生可以根据影像检查或细针穿刺抽吸或活检来确定或排除宫颈癌是否转移。

文献报道，治疗前行腹主动脉旁淋巴结（PALNS）分期术，发现18%（8% ~42%）的ⅠB ~ⅣA 期患者存在主动脉旁淋巴结转移。 手术并发症的平均发生率为9%（4% ~24% ），盆腔淋巴结清扫后，淋巴囊肿是最常见的并发症。 癌患者有淋巴结转移预后更差。 盆腔淋巴结阳性为ⅢC1 期；主动脉旁淋巴结受累则为ⅢC2 期。 需记录这一分期是基于影像学检查（r）还是有病理学证实（p）。 可以建肿瘤标志物：SCC，而其他检查意义不大。

浸润性癌患者应进行胸片检查，还可以通过泌尿系超声、静脉肾盂造影、CT 或 MRI 评估是否有肾积水，提示宫颈癌是否转移，癌肿是否压迫输尿管。 有膀胱和直肠的血尿、便血等临床症状时需行膀胱镜或乙状结肠镜检查来评估膀胱和直肠情况。 另外，桶状型颈管癌及肿瘤累及阴道前壁者也推荐膀胱镜检查。 可疑宫颈癌浸润膀胱或直肠受累应通过活检和病理学证据证实。

四、病理分期

宫颈癌手术标本或影像引导的细针穿刺细胞学病理报告是评估病灶范围的重要依据。 病理学和影像学均为分期依据。 初治患者一旦确定分期，在复发时不能再更改，依然按原分期。

所有宫颈癌患者均需经病理确诊，且原发为宫颈。 组织类型按照WHO 2014 年女性生殖器官肿瘤分类标准，包括：①鳞状细胞癌。 角化、非角化、乳头状，基底细胞癌，疣状，鳞状移型，淋巴上皮瘤样。②腺癌（宫颈管，黏液性，绒毛状，子宫内膜样）。③透明细胞腺癌。④浆液性癌。⑤腺鳞癌。⑥玻璃样细胞癌。⑦腺样囊性癌。⑧小细胞癌。⑨未分化癌。

组织学分级如下，GX：无法评估等级；G1：分化良好；G2：中等分化；G3：低分化或未分化。分级不纳入宫颈癌分期。

五、治疗

根据临床分期、患者年龄、生育要求、全身情况、医疗技术水平及设备条件等，综合考虑制定适当的个体化治疗方案。采用手术和放疗为主、化疗为辅的综合治疗。

（一）手术治疗

适用于女性早期宫颈癌。可根据宫颈癌期别和扩散程度选择锥切、全子宫切除、根治性子宫切除等。表3为根治性子宫切除术的类型。

表3　根治性子宫切除术的类型

类别	筋膜外子宫切除术	改良根治性子宫切除术	根治性子宫切除术
Piver-Rutledge 分型	Ⅰ型	Ⅱ型	Ⅲ型
Q-M 分型	A型	B型	C型
适应证	ⅠA1期	ⅠA1期+LVSI(+)，ⅠA2期	ⅠB1期、ⅠB2期和经选择的ⅡA期
子宫和宫颈	切除	切除	切除
卵巢	选择性切除	选择性切除	选择性切除
阴道切缘	0	1~2cm	上1/4~1/3
输尿管	未涉及	分离输尿管隧道	分离输尿管隧道
主韧带	在子宫和宫颈边缘切断	在输尿管穿过阔韧带水平切断	贴盆壁切断
宫骶韧带	宫颈边缘切断	部分切除	近骶骨端切断
膀胱	下推至膀胱底	下推至阴道上部	下推至阴道中段
直肠	未涉及	下推至宫颈下方	下推至宫颈下方
手术入路	开腹、腹腔镜或机器人手术	开腹、腹腔镜或机器人手术	开腹、腹腔镜或机器人手术

1. 微小浸润癌 FIGO Ⅰ A 期

（1）Ⅰ A1 期。

需保留生育功能者，LVSI（－）可行宫颈锥切术，切缘阴性者随访。而不需保留生育功能者和老年女性推荐筋膜外全子宫切除术。手术可选择开腹、经阴道或经腹腔镜进行（最新研究，腹腔镜术后预后低于开腹手术者）。LVSI（＋）时，应行改良根治性子宫切除＋盆腔淋巴结切除术。

（2）Ⅰ A2 期。

此期的宫颈癌有可能发生淋巴结转移，因此行 B 型或范围更大的根治性子宫切除术，还需行盆腔淋巴结清扫。在低风险宫颈癌病例中，单纯全子宫切除术或宫颈切除术加盆腔淋巴结切除或前哨淋巴结切除可能已足够。如有需要保留生育功能者可选择宫颈切除术＋腹腔镜下（或腹膜外）盆腔淋巴结清扫术；经腹、经阴道或腹腔镜下根治性宫颈切除术加盆腔淋巴结清扫术。

2. 浸润癌

FIGO Ⅰ B1 期、Ⅰ B2 期、Ⅱ A1 期宫颈癌首选治疗方式是手术。通常选择 C 型根治性子宫切除术和盆腔淋巴结清扫术。手术可采用开腹或者微创，即腹腔镜或者达·芬奇机器人手术。

（1）Ⅰ B1 期。

宫颈癌Ⅰ B1 期标准治疗方式是 C 型根治性子宫切除术。符合以下条件时属于低危型：宫颈癌肿瘤最大直径＜2cm，宫颈间质浸润小于50％，影像学无淋巴结转移。低危患者也可考虑行改良根治性子宫切除术。因为此期的宫颈癌淋巴结转移的风险高，应切除盆腔淋巴结。医师有条件者，建议采取保留盆腔神经的根治性子宫切除术，可以减少术后排便、排尿困难发生率，还能降低性功能障碍发生，导致生活质量下降的发生率。

如患宫颈癌女性要求保留生育功能的Ⅰ A2～Ⅰ B1 期者可行根治性宫颈切除术，切除宫颈及宫旁组织，将子宫和阴道断端吻合。可经腹、经阴道或腹腔镜进行。经阴道手术者，先用腹腔镜切除盆腔淋巴结并采取冰冻病理检查以确保淋巴结阴性，然后再行经阴道广泛宫颈切除术。

（2）Ⅰ B2／Ⅱ A1 期。

宫颈癌的初治包括选择手术或放疗，取决于患者因素和当地卫生资源，二者疗效相当。手术优点体现在：①可根据组织病理结果进行准确的术后分期，为患者制定后续个体化治疗方案。 ②去除耐放疗肿瘤。 ③有可能保留卵巢功能，术后需要放疗的患者，术中可以卵巢移位至远离放射野、高至结肠旁沟位置。 手术是需要保留卵巢和性功能的年轻女性的首选治疗方式。 C 型根治性子宫切除术为宫颈癌手术的基本术式，切除范围包括子宫、宫旁、阴道上段、部分阴道旁组织及盆腔淋巴结。 临近的结缔组织，包括前方的膀胱宫颈韧带（前后叶），侧方的主韧带，后方的宫骶韧带和直肠阴道韧带，也需切除足够的长度。 淋巴结切除术也是该术式的基本步骤之一，切除范围包括宫旁淋巴结、闭孔、髂内、髂外和髂总淋巴结。

使用蓝色染料和放射性胶体进行双重显影可提高发现前哨淋巴结的准确性。 前哨淋巴结的发现在早期宫颈癌即ⅠA～ⅠB2 期可能发挥作用。 吲哚菁绿染料近红外技术已被应用于机器人和腹腔镜手术中。LVSI（＋）者需考虑切除盆腔淋巴结。

宫颈癌手术途径可选择开腹或微创手术（包括腹腔镜或机器人手术）。 目前有结论显示，对于早期宫颈癌来讲，微创手术比开腹手术复发率更高。

（3）ⅠB3/ⅡA2 期。

该期宫颈癌肿瘤较大，易合并其他高危因素如淋巴结阳性，宫旁病检阳性或阴道切缘病检阳性，均增加了宫颈癌复发风险和术后需辅助放疗的可能性。 除了淋巴结转移，其他增加盆腔复发风险的危险因素包括：肿瘤最大径线 >4cm，LVSI（＋），浸润宫颈外 1/3 间质。 对于这部分宫颈癌患者，术后辅助盆腔外照射可降低宫颈癌局部复发率并改善宫颈癌患者无进展生存期。 但是双重治疗会增加宫颈癌患者发生严重并发症的风险。 治疗方式的选择取决于当地可采用的资源、肿瘤和患者的相关危险因素。 以铂为基础的同期放化疗（CCRT）是ⅠB3/ⅡA2 期患者更好的治疗方式。 已经证实 CCRT 作为术后辅助疗法优于单纯的放疗。

在放疗设施稀缺地区，可考虑应用新辅助化疗（NACT）治疗宫颈癌，其作用包括：降分期以提高手术的彻底性和安全性；控制微转移和远处转移。

（4）ⅣA 期或复发宫颈癌。

期别太晚，浸润、转移，可以放疗，通常预后不良。

（二）放射治疗

放射治疗除根治作用外，还可以作为术后辅助治疗以减少局部复发，也可以作为姑息治疗缓解患者晚期无法治愈的痛苦。

早期宫颈癌（包括 FIGO Ⅰ A、Ⅰ B1、Ⅰ B2、Ⅱ A1 期）首选手术治疗。 对于有手术或麻醉禁忌证的患者，放射治疗在局部控制和生存率方面有同样的效果。

行宫颈癌根治性子宫切除术后具有以下预后不良病理因素者，如术后发现盆腔淋巴结阳性、宫旁浸润、切缘阳性、深部间质浸润等，可行术后放疗加或不加化疗。 没有高中危因素者为低危患者，不需要补充任何辅助治疗。

（1）Ⅰ B3/ Ⅱ A2 期的放射治疗。

Ⅰ B3 期和 Ⅱ A2 期尽管可选择手术，但不推荐手术作为首选初始治疗。 因此，CCRT 是 Ⅰ B3 期和 Ⅱ A2 期的标准治疗方法。 CCRT 包括外照射和腔内近距离放射治疗。

（2）Ⅱ B ~ Ⅳ A 期的放射治疗。

同期放化疗是女性晚期宫颈癌患者的标准治疗方案。 同期化疗是在 EBRT 过程中每周静脉注射顺铂。 表 4 为盆腔外照射野的设计。

表 4　　盆腔外照射野的设计

照射野	边界	标志
AP – PA 照射野	上界	L4 ~ 5 椎间隙
	下界	闭孔下方 2cm 或肿瘤下缘 3cm，以较低者为准
	侧界	盆壁边缘旁开 1.5 ~ 2cm
侧方照射野	上界	与 AP – PA 野相似
	下界	与 AP – PA 野相似
	前界	耻骨联合前方
	后界	骶 2/3 联合后方约 0.5cm，可能的话包括整个骶骨以覆盖整个病灶

（3）Ⅳ B 期/远处转移。

宫颈癌远处转移患者较为少见，约为 2% 。 女性宫颈癌Ⅳ B 期/远处转移患者的中位生存期约为 7 个月，故患者可考虑姑息性化疗。

六、随访

宫颈癌患者建议前 2 ~ 3 年每 3 ~ 4 个月随访 1 次，其后每 6 个月随访 1 次至 5 年，此后每年随访 1 次至终身。 每次随访，需采集病史和进行临床检查，如体格检查、胸部 X 线检查、CT 和阴道穹隆细胞学检查，发现是否有无症状的复发性病变，并评估疾病是否复发。

1.复发病变

宫颈癌复发可能在女性盆腔或腹主动脉旁或远处转移，或两者兼有。多数复发见于 3 年内且预后差。女性宫颈癌复发一般存在广泛的局部转移或远处转移，应给予营养、支持治疗和控制症状的姑息性治疗。

2.局部复发

盆腔是最常见的复发部位，无论是手术还是放疗，患者都存在治愈的可能。术前 PET－CT 扫描用于排除任何部位的远处转移。

3.腹主动脉旁淋巴结复发

腹主动脉旁淋巴结是宫颈癌第二常见的复发部位。孤立腹主动脉旁淋巴结复发，大约 30% 的病例可通过根治放疗或放化疗获得长期生存。初治后超过 24 个月的无症状、小病灶复发患者有较好的结局。

七、姑息治疗（营养支持治疗）

八、特殊情况意外发现的宫颈癌

女性因子宫肌瘤等良性疾病行全子宫切除术后行病理检查时意外发现宫颈浸润癌常有发生，因手术范围不够需后续治疗。建议此类癌患者先行 PET－CT 或盆腹部 CT 或 MRI 及胸部影像来评估病灶范围。后续治疗计划根据组织学和影像学的发现来制订。

妊娠期宫颈癌：总体而言，妊娠期宫颈癌的管理遵循与非妊娠期宫颈癌同样的原则。治疗前可以充分告知患者及家属，必要时放弃胎儿，晚期妊娠发现宫颈癌，可于 34 周后行剖宫产术，同时行根治性子宫切除术。

表 5　FIGO 和 NCCN 指南推荐的比较

类别	FIGO 2018		NCCN 2019	
	不保留生育	保留生育	不保留生育	保留生育
ⅠA1 LVSⅠ（－）	1. 筋膜外全子宫 2. 放疗	锥切	1. 锥切切缘阴性或 CIN:筋膜外全子宫切除术 2. 锥切切缘为癌:次广泛子宫切除术＋盆腔淋巴结切除术	锥切,3mm 阴性缘,切缘阳性再次锥切或行宫颈切除术

类别	FIGO 2018		NCCN 2019	
	不保留生育	保留生育	不保留生育	保留生育
ⅠA1 LVSI（+）	1. 改良根治子宫切除术＋盆腔淋巴结切除术 2. 放疗	锥切	1. 改良根治或根治性子宫切除术＋盆腔淋巴结切除术 2. 盆腔外照射＋近距离放疗	1. 锥切＋盆腔淋巴结切除 2. 根治性宫颈切除术＋盆腔淋巴结切除术
ⅠA2	1. B型子宫切除术＋盆腔淋巴结切除术 2. 单纯全子宫切除术或宫颈切除术＋盆腔淋巴结切除术或前哨淋巴结切除术（低危病例） 3. 放疗	1. 宫颈切除术＋腹腔镜下盆腔淋巴结切除术 2. 根治性宫颈切除术＋盆腔淋巴结切除术		
ⅠB1	1. C型根治性子宫切除术＋盆腔淋巴结切除术（保留神经） 2. B型根治性子宫切除术＋盆腔淋巴结切除术（低危病例） 3. 放疗	根治性宫颈切除术＋盆腔淋巴结切除术	1. 根治性子宫切除术＋盆腔淋巴结切除术±主动脉旁淋巴结取样 2. 同期放化疗	根治性宫颈切除术＋盆腔淋巴结切除术±主动脉旁淋巴结取样
ⅠB2 ⅡA1	1. C型根治性子宫切除术＋盆腔淋巴结切除术 2. 放疗			
ⅠB3 ⅡA2	1. 同期放化疗 2. 根治性子宫切除术和盆腔淋巴结切除术 3. 新辅助化疗＋根治性子宫切除术＋	1. 同期放化疗 2. 根治性子宫切除术＋盆腔淋巴结切除术±主动脉旁淋巴结取样		

类别	FIGO 2018		NCCN 2019	
	不保留生育	保留生育	不保留生育	保留生育
ⅠB₃ ⅡA₂	盆腔淋巴结切除术	（证据等级2B）	3.同期放化疗＋辅助性子宫切除术（证据等级3）	
ⅡB Ⅲ	同期放化疗		腹膜外或腹腔镜下淋巴结切除术手术分期或影像学分期，然后同期放化疗	
ⅣA	1.同期放化疗 2.盆腔廓清术			
ⅣB	同期放化疗或姑息性化疗或临床试验		姑息、对症、支持治疗	

宫颈癌的准确的分期利于指导临床实践和准确推测预后，分期越低预后越好，分期越高预后越差。

第十六章　子宫肌瘤

子宫肌瘤是子宫平滑肌组织增生形成的良性肿瘤，是女性最常见的良性肿瘤。常见于30～50岁妇女，20岁以下少见。根据尸检统计，30岁以上妇女约20%有子宫肌瘤。

很多患者无自觉症状，多通过体检发现，部分患者可能出现月经异常、腹部肿块、白带增多、下腹坠胀等表现。根据患者的具体病情和需求，可进行手术、药物等治疗。

一、临床分类

（一）按生长部位分类

1.子宫体肌瘤

发病率为90%。

2.子宫颈肌瘤

发病率仅10%。

（二）根据肌瘤与子宫壁的关系分类

1. 肌壁间肌瘤

发病率为60%～70%，肌瘤位于子宫肌壁内，周围被肌层包围。

2. 浆膜下肌瘤

发病率约为20%，肌瘤向子宫浆膜面生长，突出子宫外表面，表面被浆膜覆盖。肌瘤与子宫相连称为带蒂浆膜下肌瘤，若与子宫分离、脱落，称为游离性肌瘤。若肌瘤位于宫体侧壁，向宫旁组织生长，突出于阔韧带两叶之间，称阔韧带肌瘤。

3. 黏膜下肌瘤

发病率为10%～15%，肌瘤向宫内生长，突出于宫腔，表面被黏膜覆盖，可引起子宫收缩，还可经宫颈口挤入阴道。

子宫肌瘤常为多个，各种类型的子宫肌瘤可以同时发生在子宫，称多发性子宫肌瘤。

（三）子宫肌瘤变性

常见的子宫肌瘤变性如下：玻璃样变性，囊性变，红色样变性，肉瘤样变，脂肪样变性和钙化。

1. 玻璃样变性

又称透明样变性，最常见。病检发现肌瘤结构消失，组织由均匀的透明样物质取代。

2. 囊性变

一般是继发在子宫肌瘤玻璃样变性之后，肌瘤内细胞液化坏死就可以发生囊性变。

3. 红色样变性

多见于妊娠期和产褥期的子宫肌瘤，肌瘤的剖面为暗红色，如半熟的牛肉，患者一般有剧烈腹痛、恶性呕吐等症状。

4. 肉瘤样变

子宫肌瘤恶变为肉瘤样变，很少见，为0.4%～0.8%，多见于绝经期后伴疼痛和出血的患者。预后较子宫肉瘤好，若绝经后妇女肌瘤增大，需要警惕肉瘤样变。

5. 脂肪变性

脂肪变性是指脂肪组织蓄积于女性子宫肌瘤的细胞质中。

6. 钙化

见于女性浆膜下肌瘤和绝经后的肌瘤，B 超提示有钙化点出现。

虽然子宫肌瘤是一个良性疾病，但是大家还是需要定期复查随访，特别是女性绝经后肌瘤不缩小或者肌瘤生长迅速的患者，在早期处理，避免肉瘤样变！

二、临床表现

本病的临床表现与肌瘤的大小、数量、部位、生长速度及肌瘤是否变性有关。 临床上常有月经异常、腹部肿块、白带增多、下腹坠胀等症状。 部分患者可无明显症状。

（一）典型症状

1. 月经异常

（1）月经量增多。

（2）每次月经持续时间延长。

（3）月经间隔的周期缩短。

（4）非月经期出现阴道不规则出血。

（5）长期失血继发乏力、苍白等贫血表现。

（6）痛经。

2. 阴道分泌物异常

（1）白带增多。

（2）感染时可出现脓样白带。

（3）肌瘤溃疡、坏死可出现脓血性伴恶臭的阴道排液。

3. 压迫症状

（1）压迫膀胱、输尿管时，可导致尿频、尿急、排尿困难、尿液潴留。

（2）压迫直肠时，可出现排便疼痛、便秘。

4. 下腹部不适

（1）下腹坠胀、疼痛，腰酸背痛，经期可加重。

（2）肌瘤较大时，可触及下腹部肿块，有时肌瘤可脱出阴道，出现外阴脱出肿物。

5. 对怀孕的影响

（1）突入子宫腔的肌瘤，可妨碍受精卵着床，导致患者不孕。

（2）肌瘤过大使宫腔变形、内膜供血不足，造成流产、胎儿生长受限。

（3）易发生子宫肌瘤变性，出现腹痛、发热等。

（4）可发生胎位异常、胎盘早剥。

（5）靠近宫颈口的肌瘤可能造成产道梗阻、难产。

（6）可出现产时、产后出血。

（7）早产。

（二）伴随的症状

可伴恶心、呕吐、发热等。

三、并发症

（一）感染

因出血导致病菌侵入，可引起子宫内膜炎、附件炎；黏膜下肌瘤排入阴道也易发生继发感染。

（二）继发性贫血

一些子宫肌瘤患者由于长期月经过多，可导致继发性贫血，严重者全身乏力、面色苍白。

（三）瘤体扭转

由于体位变化、重力作用等原因，一些带蒂子宫肌瘤可在其蒂部发生扭转，患者可出现急性下腹痛，需急诊手术治疗。妊娠期妇女合并子宫肌瘤，如发生急性腹痛，亦有可能是子宫肌瘤蒂扭转，在诊治时需注意。

（四）妊娠合并子宫肌瘤的并发症

妊娠期间，孕妇雌、孕激素水平明显增高，刺激子宫平滑肌细胞肥大，血液循环增多，可引起子宫肌瘤体积快速增大，且容易引起子宫肌瘤红色变性。妊娠合并子宫肌瘤的并发症会造成孕妇孕期阴道出血、腹痛、胎盘早剥、胎儿生长受限等，从而增加难产率、产后出血发生率、剖宫产率和早产率。子宫肌瘤合并妊娠应按高危孕妇进行管理。

四、检查

当患者出现月经异常、腹部肿块、白带增多等症状时，需及时就医检查。医生会先给患者进行体格检查，而后会选择性地让患者做超声检查、磁共振检查、激素水平测定、宫腔镜检查、病理检查等，以明确检查及判断病情严重程度。

（一）体格检查

医生通过检查可以大致了解子宫情况及肿块的大小、质地、数目、是否有粘连，还可观察到子宫颈及宫颈口的肿物情况。

（二）影像学检查

1.超声检查

本检查是诊断子宫肌瘤的常用方法，不仅具有较高的敏感性和特异性，还可以将子宫肌瘤与其他盆腔肿块进行区分。

2.磁共振（MRI）

本检查能发现直径0.3cm的肌瘤，对于肌瘤的大小、数量及位置能准确辨别。但费用高，且金属宫内节育器可对检查结果产生一定影响。

3.子宫输卵管造影

（1）本法对诊断子宫黏膜下肌瘤有一定的价值，通过显影情况可了解子宫腔形态和输卵管是否通畅。

（2）患者需注意月经干净3～7天后才可行子宫输卵管碘油造影，检查前3日禁止性生活。

（三）其他检查

1.子宫镜（宫腔镜）

（1）可通过宫腔镜直接观察宫腔内的情况，还可以镜下进行子宫内膜定位活检，必要时还可进行相关治疗。

（2）需注意宫腔镜一般在月经干净后一周内进行最佳，术前3天禁止性生活。检查后要禁止性生活、盆浴1个月，如阴道出血多，及时就医。

2.腹腔镜

（1）通过腹腔镜可以仔细观察肌瘤大小、位置、与周围脏器的关系。腹腔镜下也可同时了解输卵管的情况，可以同时手术治疗。

（2）需注意在月经干净3～7天内进行检查，腹腔镜检查当日清晨不要吃饭、喝水。

五、诊断

根据患者的病史、临床表现，结合相关的检查结果，一般可以明确诊断。在诊断过程中，需注意与妊娠子宫、卵巢肿瘤、子宫腺肌病、子宫恶性肿瘤等情况进行鉴别。

六、鉴别诊断

1.妊娠子宫

子宫肌瘤体积过大，可触及下腹部包块，外观看起来好像孕妇的肚子变大。且子宫肌瘤可能会出现异常分泌物，应与妊娠先兆流产相鉴别。 妊娠者有停经史、早孕反应，借助尿或血 HCG 测定、超声等可鉴别。

2. 卵巢肿瘤

无月经改变，肿瘤呈囊性，位于子宫一侧，可借助超声鉴别诊断，必要时可行腹腔镜检查进行诊断。

3. 子宫腺肌症

子宫存在较硬的结节隆起，有经量增多和经期延长症状，有进行性加重的痛经，超声检查可鉴别。 有时子宫肌瘤和子宫腺肌症可同时存在。

4. 子宫恶性肿瘤

（1）子宫肉瘤：恶性肿瘤，好发于围绝经期妇女，生长迅速，有腹痛、腹部肿块及阴道不规则流血，超声及核磁共振检查有助于鉴别。

（2）子宫内膜癌：主要症状为绝经后阴道流血，好发于老年妇女，诊断性刮宫有助于鉴别。 但更年期妇女肌瘤与子宫内膜癌可合并存在。

5. 宫颈癌

有不规则阴道流血及白带增多、阴道异常排液等症状。 经超声、宫颈细胞学刮片检查、宫颈活检及分段诊刮可鉴别。

七、治疗

子宫肌瘤的治疗需根据患者的年龄、生育要求、症状及肌瘤的部位、大小综合考虑，临床上常可通过药物、手术等方式进行治疗。

无症状的肌瘤患者一般无须治疗，但每 3 ~ 6 个月需进行一次肌瘤检查，当发现肌瘤增大或出现症状时可考虑进行治疗。

（一）药物治疗

1. 药物治疗适应证

（1）存在月经过多、贫血和压迫症状，但不愿手术者。

（2）在手术前，服用药物纠正贫血、缩小肌瘤和子宫体积。

（3）肌瘤患者孕前，用药缩小肌瘤体积，做妊娠准备。

（4）多发性子宫肌瘤剔除术后，服用一定药物预防肌瘤近期复发。

（5）不能手术治疗者。

2. 缩小肌瘤体积药物

（1）促性腺激素释放激素类似物（GnRH - a）。

①作用机制：可抑制雌激素和孕激素分泌，降低性激素至绝经后水平，使肌瘤缩小，但停药后又逐渐增大。

②副作用：用药后可引起绝经综合征，患者出现潮热、盗汗、焦虑等更年期表现。长期使用可引起骨质疏松等副作用，故不推荐长期用药。

③应用指征：缩小肌瘤以利于妊娠；术前用药控制症状、纠正贫血；术前用药缩小肌瘤，降低手术难度。

（2）米非司酮。

可作为术前用药或提前绝经使用，但不宜长期使用，因长期应用可增加子宫内膜病变风险。

3.改善月经过多的药物

（1）非甾体抗炎药。

（2）止血药，如氨甲环酸等。

（3）复方口服避孕药。

（4）左炔诺黄体酮（孕酮）宫内缓释系统。

（5）铁剂，此类药物可纠正贫血。

（二）手术治疗

1.以下情况医生可能建议手术治疗

（1）因子宫肌瘤导致月经多、异常出血、贫血，经药物治疗无效者。

（2）因肌瘤造成不孕、反复流产。

（3）肌瘤直径≥4cm，但有生育需求。

（4）肌瘤过大，压迫膀胱、直肠，引发系列症状，严重影响正常生活。

（5）严重腹痛、性交痛或长期慢性腹痛、子宫肌瘤蒂扭转引起的急性腹痛。

（6）绝经后肌瘤继续生长，疑有恶变。

2.妊娠合并肌瘤需要手术的情况

（1）肌瘤生长迅速，怀疑恶变。

（2）肌瘤红色变性坏死，保守治疗无效。

（3）发生肌瘤蒂扭转、继发感染，保守治疗无效。

（4）肌瘤增大压迫邻近器官，出现严重症状。

3.手术方式

（1）肌瘤切除术。

适用于希望保留生育功能的患者，多开腹或腹腔镜下进行切除，黏膜下肌瘤多采用子宫镜下切除。

（2）子宫切除术。

①适用于不需保留生育功能或怀疑恶变者，必要时可于术中行冷冻切片组织学检查。术前应排除宫颈上皮内病变、宫颈癌、子宫内膜癌。

②肌瘤数目多、肌瘤直径大（>10cm）、特殊部位的肌瘤、盆腔严重粘连手术难度增大、未来妊娠有子宫破裂风险者及可能存在肌瘤恶变者，需进行开腹手术。

（三）其他治疗

1.子宫动脉栓塞术（UAE）

通过阻断子宫动脉及其分支，减少肌瘤的血供，延缓肌瘤的生长，缓解症状。不建议有生育要求的患者应用。

2.高能聚焦超声（HIFU，海扶刀）

在超声或 MRI 引导下，利用高强度超声波作用于肌瘤，导致其坏死，逐渐吸收和瘢痕化，是一种无创治疗，适用于要求保留子宫的患者，但有肌瘤残留、复发风险。类似治疗方法还有微波消融等。

第十七章　子宫内膜癌

子宫内膜癌是发生于女性子宫内膜的一组上皮性恶性肿瘤，好发于围绝经期和绝经后女性，主要症状为绝经后阴道流血。子宫内膜癌是最常见的女性生殖系统肿瘤之一，每年有接近 20 万的新发病例，也是导致死亡的第三位常见妇科恶性肿瘤（仅次于卵巢癌和宫颈癌）。

子宫内膜癌的病因现在尚不明确。可以根据发病机制和生物学行为特点，将其分为雌激素依赖型（Ⅰ型）和非雌激素依赖型（Ⅱ型）。其中雌激素依赖型子宫内膜癌绝大部分为子宫内膜样癌，少部分为黏液腺癌；而非雌激素依赖型子宫内膜癌包括浆液性癌、透明细胞癌等。

一、临床表现

（一）症状

极早期子宫内膜癌患者可无明显症状，随着病情的发展，可有如下临床表现。

1. 出血不规则

阴道出血是子宫内膜癌的主要症状。 年轻女性或围绝经期妇女通常出现月经不调。 绝经后女性多表现为绝经后出血，出血为持续或间断性阴道出血。 晚期子宫内膜癌患者在出血中可能混有烂肉样癌肿组织。

2. 阴道排液

部分子宫内膜癌患者有不同程度的阴道排液。 如果合并感染或癌灶坏死，可有脓性分泌物并伴有异味。 有时阴道排液中可伴有烂肉样癌肿组织。

3. 疼痛

子宫内膜癌癌灶和其引发的出血或感染可刺激子宫收缩，引起阵发性下腹痛。 绝经后子宫内膜癌患者由于宫颈管狭窄导致宫腔分泌物引流不畅，继发感染导致宫腔积脓，患者可出现严重下腹痛伴发热。 肿瘤晚期时癌组织浸润穿透子宫全层，当癌肿浸润压迫盆壁组织或神经时可引起持续性、逐渐加重的疼痛，患者还可同时伴腰骶痛或向同侧下肢放射。

4. 腹部包块

如子宫内膜癌合并较大子宫肌瘤，或晚期发生宫腔积脓、转移到盆腹腔形成巨大包块（如卵巢转移）时可能在腹部触及包块，一般为实性，活动度欠佳，合并宫腔积脓有触痛。

5. 其他

肿瘤晚期病灶浸润压迫女性髂血管可引起同侧下肢水肿疼痛；肿瘤晚期病灶浸润压迫输尿管引起同侧肾盂、输尿管积水，甚至导致肾萎缩；持续阴道出血可导致继发贫血；晚期癌肿患者，长期肿瘤消耗可导致消瘦、发热、恶病质等全身衰竭表现。

（二）体征

1. 全身表现

早期患者可无临床症状。 但很多患者同时合并肥胖、高血压和/或糖尿病（子宫内膜癌高危三联症）；长期出血患者可继发贫血；合并宫腔积脓者可有发热；晚期患者可触及腹部包块，下肢水肿或出现恶病质状态。 发生转移的晚期患者可于锁骨上、腹股沟等处触及肿大或融合的淋巴结等转移灶。

2. 妇科检查

早期患者常无明显异常。 女性妇科检查宫颈常无特殊改变，晚期癌症患者如果癌灶脱落，有时可见癌组织从宫颈口脱出。 子宫可正常，合并子宫肌瘤或宫腔积脓时，子宫可有增大。 晚期宫旁转移时子宫可固定不动。 有卵巢转移的卵巢肿瘤时，卵巢可触及增大的盆腔包块。

二、检查

（一）B超检查

B超检查可以了解女性的子宫大小、子宫内膜厚度、有无回声不均或宫腔内赘生物、有无肌层浸润及其程度等。 阴道超声比腹部超声更具优势，图像更清楚。 由于B超检查方便及无创，因此成为诊断女性子宫内膜癌最常规的检查，也是初步筛查的方法。

（二）分段诊刮

分段诊刮是确诊女性子宫内膜癌最常用、最有价值的方法。 该方法不仅可以做病理检查明确是否为癌，还可查出子宫内膜癌是否累及宫颈管，同时还可明确诊断是子宫内膜癌还是子宫颈腺癌。 分段诊刮还可以起到止血的作用，但是晚期癌症者应注意子宫被癌症浸润穿透，导致分段诊刮时容易出现子宫穿孔，导致大出血。

（三）宫腔镜检查

在宫腔镜下可直接观察宫腔及宫颈管有无癌灶存在，癌灶部位、大小、病变范围，以及宫颈管是否受累等；在宫腔镜下对可疑病变取材活检，有助于发现较小的或较早期的病变，在对子宫内膜癌的漏诊率。对于宫腔镜是否增加癌肿转移，大部分研究认为宫腔镜检查不会影响女性子宫内膜癌的预后。

（四）细胞学检查

可通过应用宫腔刷、宫腔吸引涂片等方法获取女性的子宫内膜标本，诊断子宫内膜癌，但其阳性率低，易导致漏诊，不推荐常规应用。

（五）磁共振成像（MRI）

MRI可较清晰地显示子宫内膜癌的病灶大小、范围，肌层浸润，以及盆腔与腹主动脉旁淋巴结的转移情况等，从而较准确地估计肿瘤分期。 故可以应用MRI进行术前评估。

（六）肿瘤标志物CA125

在早期内膜癌患者中肿瘤标志物CA125一般无升高，有子宫外转移者，CA125可明显升高，如果术前有肿瘤标志物CA125增高，术后可以用肿瘤标志物检测病情进展和治疗效果。

三、诊断

根据患者的病史、症状和体征，临床医师应高度警惕子宫内膜癌。确诊内膜癌的依据是组织病理学检查。

（一）病史和临床表现

对于绝经后阴道出血、围绝经期异常出血或排液的患者，医师必须首先排除内膜癌和宫颈癌后才能按照良性疾病处理。对具有如下高危因素的患者有异常子宫出血，尤应高度重视，必要时需行分段诊刮：有子宫内膜癌发病高危因素者，如伴有高血压、糖尿病、肥胖的患者，多囊卵巢综合征、不育者，绝经延迟者；有长期应用雌激素、他莫昔芬或有其他雌激素增高的疾病史者；有乳腺癌、子宫内膜癌家族史者。

（二）相关检查

结合 B 超、宫腔镜检查、细胞学检查及 MRI 等辅助检查结果进行诊断并分期。

四、子宫内膜癌分期

子宫内膜癌的分期现采用国际妇产科联盟 2009 年制定的手术 - 病理分期，具体如下。

（1）Ⅰ期：肿瘤局限于子宫体。

（2）ⅠA 期：肿瘤局限于子宫内膜或浸润深度 <1/2 肌层。

（3）ⅠB 期：肿瘤浸润深度 ≥1/2 肌层。

（4）Ⅱ期：肿瘤侵犯宫颈间质，但无宫体外蔓延。

（5）Ⅲ期：局部和（或）区域扩散。

（6）ⅢA 期：肿瘤累及子宫体浆膜层和（或）附件。

（7）ⅢB 阴道和（或）宫旁受累。

（8）ⅢC：肿瘤转移到盆腔和（或）腹主动脉旁淋巴结。

（9）ⅢC1 期：肿瘤转移至盆腔淋巴结。

（10）ⅢC2 期：肿瘤转移至腹主动脉旁淋巴结，有/无盆腔淋巴结转移。

（11）Ⅳ期：肿瘤累及膀胱和（或）直肠黏膜；和（或）远处转移。

（12）ⅣA 期：肿瘤累及膀胱和（或）直肠黏膜。

（13）ⅣB 期：远处转移，包括腹腔转移和（或）腹股沟淋巴结转移。

五、鉴别诊断

子宫内膜癌最常见的症状是女性绝经后出血或围绝经期出血，因此需与其他引起阴道出血的疾病相鉴别。

（一）功能失调性子宫出血

围绝经期功能失调性子宫出血以经期延长、经量增多或阴道不规则出血为特点，应行分段诊刮病理学检查排除内膜癌变，方能应用调经治疗。 对于存在阴道不规则出血的女性，如果合并不孕、月经稀发或多囊卵巢综合征的患者，如 B 超提示子宫内膜增厚或回声不均，亦应行分段诊刮排除子宫内膜癌或癌前病变。

（二）老年性阴道炎

常见于绝经后女性，表现为血性白带。 妇科检查可以发现宫腔内是否出血。 可以做 B 超检查子宫内膜厚度。

（三）老年性子宫内膜炎合并宫腔积脓

临床表现为阴道排出脓液、血性分泌物或脓血性排液，还可有发热现象，妇科检查发现子宫多增大变软，有压痛。 扩张宫口后有脓液流出，分段诊刮仅见炎性浸润组织。 对于老年女性，宫腔积脓常与子宫颈管癌或子宫内膜癌并存，故应完善病理检查，做好鉴别。

（四）子宫内膜息肉或黏膜下子宫肌瘤

临床表现为女性月经过多或经期延长，或出血并同时伴有阴道排液或血性分泌物。 可行 B 超、宫腔镜检查，行息肉或肌瘤切除以及分段诊刮做病理检查确诊。

（五）宫颈管癌、子宫肉瘤及输卵管癌

宫颈管癌、子宫肉瘤及输卵管癌与子宫内膜癌一样，同样表现为不规则阴道流血及排液。 宫颈管腺癌可通过分段诊刮、病理学检查及免疫组化确诊。 子宫肉瘤术前鉴别困难。 女性输卵管癌以阵发性阴道排液、阴道出血、腹痛为主要症状，查体可触及附件区包块，B 超或腹腔镜手术检查有助于确诊。

六、子宫内膜癌病理分型

子宫内膜癌的病理分型有以下几种。

1. 内膜样腺癌

内膜样腺癌占 80%～90%，内膜腺体高度异常增生，上皮复层，并形成筛孔状结构，癌细胞异形明显，核分裂活跃，分化差的腺癌腺体少，腺结构消失，呈实性癌块。 按腺癌分化程度分为Ⅰ级、Ⅱ级、Ⅲ级，分化越高，恶性程度越高。

2. 黏液性腺癌

有大量黏液分泌，腺体密集，间质少，腺上皮复层，癌细胞异形明

显，有间质浸润，大多为宫颈黏液细胞分化。

3. 浆液性腺癌

癌细胞异形性明显，多为不规则复层排列，呈乳头状，或簇状生长，1/3 可伴砂粒体。恶性程度高，愈后极差。

4. 透明细胞癌

多呈实性片状，腺管样或乳头状排列，癌细胞胞质丰富、透亮，核呈异形性，或靴丁状，恶性程度高，易早期转移。

5. 其他类型

包括神经内分泌癌、混合细胞腺癌、未分化癌、癌肉瘤等。

七、治疗

因女性子宫内膜癌绝大多数为腺癌，对放射治疗不甚敏感，故治疗以手术为主，其他还有放疗、化疗等综合治疗。晚期患者采用手术、放疗与化疗的综合治疗。

（一）手术

手术是子宫内膜癌最主要的治疗方法。对于早期子宫内膜癌患者，手术目的为手术－病理分期，准确判断病变范围及预后相关，切除病变的子宫和可能存在的转移病灶，决定术后辅助治疗的选择。手术步骤一般包括腹腔冲洗液检查、筋膜外全子宫切除、双侧卵巢和输卵管切除、盆腔淋巴结清扫＋／－腹主动脉旁淋巴结切除术。由于子宫内膜癌患者常年纪较大，且有较多并发症，如高血压、糖尿病、肥胖以及其他心脑血管疾病等，因此对于具体患者需要详细评估其身体耐受情况，给予个体化治疗，必要时可以缩小手术范围。

（二）放疗

放疗是治疗子宫内膜癌的有效方法之一。因女性子宫内膜癌绝大多数为腺癌，对放射治疗不甚敏感，故纯放疗仅适用于年老体弱及有严重内科并发症不能耐受手术或禁忌手术者，Ⅲ期以上不宜手术的子宫内膜癌患者。治疗包括腔内及体外照射。

（三）化疗

化疗很少单独应用于女性子宫内膜癌的治疗，多用于女性特殊类型的子宫内膜癌，如浆液性、透明细胞癌等；或是子宫内膜癌复发病例；或是具有复发高危因素的根治性手术后患者。子宫内膜癌化疗中主要应用的药物有铂类、紫杉醇以及阿霉素类药物，如多柔比星等。目前多采用联合化疗，目前一线化疗方案有 AP、TP、TAP 等。

（四）激素治疗

子宫内膜癌激素治疗适应证：晚期或复发患者；强烈要求保留子宫生育能力的年轻子宫内膜癌患者；保守性手术联合大剂量孕激素治疗；具有高危因素患者的术后辅助治疗。

子宫内膜癌禁忌证：肝肾功能不全者；严重心功能不全者；有血栓病史者；糖尿病患者；精神抑郁者；对孕激素过敏者；脑膜瘤患者。

治疗方案：一般主张单独应用大剂量孕激素，如醋酸甲羟黄体酮（孕酮）、醋酸甲地黄体酮（孕酮）、17 - 羟己酸黄体酮（孕酮）和18 - 炔诺黄体酮（孕酮）等。一般认为应用时间不应少于1～2年。

第十八章　子宫肉瘤

子宫肉瘤是一组起源于女性子宫平滑肌组织、子宫间质、子宫内组织或子宫外组织的恶性肿瘤。子宫肉瘤少见，但恶性程度高。组织学起源多是女性的子宫肌层，亦可是女性的子宫肌层内结缔组织或子宫内膜的结缔组织。发病率在20%～40%，多见于30～50岁的妇女，肉瘤可见于子宫各个部位，宫体部发生的概率远大于宫颈部，常见约为15∶1。子宫肉瘤占子宫恶性肿瘤的2%～4%，好发年龄为50岁左右。

一、发病机制

子宫肉瘤确切病因不明。

二、疾病分类

子宫肉瘤组织学分类如下。

（一）子宫平滑肌肉瘤

子宫平滑肌肉瘤在中国是最常见的子宫肉瘤，约占子宫平滑肌瘤的0.64%，占子宫肉瘤的45%左右。主要来自子宫肌层或子宫血管壁平滑肌纤维，易发生盆腔血管、淋巴结或肺转移。

（二）子宫内膜间质肉瘤

子宫内膜间质肉瘤又分为低级别子宫内膜间质肉瘤、高级别子宫内膜间质肉瘤和未分化子宫肉瘤。

（三）腺肉瘤

腺肉瘤指含有良性腺上皮成分及肉瘤样间叶成分的恶性肿瘤。

三、临床表现

（一）症状

没有特异性，早期症状不明显，随着病情的发展可出现以下症状。

（1）阴道不规则流血，最常见，量不等。

（2）腹痛，肉瘤生长快，子宫迅速增大或者是瘤内出血坏死，子宫肌壁破裂引起急性的腹痛。

（3）腹部包块，患者常诉下腹部包块迅速增大。

（4）压迫症状或者是其他的症状，可压迫膀胱或直肠，出现尿频、尿急、尿潴留、大便困难等症状。晚期患者全身消瘦、贫血、低热或出现肺、脑转移相应的症状。

（5）宫底肉瘤或者是肿瘤，自宫腔脱至阴道口，常有大量恶臭的分泌物。

（二）体征

子宫增大，外形不规则，宫颈口有息肉或者是肌瘤样肿块，呈紫红色，极易出血，继发感染后有坏死及脓性的分泌物，晚期肉瘤可累及骨盆侧壁，子宫固定不活动，可转移至肠管及腹腔，但腹腔积液少见。

四、诊断

术前诊断困难，确诊依靠病理检查。

临床分期：2009 年 FIGO 制定了单独的平滑肌肉瘤和子宫内膜间质肉瘤分期，而恶性混合性苗勒氏管肿瘤仍使用子宫内膜癌分期。

表6　2009 年 FIGO 子宫平滑肌肉瘤和子宫内膜间质肉瘤分期表

分期	描述
Ⅰ	肿瘤局限于子宫
Ⅰ A	肿瘤最大直径≤5cm
Ⅰ B	肿瘤最大直径>5cm
Ⅱ	肿瘤扩散到盆腔
Ⅱ a	侵犯附件
Ⅱ b	侵犯子宫外的盆腔内组织
Ⅲ	肿瘤扩散到腹腔

分期	描述
Ⅲa	一个病灶
Ⅲb	多个病灶
Ⅲc	侵犯盆腔和/或主动脉旁淋巴结
Ⅳ	肿瘤侵犯膀胱和/或直肠或有远处转移
Ⅳa	肿瘤侵犯膀胱和/或直肠
Ⅳb	远处转移

五、子宫肉瘤转移途径

子宫肉瘤的转移途径主要有以下三种。

（1）血行播散是主要转移途径，通过血液循环转移到肝脏、肺脏等全身各处。

（2）肉瘤直接浸润，可直接侵及子宫肌层，甚至到达子宫的浆膜层，引起腹腔内播散和腹水。

（3）淋巴结转移，在早期阶段较少见，晚期多见，恶性程度高者多见。

六、鉴别诊断

（1）子宫平滑肌肉瘤要与子宫肌瘤相鉴别：可以做 B 超，或者 MRI，子宫平滑肌肉瘤的内部组织结构紊乱，不同于子宫肌瘤的匀质。

（2）子宫内膜间质肉瘤与女性子宫内膜息肉、黏膜下肌瘤相鉴别，最终依靠石蜡病理检查进行诊断鉴别。

七、疾病治疗

子宫肉瘤以手术治疗为主，Ⅰ期、Ⅱ期患者行筋膜外子宫全切除＋双侧附件切除是其手术治疗的标准术式，但具体术式仍然存在一些争议，主要体现在是否可以保留卵巢、淋巴结切除有何临床意义、是否必须行淋巴结切除以及肿瘤细胞减灭术在晚期病变中的作用等方面。Ⅲ期、Ⅳ期患者应考虑手术、放疗和化疗的综合治疗。

八、疾病预后

1.影响预后的因素

影响预后的因素包括：临床分期；病理类型；组织学分级；年龄：绝经后发病者较差，反之较好；子宫肌瘤肉瘤变者预后较好。

2.治疗方式

若手术能将肿瘤较彻底清除，术后辅以放疗和化疗，可提高 5 年存活率。 若晚期不能手术切除者，尽管采用放疗和化疗，但多于1年内死亡。

第十九章　卵巢肿瘤

卵巢肿瘤是指发生于卵巢上的肿瘤，它是女性生殖器中的常见肿瘤之一。 此外，卵巢恶性肿瘤还是妇科恶性肿瘤中死亡率最高的肿瘤。

一、临床表现

较小的肿块一般不产生症状，偶有患者有侧下腹沉坠或牵痛的感觉。 可清楚触及腹部肿块，表面光滑，无压痛，有囊性感。 肿瘤长大占满盆、腹腔时，可以出现压迫症状：尿频、便秘、气急、心悸等，多数良性肿瘤以输卵管形成一较长的柄蒂，因肿瘤与周围组织多无粘连，故移动性较大，有时可将肿块自下腹一侧推移到另一侧或者上腹部。

卵巢恶性肿瘤生长迅速，盆腔包块多不规则，无移动性，可伴腹水，短期内出现全身症状，如衰弱、发热、食欲不振等。

功能性卵巢肿瘤如粒层细胞瘤因产生大量雌激素，可引起性早熟的症状。 女性特征如体格、乳腺、外生殖器均发育迅速，并出现不规则阴道流血或绝经后出血，但激素分泌紊乱，并不排卵。 骨骼发育可超越正常范围。 尿中雌激素增高，同时尿中促性腺激素亦升高，超出一般规律而达成人水平。

二、并发症

（一）蒂扭转

中等大小、质地有不均质、蒂部较长的卵巢肿块可发生瘤体蒂部扭转。 扭转后，可发生出血和坏死，临床上表现为急腹症，患者可有腹痛、恶心或呕吐，检查时肿瘤部位腹肌紧张，压痛明显，患者可有体温升高和白细胞计数增多的现象。

（二）破裂

大约3%的卵巢肿瘤会发生破裂。 肿瘤浸润性生长穿破囊壁但自发性破裂，外伤性破裂多发生在外部冲击、分娩、性交、盆腔检查及穿刺过程中。

（三）感染

多继发于破裂或邻近器官感染扩散。

（四）恶变

肿瘤增大明显，应考虑恶变可能。

三、组织类型

卵巢组织成分复杂，是全身各脏器原发肿瘤类型最多的器官，不同类型卵巢肿瘤的组织结构、生物学行为及好发年龄都存在较大差异，组织类型繁多。 主要可见的组织病理学分型有以下几类。

（一）卵巢性索间质肿瘤

来源于原始性腺中的性索及间质组织，占卵巢恶性肿瘤的 5% ~ 8%，此类肿瘤常有内分泌功能，故又称功能性卵巢肿瘤。

（二）卵巢上皮性肿瘤

好发于 50 ~ 60 岁妇女，其恶性类型占卵巢恶性肿瘤的 85% ~ 90%。 恶性卵巢上皮性肿瘤主要包括浆液性囊腺癌、黏液性囊腺癌、卵巢子宫内膜样癌。

（三）卵巢生殖细胞肿瘤

多见于 30 岁以下的年轻女性，好发于儿童及青少年。 卵巢生殖细胞肿瘤是来源于生殖细胞的一组卵巢肿瘤，占卵巢肿瘤的 20% ~40%。

（四）转移性肿瘤

原发部位多为胃肠道、乳腺及生殖器官。

四、疾病检查

（一）腹水细胞学检查

下腹髂窝穿刺，如腹水少可经后穹隆穿刺，抽腹水查找癌细胞。

（二）肿瘤标记物测定

1. CA125

CA125 对诊断卵巢上皮性癌有重要参考价值，特别是女性浆液性囊腺癌，其次是女性宫内膜样癌。 CA125 并非特异性，部分女性妇科非恶性疾病如急性盆腔炎、子宫内膜异位症、盆腹腔结核、卵巢囊肿、子宫肌瘤及一些非妇科疾病的 CA125 值也时有升高。

2. AFP

AFP 对女性卵巢内胚窦瘤有特异性价值。 含内胚窦瘤成分的混合瘤、无性细胞瘤、胚胎瘤、部分未成熟畸胎瘤中的 AFP 值也可升高。AFP 可以作为女性生殖细胞瘤治疗前后及随访的重要标记物。 AFP 正常值 <29μg/L。

3. HCG

女性原发性卵巢绒癌成分的生殖细胞瘤患者血中 HCG 异常升高，大于 3.1mg/mL。

4. CEA

卵巢恶性肿瘤晚期，特别是女性黏液性囊腺癌的 CEA 异常升高，但并非卵巢肿瘤的特异性抗原。

5. LDH

部分女性卵巢的恶性肿瘤血清中 LDH 升高，特别是女性无性细胞瘤常常升高，但并非卵巢肿瘤的特异性指标。

6. 性激素

女性患粒层细胞瘤、卵泡膜瘤，可产生较高水平的雌激素；合并黄素化时，也可以分泌睾丸素。女性卵巢浆液性、黏液性或纤维上皮瘤有时也可以分泌一定量的雌激素。

（三）流式细胞仪细胞 DNA 测定

卵巢恶性肿瘤 DNA 含量与肿瘤的组织学分类、分级、临床分期、复发及生存率相关。

（四）影像学检查

1. 超声检查

B 超是诊断卵巢肿瘤的重要手段。B 超为无创性检查，可以判断肿瘤大小、部位、质地、与子宫的关系及有无腹水等。良恶性的判断依经验而定，可达 90% 。

2. CT 及 MRI 检查

CT 及 MRI 检查对判断肿瘤大小、质地、与盆腔各脏器之间的关系，特别是对女性是否合并盆腔和主动脉旁淋巴结增大有一定价值。

3. 淋巴管造影

淋巴管造影可显示患者髂脉管和腹主动脉旁淋巴结及其转移征象，提供术前估价及淋巴结清扫术准备。

（五）其他

必要时选择以下检查。

1. 胃镜、结肠镜

可以发现原发癌肿，以鉴别原发性胃肠道原发癌的卵巢转移癌。

2. 静脉肾盂造影

了解肾脏的分泌和排泄功能，同时了解是否因癌肿增大而出现泌尿道压迫和梗阻症状。

3. 放射免疫显像

用放射性核素标记抗体为肿瘤阳性显像剂，对全身是否转移及转移灶进行肿瘤定位诊断。

4. 腹腔镜检查

对临床难以定性诊断的盆腔肿块、腹水患者行腹腔镜活检，取腹水做病理学和细胞学检验定性及初步临床分期，同时还可以进行手术治疗。

五、疾病诊断

（一）临床表现

询问病史：患者感腹胀、便秘、尿频，自觉腹部有肿块。有些肿瘤可导致性早熟、绝经后出血、男性化等等。详细的妇科检查可以在子宫旁扪及一侧或双侧囊性或实质性球形肿块及其他盆腔异常情况。

（二）超声检查

B 超为无创性检查，可以判断肿瘤大小、部位、质地、与子宫的关系及有无腹水等。良恶性的判断依经验而定，准确率可达 90%。

B 超还可以很好地进行盆腔或腹部肿瘤的定位，鉴别卵巢肿瘤、腹水或包裹性积液。

（三）细胞学诊断

卵巢肿瘤合并腹水可做腹水穿刺查癌细胞。

（四）X 线检查

在女性成熟性畸胎瘤的腹部平片上可见到牙齿、骨骼及透明阴影。乳头状囊腺瘤的 X 线片中可见到钙化灶。

（五）腹腔镜检查

在腹腔镜检查直视下能早期明确诊断，做活检，同时可以手术切除卵巢肿瘤，能帮助判断肿瘤性质、浸润范围，协助分期及观察化疗效果等，对判断预后及指导治疗均有一定价值。

（六）激素测定

患女性化肿瘤时血、尿中雌激素水平升高，患男性化肿瘤时尿中 17－羟、17－酮类固醇升高。如有卵巢绒毛膜癌，血、尿中绒毛膜促性腺激素量增高。

（七）淋巴造影

淋巴造影可作为女性恶性肿瘤估计分期方法之一。

（八）免疫诊断

免疫诊断对卵巢肿瘤的诊断有一定帮助。

六、卵巢癌分期

表7　卵巢癌分期表

分期	描述
Ⅰ期	肿瘤局限于卵巢或输卵管
ⅠA	肿瘤局限于一侧卵巢（未累及包膜）或一侧输卵管,卵巢或输卵管表面没有肿瘤,腹水或腹腔冲洗液中没有恶性细胞
ⅠB	肿瘤局限于双侧卵巢（未累及包膜）或双侧输卵管,卵巢或输卵管表面没有肿瘤,腹水或腹腔冲洗液中没有恶性细胞
ⅠC	肿瘤局限于一侧或双侧卵巢或输卵管,有如下情况之一: ⅠC1 术中手术导致肿瘤破裂; ⅠC2 术前肿瘤包膜破裂,或者卵巢或输卵管表面出现肿瘤; ⅠC3 腹水或腹腔冲洗液中出现恶性细胞
Ⅱ期	肿瘤累及一侧或双侧卵巢或输卵管,伴有盆腔蔓延（在骨盆缘以下）或腹膜癌（Tp）
ⅡA	肿瘤蔓延至和（或）种植于子宫和（或）输卵管和（或）卵巢
ⅡB	肿瘤蔓延至盆腔的其他腹膜内组织
Ⅲ期	肿瘤累及一侧或双侧卵巢或输卵管,或原发性腹膜癌,伴有细胞学或组织学确认的盆腔外腹膜播散,转移至腹膜后淋巴结
ⅢA	转移至腹膜后淋巴结,伴有或不伴有骨盆外腹膜的微小转移 T1、T2、T3aN1
ⅢA1	仅有腹膜后淋巴结阳性（细胞学或组织学确认）
ⅢA1（ⅰ）	转移灶最大直径≤10mm（注意是肿瘤直径而非淋巴结直径）
ⅢA1（ⅱ）	转移灶最大直径＞10mm

分期	描述
ⅢA2	骨盆外（骨盆缘之上）累及腹膜的微小转移，伴有或不伴有腹膜后淋巴结阳性
ⅢB	骨盆缘外累及腹膜的大块转移，最大直径 ≤2cm，伴有或不伴有腹膜后淋巴结阳性任何 T，任何 N ⅢC 骨盆缘外累及腹膜的大块转移，最大直径 >2cm，伴有或不伴有腹膜后淋巴结阳性（注1）
Ⅳ期	腹腔之外的远处转移
ⅣA	胸腔积液细胞学阳性
ⅣB	转移至腹腔外器官（包括腹股沟淋巴结和腹腔外淋巴结）（注2）

注：①包括肿瘤蔓延至肝脏和脾脏包膜，但不包括脏器实质的受累。②脏器实质转移属于ⅣB 期

七、疾病鉴别

（一）良性肿瘤的鉴别诊断

1. 卵巢瘤样病变

滤泡囊肿和黄体囊肿最常见，多为单侧，可自行消失。

2. 输卵管卵巢囊肿

为炎性病变，多有盆腔炎病史。为不规则条形囊性包块。

3. 子宫肌瘤

浆膜下肌瘤容易混淆诊断，B 超可以帮助鉴别诊断。

4. 腹腔积液

巨大卵巢肿瘤可以占据盆腹腔，可以依靠 B 超检查鉴别。

（二）恶性肿瘤的鉴别诊断

1. 子宫内膜异位症

子宫内膜异位症常有进行性痛经。

2. 结核性腹膜炎

常有结核病史。

3. 生殖道以外的肿瘤

如腹膜后肿瘤、直肠癌、乙状结肠癌。

（三）卵巢良性肿瘤与恶性肿瘤的鉴别诊断

卵巢肿瘤的良恶性最准确的判断是根据术后病理，术前评估可根据

临床经验，可以从以下几个方面来分析。

1.病史

良性肿瘤发病的时间比较长，并且生长缓慢，恶性肿瘤发病的时间短，而且生长迅速。

2.患者一般状况

良性肿瘤患者一般状况都比较好，恶性肿瘤患者一般状况较差，有的可以迅速地出现恶病质的状态。

3.查体

良性肿瘤多为单侧，囊性肿物表面光滑，囊壁也比较薄；恶性肿瘤的单侧、双侧都有，而且表现囊实性。 B超可以发现有包块，而且包块大小不一，形状也不规则，肿物活动性差，后穹隆和直肠窝可以触到不平的结节。

4.腹水征

良性肿瘤患者极少出现腹水，恶性肿瘤患者腹水出现得比较快，而且B超检查良性肿瘤包膜完整，而且内部分布比较均匀，边界比较清晰，中间有光带及光点状的表现，周围的血流信号不丰富。 恶性肿瘤部分患者会出现包膜完整、内部分布不均匀的现象，为囊实性或者是实性，有的可以看到乳头状显影，肿瘤边界不清晰，而且血流丰富。

5.肿瘤标记物

良性肿瘤CA125正常或者是稍高，恶性肿瘤多伴有肿瘤标记物的升高，如上皮性卵巢癌可以表现为CA125、CA199、HE4升高。

八、疾病治疗

（一）手术治疗

1.全面确定分期的手术治疗

2.肿瘤细胞减灭术

此为最常用的手术方式，尽最大努力切除原发病灶及一切转移瘤，使残余癌灶直径<2cm。 最初手术彻底程度直接影响化疗的有效率和生存期。

3.“中间性”或间隔的肿瘤细胞减灭术

某些晚期卵巢癌估计难以切净而先用几个疗程（少于6个疗程的非全疗程）化疗，再行肿瘤细胞减灭术。 对于瘤体大、固定、有大量腹水者，先行1~2个疗程化疗，称先期化疗，使腹水减少、肿块缩小、松动，可提高手术质量。

4. 再次肿瘤细胞减灭术

再次肿瘤细胞减灭术是指对残余瘤或复发瘤的手术，但如果术后临床无有效的二线化疗药物，该手术价值有限。

（二）化疗

1. 适应证

化疗是晚期卵巢癌的重要治疗措施，必须及时、足量和规范。 化疗是手术疗效的保证，两种方法缺一不可。 卵巢恶性肿瘤除ⅠA高分化肿瘤外，其余ⅠB期及ⅠB期以上者，术后均应辅助化疗。 对ⅠA期病理3级（G3）也应考虑化疗。

化疗疗效与初次肿瘤细胞减灭术残余瘤大小有关，残余瘤越小，疗效越好。

2. 常用的化疗药物

美法仑（L‐PAM）、环磷酰胺（CTX）、异环酰胺（IFO）、噻替派（TSPA）、六甲蜜胺（HMM）、多柔比星（阿霉素）、氟尿嘧啶（5‐Fu）、甲氨蝶呤（MTX）、顺铂（DDP）、卡铂（CBP）、紫杉醇（Taxol）、放线菌素D（更生霉素）、博莱霉素（BLM）、托布特肯（TPT）、长春新碱（VCR）、依托泊苷（足叶乙甙，Vp‐16）、硝卡芥（消瘤芥，CLB）。

3. 常用化疗方案

治疗卵巢癌的化疗方案较多，应根据肿瘤的病理类型选择不同的方案。 一般认为联合化疗优于单药化疗，通常多采用联合化疗。

以DDP为基础的联合化疗方案已被广泛用于治疗卵巢癌，其总的有效率为70%～80%，40%～50%可达临床完全缓解（CR），其中的25%无瘤存活达5年以上。 治疗上皮性癌目前使用最多的是PAC方案和PC方案，并将它们作为一线标准化疗方案。 而在欧美使用TP方案用于晚期卵巢癌，其有效率最高。

4. 化疗途径和期限

化疗途径应以全身化疗为主（静脉或口服），也可配合腹腔化疗及动脉插管化疗或介入化疗。

（三）靶向治疗

作为辅助治疗手段，如血管内皮生长因子抑制剂贝伐珠单抗用于初次化疗的联合用药和维持治疗。

第二十章　妊娠滋养细胞疾病

妊娠滋养细胞疾病是一组和妊娠有关的疾病，分为良性和恶性。良性的有完全性葡萄胎和部分性葡萄胎，恶性的有侵蚀性葡萄胎、绒癌、胎盘部位滋养细胞肿瘤等。几种疾病之间有一定的联系和转化，可能会发生延续发展。人绒毛膜促性腺激素可以用于诊断和监测妊娠滋养细胞疾病。滋养细胞肿瘤大多数都继发于葡萄胎，所以要严密随诊，监测血 HCG。

第一节　葡萄胎

葡萄胎是指妊娠后胎盘绒毛滋养细胞增生，间质高度水肿，形成大小不一的水泡，水泡间相连成串，形如葡萄，亦称水泡状胎块。

一、葡萄胎

（一）完全性葡萄胎

胎盘绒毛全部受累，整个宫腔充满水泡，弥漫性滋养细胞增生，无胎儿及胚胎组织可见。

（二）部分性葡萄胎

部分胎盘绒毛肿胀变性，局部滋养细胞增生，胚胎及胎儿组织可见，胎儿 90% 为三倍体，但胎儿多死亡，有时可见较孕龄小的活胎或畸胎，极少有足月婴诞生。

二、病因

（一）营养因素

葡萄胎多见于食米国家，因此有医师认为与营养有关。

（二）感染因素

有医师认为葡萄胎与病毒感染有关，但至今未找出真正证据。

（三）内分泌失调

有医师认为葡萄胎的发生多见于 20 岁以下以及 40 岁以上妇女，故与女性卵巢功能不健全或卵子衰退有关。动物实验证明，怀孕早期切除卵巢，可使胎盘产生水泡样变，因而认为雌激素不足可能是葡萄胎产生的原因。

（四）孕卵缺损

可能与卵子本身发育异常有关。

（五）种族因素

种族间葡萄胎的发病率有差异，有的种族高出 2 倍。

（六）原癌基因的过度表达及抑癌基因变异失活

人体内原癌基因及抑癌基因是控制细胞生长分化的基因，如原癌基因的激活和过度表达、抑癌基因的变异失活等可以导致肿瘤的发生。

三、临床表现

（一）孕妇子宫异常增大、变软

由于绒毛水肿及宫腔积血，大部分葡萄胎患者的子宫大于相应月份的正常妊娠子宫，且质地较软。 1/3 患者的子宫大小与停经月份相符。小于停经月份的只占少数，可能是水泡退行性变、停止发展的缘故。

（二）妊娠呕吐及妊娠期高血压综合征

征象由于增生的滋养细胞产生大量 HCG，因此呕吐往往比正常妊娠更严重。 又因葡萄胎患者子宫增大速度快，子宫内张力大，因此妊娠中、早期即可出现妊娠期高血压疾病，少数情况下甚至导致急性心力衰竭或子痫。

（三）卵巢黄素囊肿葡萄胎

患者由于大量 HCG 的刺激，双侧或一侧卵巢往往呈多发性囊肿改变。 黄素囊肿如果有急性扭转可以导致急腹痛、急腹症。 葡萄胎清除后黄素囊肿可自行消退。 黄素囊肿可贮藏大量 HCG，故葡萄胎排出后合并有巨大黄素囊肿的患者，血和尿中的 HCG 消失得比一般患者慢。

（四）甲状腺功能亢进现象

少数 2% 的葡萄胎患者出现轻度甲亢，血浆甲状腺素浓度上升，葡萄胎清除后症状迅速消失。

（五）腹痛

当葡萄胎增长迅速、子宫急速膨大时可引起孕妇下腹胀痛。 葡萄胎将排出时，因子宫收缩而下腹阵发性疼痛。

（六）停经后阴道流血

此为最常见症状，多数女性患者停经后发生不规则阴道流血，开始量少，应该与先兆流产相鉴别。 以后逐渐增多，且常反复大量流血，有时可自然排出水泡样组织，可导致休克，严重时甚至死亡。

四、检查

（一）HCG 测定

葡萄胎因滋养细胞增生，产生大量 HCG，血清中 HCG 浓度大大高于正常妊娠时相应月份值，因此利用这种差别可作为葡萄胎的辅助诊断。

（二）流式细胞计数（FCM）

完全性葡萄胎的染色体核型为二倍体，部分性葡萄胎为三倍体。

（三）超声检查

葡萄胎时宫腔内呈粗点状或落雪状图像，无妊娠囊可见，亦无胎儿结构及胎心搏动征，只能听到子宫血流杂音，听不到胎心。

根据停经后不规则阴道流血，子宫异常增大变软，子宫 3 个月妊娠大小时尚听不到胎心，应疑诊为葡萄胎。妊娠剧吐、孕 28 周前的先兆子痫、双侧附件囊肿均支持诊断。根据 B 超检查，宫腔内呈粗点状或落雪状图像，无妊娠囊可见，亦无胎儿结构及胎心搏动征，可诊断葡萄胎。若在阴道排出物中见到水泡状组织，可以确定葡萄胎的诊断。

五、鉴别诊断

（一）流产

流产有停经后阴道流血症状，葡萄胎要与先兆流产鉴别，不能盲目保胎，但葡萄胎子宫多大于同期妊娠子宫，B 超检查可明确鉴别两者。

（二）双胎妊娠

双胎妊娠子宫较同孕期单胎妊娠大，HCG 水平亦稍高，易与葡萄胎混淆，但双胎妊娠超声显像可确诊。

（三）羊水过多

羊水过多可使子宫迅速增大，多发生于妊娠中、后期，发生在中期妊娠者需与葡萄胎鉴别。B 超显像可确诊。

（四）子宫肌瘤合并妊娠

子宫肌瘤合并妊娠子宫亦大于停经期，仔细的盆腔检查可发现肌瘤突起或子宫不对称性增大，HCG 滴度不高，B 超检查除可见胎心、胎动外，有时还可见实质性部分。

六、治疗

葡萄胎的诊断一经确定后，应即刻予以清宫治疗。清除葡萄胎时应注意预防子宫出血过多、子宫穿孔及感染，并应清宫干净，应尽可能减少以后恶变的机会。

（一）清除宫腔内容物

由于葡萄胎时子宫大而软，常发生子宫穿孔，故临床采用吸宫术而不用刮宫术。吸宫术的优点是操作快，出血少。吸宫时宜低负压并尽量选取"8"号以上大号吸管，以防子宫穿孔及被葡萄胎组织堵塞而影响操作。

（二）预防性化疗

不常规推荐，仅仅对高危患者进行预防性化疗。高危因素有：①年龄＞40岁；②葡萄胎排出前 HCG 值异常增高；③滋养细胞增生明显或不典型增生；④葡萄胎清除后，HCG 不呈进行性下降，而是降至一定水平后即持续不再下降或始终处于高值；⑤出现可疑转移灶者；⑥无条件随访者。预防性化疗一般只用一种药物。

（三）子宫切除术

年龄超过40岁，无生育要求，有恶变倾向，小葡萄，HCG 效价异常增高，可手术切除子宫。

（四）黄素囊肿的处理

葡萄胎清除术后，患者盆腔中的黄素囊肿可自行消退，一般不需处理，但如果发生黄素囊肿扭转，用 B 超或腹腔镜穿刺吸液后可自然复位。若扭转时间较长，发生卵巢血运障碍，导致卵巢坏死，则需急诊手术治疗，切除病患。

（五）葡萄胎合并重度妊娠期高血压综合征的处理

若葡萄胎合并有重度妊娠期高血压综合征，患者血压到达或超过21.33/14.66kPa(160/110mmHg)，特别是有心力衰竭或子痫时，应先对症处理，控制心衰，镇静、降压、利尿，待病情稳定后再行清宫。但不清除葡萄胎，妊娠期高血压综合征难以控制，故待病情稳定后即行清除宫腔内容物。

七、预后

正常情况下，葡萄胎预后好。但是若葡萄胎排空后 HCG 持续异常增高，不下降，或者下降后又升高，要考虑妊娠滋养细胞肿瘤。当出现下列高危因素时，会增加妊娠滋养细胞肿瘤发病率，要考虑为高危葡萄胎：HCG＞100 000U/L；子宫明显大于相应的孕周；卵巢黄素化囊肿直径＞6cm 或双侧黄素化囊肿；年龄40岁；小葡萄；重复葡萄胎史；妊娠并发症：妊娠剧吐；甲状腺功能亢进。

再发倾向：1次葡萄胎后，再次葡萄胎的发生风险小于 1/50；2次葡萄胎后再次葡萄胎的风险为 1/6；3 次葡萄胎后再次葡萄胎的风险为 1/2。

八、随访

葡萄胎术后必须随访，以尽早发现滋养细胞肿瘤并及时处理。

随访内容包括：HCG，每周 1 次，连续 3 次阴性，以后每月 1 次，共 6 次，其后每 2 月 1 次，共 3 次，共计 1 年；询问病史：月经、阴道流血、咳嗽、咯血等；妇科检查、B 超、CT、X 线胸片。

第二节　妊娠滋养细胞肿瘤

妊娠滋养细胞肿瘤 60% 继发于葡萄胎，30% 继发于流产，10% 继发于足月妊娠或异位妊娠，其中侵蚀性葡萄胎全部继发于葡萄胎，绒癌可以发生在葡萄胎后，也可以发生在足月妊娠、流产等。

一、病理

由侵蚀性葡萄胎的子宫标本可以看到子宫肌层内或者穿透子宫浆膜后有大小不等的水泡样组织，宫腔内可以没有原发病灶。显微镜下可见水泡样组织侵入肌层，有绒毛结构及滋养细胞增生和异形性，绒毛结构可以退化，仅仅见绒毛阴影。

绒癌的大体观见肿瘤位于子宫肌层内，可以突出宫腔或突破浆膜，单个或多个，大小不等，质地软脆，暗红色，伴有出血坏死。显微镜下可见肿瘤细胞由细胞滋养细胞、合体滋养细胞及中间型滋养细胞组成，高度增生，明显异型，不形成绒毛或水泡样结构，并侵入子宫肌层导致出血坏死。肿瘤不含间质和自身血管，靠侵蚀母体血管获得营养。

二、临床表现

1. 阴道流血

葡萄胎、流产、足月妊娠产后，出现不规则阴道流血，有的在正常月经周期后，出现阴道流血。

2. 子宫增大

子宫有病变，导致子宫增大。

3. 卵巢黄素化囊肿

有 HCG 的持续作用，双侧卵巢或一侧卵巢黄素化囊肿持续存在。

4. 腹痛

病灶穿透子宫，导致内出血，引起急腹症。

5. 假孕症状

由于 HCG 升高，乳房、外阴、阴道、宫颈有早孕改变。

6. 转移灶

最常见转移部位是肺部（80%），其次是阴道（30%），以及盆腔（20%）、肝（10%）和脑（10%）等。

三、诊断

（1）HCG 升高：是主要诊断依据。

（2）超声检查：为最常用方法。提示子宫增大，有子宫肌层病变。

（3）X 线胸片：常发现肺转移。

（4）CT/核磁共振检查，可以发现早期肺部转移灶。

（5）组织学检查：多为术后病理检查发现病灶。

四、分期

表8　滋养细胞肿瘤解剖学分期2000

分期	描述
Ⅰ期	病变局限于子宫
Ⅱ期	病变扩散，但仍局限于生殖器（附件、阴道、阔韧带）
Ⅲ期	病变转移至肺，有或无生殖系统病变
Ⅳ期	所有其他转移

五、治疗

治疗原则为采用以化疗为主、手术和放疗为辅的综合治疗。

第二十一章　异常子宫出血

异常子宫出血（AUB）是指非正常情况下的子宫出血。它可以由器质性疾病引起，包括全身或生殖系统病变，或是医源性因素如宫内节育器（IUD）及服用甾体激素、避孕药等所致；也可以由功能性疾病引起，称为功能失调性子宫出血（DUB）。

一、临床表现

特点是女性月经周期紊乱。女性经期长短不一，出血量时多时少，有时甚至出现大量出血，导致休克。女性妇科检查子宫大小在正常范围，出血时子宫变软。

二、原因

引起异常子宫出血的原因比较多，可以由全身疾病所致，也可以由妇科疾病、医源性因素所致。有一种异常子宫出血并非由器质性疾病引起，而是由于体内激素分泌异常所致，常称之为功能失调性子宫出血。

1. 全身疾病引起的 AUB

引起异常子宫出血最常见的全身性疾病主要见于血液系统疾病，例如特发性血小板减少性紫癜、凝血因子缺乏、造血功能性疾病等。其次见于严重的肝肾疾病。

2. 妊娠相关疾病引起的 AUB

异位妊娠和先兆流产的早期临床症状均有不规则阴道出血，此外，还可见于一些流产后长期不规则出血或月经紊乱。

3. 妇科疾病引起的 AUB

妇科疾病引起的异常子宫出血病因非常复杂，包括宫颈和子宫的炎症，宫颈、子宫的肿瘤均可能导致异常出血。

4. 医源性因素引起的 AUB

常见的引起异常子宫出血的医源性因素包括 IUD、甾体激素避孕措施、抗凝剂的应用等。

5. 下丘脑－垂体－卵巢轴功能异常引起的 AUB

下丘脑－垂体－卵巢（H－P－O）轴功能异常引起的 AUB 属于功能失调性子宫出血的范畴，这是一类非器质性疾病引起的出血，常常被定义为"功血"。妇女在青春期和围绝经期易出现卵泡发育不良或障碍，从而出现无排卵性功血；育龄期妇女在受到重大刺激或应激时，也可能出现无排卵状况；由于黄体机能障碍，可出现黄体功能不足和内膜脱落不全，从而出现黄体期或卵泡期出血；也有因排卵时激素波动引起排卵期出血。

6. 子宫内膜/肌层病变引起的 AUB

子宫内膜/肌层局部在正常的月经"自限"中通过局部分泌的前列腺

素凝血因子/抗纤溶因子的平衡等，参与止血，从而保证正常月经经期不超过 7 天，出血量在 20~60mL。但是，由各种原因引起的局部因子失衡或异常，则可能引起子宫出血不止或月经过多。这种情况在常规的妇科检查和辅助检查中均无法得到查证，因此也被归为"功血"范畴。

三、检查

（一）体格检查

包括全身检查、妇科检查等，以初步判断是否有全身性疾病及生殖道器质性病变。

（二）实验室检查

1. 血常规

有助于判断是否有贫血以及贫血的程度。

2. 性激素检查

通过了解激素水平有助于判断是否为因黄体功能不足或排卵障碍引起的出血。

（三）影像学检查

超声可了解子宫内膜厚度及回声，以明确有无宫腔占位性病变及其他生殖道器质性病变等。

（四）病理检查

为排除子宫内膜病变和达到止血目的，必须进行全面刮宫，诊刮整个宫腔。诊刮时应注意宫腔大小、形态，宫壁是否平滑，刮出物的性质和量。为了确定排卵或黄体功能，应在月经前期或月经来潮 24h 内刮宫；不规则流血者可随时进行刮宫。

（五）其他检查

1. 子宫镜检查

可以观察子宫及子宫内膜的情况，并可选择病变区进行活检，较盲取内膜的诊断价值高，尤其是可提高早期宫腔病变如子宫内膜息肉、子宫黏膜下肌瘤、子宫内膜癌的诊断率。

2. 基础体温测定

这是测定排卵的简易可行的方法。基础体温呈单相型，提示无排卵。

四、诊断

医师通过详细询问病史，特别是患者的年龄、月经史、婚育史、避孕措施，以及患者全身有无慢性病史，如肝病，血液病，甲状腺、肾上腺或垂体疾病等，还需要注意患者是否有精神紧张、情绪打击、环境改变、亲密朋友改变等影响正常月经的因素。详细了解病程经过，如发病时间、目前流血情况、流血前有无停经史及以往是否有流产等治疗经过，并结合查血、B超等辅助检查进行确诊。

五、鉴别诊断

1.特发性血小板减少性紫癜

临床上分急性和慢性两型。发作时血小板减少。反复发作者常有轻度脾肿大。出血量多且持续时间较长者可伴有贫血。骨髓象中巨核细胞数增多或正常，以颗粒型巨核细胞增多为主。

2.异位妊娠

主要表现为停经、阴道出血。除输卵管间质部妊娠停经时间较长外，多有6~8周停经。有20%~30%患者无明显停经史，或月经仅过期两三日。胚胎死亡后，常有不规则阴道出血，色暗红，量少，一般不超过月经量。少数患者阴道流血量较多，类似月经，阴道流血可伴有蜕膜碎片排出。由于腹腔急性内出血及剧烈腹痛，轻者出现晕厥，严重者出现失血性休克。出血越多越快，症状的出现也越迅速越严重，但与阴道流血量不呈正比。

3.先兆流产

大部分自然流产患者均有明显停经史，HCG增高。首先出现的症状往往是阴道出血，一般出血量少，常为暗红色，或为血性白带。在流血出现后数小时至数周可伴有轻度下腹痛或腰背痛。妇科查体可见宫颈口未开，无妊娠物排出，子宫大小与停经时间相符。

六、治疗

引起异常子宫出血的原因有很多，可在诊断明确的情况下，针对病因进行相应的治疗。其治疗措施主要包括药物治疗和手术治疗。

第二十二章 不孕症

不孕症，既包括女性不孕，也包括男性不育。凡婚后未避孕、有正常性生活、夫妇同居1年而未受孕者，称为不孕症。未避孕而从未妊娠者称为原发性不孕症，曾有过妊娠而后未避孕且连续一年未妊娠者称为继发性不孕症。

一、发病率

有研究调查显示，我国不孕症发病率为 7% ~ 10%。 在美国，有 10% ~ 15% 的夫妻不孕不育。

二、原因

不孕的原因可能在女方、男方或男女双方。 属女方因素约 50%，男方因素约 35%，约 10% 做了检查仍找不到明确病因，还有约 5% 可能是一些极罕见因素造成的。

1. 女性不孕因素

（1）外阴阴道因素。

①外阴、阴道发育异常，处女膜发育异常如处女膜闭锁、坚硬处女膜等；阴道发育异常如先天性阴道完全或部分闭锁，双阴道或阴道中隔。

②瘢痕狭窄：女性阴道损伤后形成粘连瘢痕性狭窄，影响精子进入宫颈，影响受精卵形成。

③阴道炎症：女性主要有滴虫性阴道炎、细菌性阴道炎和真菌性阴道炎，阴道炎轻者不影响受孕，严重时大量白细胞消耗精液中存在的能量物质，降低精子活性，缩短生存时间，甚至吞噬精子而影响授精。

（2）宫颈因素。

宫颈是精子进入宫腔的途径，宫颈黏液量和性质都会影响精子进入宫腔。

①宫颈发育异常：有的女性先天性宫颈狭窄或闭锁，轻者经血排除不畅、经量减少、痛经，可能并发子宫内膜异位症。 还有的女性宫颈管发育不良，细长，影响精子通过；甚至有的女性宫颈管黏膜发育不良，导致腺体分泌不足。

②宫颈炎症：严重宫颈炎时宫颈管内脓性白带增多、黏稠，影响精子穿透。

③宫颈赘生物：宫颈息肉、宫颈肌瘤等阻塞宫颈管，影响授精。

（3）子宫因素。

①子宫先天性畸形：子宫发育异常如残角子宫、双角子宫、先天性子宫缺如、纵隔子宫、始基子宫等，均影响受孕。

②内膜异常：子宫内膜炎、内膜结核、内膜息肉、内膜粘连或子宫内膜分泌反应不良、宫内有胎儿骨骼等异物残留等，影响受精卵着床。

③子宫肿瘤：子宫内膜癌引起不孕，女性子宫内膜不典型增生患者大部分不孕，女性有子宫肌瘤可影响受孕，特别是黏膜下肌瘤可以造成不孕或孕后流产。

（4）输卵管因素。

女性输卵管具有运送精子、拾卵及将受精卵运送至宫腔的功能。输卵管病变是不孕症的最常见因素，输卵管功能受到任何影响都影响授精。

①输卵管发育不全：女性输卵管发育不全影响蠕动，不利于输卵管运送精子、卵子和受精卵，受精卵停留在输卵管，则种植于输卵管，发生输卵管妊娠；先天性输卵管过度细长、扭曲影响精子或卵子的运行。

②输卵管炎症：输卵管炎可造成伞端粘连，甚至伞端闭锁或管腔阻塞，输卵管与周围组织粘连扭曲，影响蠕动而不孕。 输卵管结核造成输卵管僵直、疤痕形成、瘘管等，均导致不孕。

③输卵管周围病变：以子宫内膜异位症为多，异位的子宫内膜组织诱导受精卵着床，异位内膜在输卵管内形成结节或盆腔外异位内膜，造成输卵管粘连，导致不孕，故子宫内膜异位症患者应进行早期辅助生育。

（5）卵巢因素。

①卵巢发育异常：多囊卵巢、卵巢未发育、卵巢囊肿及卵巢发育不全导致不孕。

②子宫内膜异位症：卵巢上发生子宫内膜异位症，即为子宫内膜超过宫腔范围（不包括子宫肌层），在卵巢上生长，导致卵巢功能受损。

③黄素化未破裂卵泡综合征：卵巢功能异常，卵泡发育，但排卵功能异常，卵泡为排出卵巢，即转为卵巢黄体，导致不孕。

④黄体功能不足：患者由于各种原因导致卵巢黄体期分泌孕激素不足，影响受孕。

⑤卵巢肿瘤：导致卵巢功能异常而不孕。

（6）排卵障碍。

引起卵巢功能紊乱而致不排卵的因素都可致不孕。

①中枢性影响：影响女性月经调节的下丘脑－垂体－卵巢功能轴紊乱，引起月经失调，导致女性发生无排卵性月经、闭经等；颅内垂体肿瘤引起卵巢功能失调而致不孕；由于女性精神因素如过度紧张、焦虑，对下丘脑－垂体－卵巢轴可产生影响，抑制排卵。

②全身性疾病：女性重度营养不良、过度肥胖或饮食中缺乏某些维生素特别是维生素 E、维生素 A 和 B 族维生素，可影响卵巢功能；女性

合并有内分泌代谢方面的疾病，如甲状腺功能亢进或低下、肾上腺皮质功能亢进或低下、重症糖尿病等，也能影响卵巢功能导致不孕。

③卵巢局部因素：先天性卵巢发育不全、多囊卵巢综合征、卵巢功能早衰以及功能性卵巢肿瘤，如颗粒-卵泡膜细胞瘤、睾丸母细胞瘤等影响卵巢排卵；卵巢子宫内膜异位症不但破坏卵巢组织，导致卵巢功能低下，且可造成严重盆腔组织粘连而致不孕。

2. 男性不育因素

（1）精液异常。

如无精症、畸精症、弱精症或少精症，精子活力减弱，形态异常。影响精子产生的因素如下。

①先天发育异常：男性先天性睾丸发育不全不能产生精子；男性双侧隐睾而且手术纠正时间太晚导致曲精管萎缩等妨碍精子产生。

②全身因素：男性有慢性消耗性疾病，如长期营养不良、慢性中毒（吸烟、酗酒）、精神过度紧张可能影响精子产生。

③局部原因：男性曾经患腮腺炎并发睾丸炎导致睾丸萎缩；男性睾丸结核破坏睾丸组织；男性精索静脉曲张有时影响精子质量。

（2）精子运送受阻。

男性附睾及输精管结核可使输精管阻塞，阻碍精子通过；男性逆行射精，导致精子不能进入女性体内；阳痿、早泄不能使精子进入女性阴道。

（3）免疫因素。

男性的精子、精浆在体内产生对抗自身精子的抗体可造成男性不育，射出的精子发生自身凝集而不能穿过宫颈黏液。

（4）内分泌功能障碍。

男性内分泌受下丘脑-垂体-睾丸轴调节。男性垂体、甲状腺及肾上腺功能障碍可能影响精子的产生而引起不孕。

（5）性功能异常。

外生殖器发育不良或阳痿致性交困难等。

3. 男女双方因素

（1）免疫因素。

①精子免疫：精子有大量特异性表达的抗原，可引起男性体内的自身免疫反应，也可以引起女性的同种免疫反应。

②女性体液免疫异常：女性体内可产生抗透明带抗体，改变透明带的性状或阻止受精乃至植入过程，从而导致不孕。易栓症、抗心磷脂

抗体可引起种植部位小血管内血栓的形成，导致胚胎种植失败。

③子宫内膜局部细胞免疫异常：子宫内膜局部存在大量免疫细胞，它们在胚胎种植中发挥帮助绒毛实现免疫逃逸和绒毛周围组织的溶细胞作用。子宫内膜局部的免疫细胞如 NK 细胞、T 细胞和 B 细胞功能异常都可导致种植失败和不孕。

（2）其他。

夫妻双方性生活障碍、缺乏性知识以及精神高度紧张，也可导致不孕。

三、检查

（一）体格检查

1. 全身检查

检查发育情况、身高、双臂间距、体重、心肺、内分泌器官、腹部，特别是检查第二性征的发育和有无溢乳情况。

2. 生殖器检查

（1）女性：检查外阴的发育、阴毛的分布、阴蒂的大小、大阴唇是否融合；阴道是否通畅、阴道黏膜色泽、白带或分泌物性状；宫颈有无炎症，如糜烂、息肉；子宫的大小、位置和活动度；附件区有无增厚、有无肿块，肿块的大小、质地、活动度，有无压痛等。

（2）男性：检查与生长发育有关的异常体征，如有的患者可能男性体征不明显，如无喉结、声音尖细等，有的患者可能存在肥胖。检查是否有阴茎、阴囊、睾丸、附睾和输精管的发育异常、畸形、瘢痕、皮损等体征，有时还会选用直肠指诊了解前列腺有无病变。

（二）实验室检查

1. 精液分析

医生可能会要求做一个或多个精液标本。精液通常是通过自慰或中断性交并将精液射入干净的容器中而获得的。实验室分析精液标本中精子的数量和活力。患者在采集过程中应当注意以下情况：在采集精液前，需要禁欲 3 ~ 7 天；注意两次取样的间隔时间；射精时应确保所有的精液都进入收集装置；避免使用润滑剂，因为这些产品会影响精子的运动。

2. 内分泌激素检查

主要是检查 FSH（卵泡刺激素）、LH（黄体生成素）、T（睾酮）及 PRL（催乳素）。

3. 免疫学检查

如抗精子抗体检查，这些抗体会攻击精子并影响精子功能。

4. 遗传学检测

一些患者可能存在染色体异常。

（三）影像学检查

1. 女性

（1）阴道 B 型超声检查：通过 B 超可以观察盆腔有无子宫，子宫的形态、大小及内膜情况，双侧卵巢的形态、大小及卵泡数。可见子宫小，测定的卵巢值小于生育期的妇女，卵巢内没有卵泡或者虽然有卵泡但是数目很少。

（2）子宫输卵管造影术：评估子宫和输卵管的状况，并寻找阻塞或其他问题。将 X 射线造影剂注入子宫，然后进行 X 射线检查以确定宫腔是否正常，并检查液体是否从输卵管中溢出。

（3）必要时可行宫腔镜检查等。

2. 男性

（1）当怀疑有隐睾、肿瘤、鞘膜积液、输精管梗阻、精索静脉曲张等情况时可以进行超声检查。

（2）输精管造影可诊断阻塞性无精子症。

3. 其他影像学检查

垂体的 CT 或 MRI 检查有助于诊断垂体肿瘤。

（四）病理检查

1. 子宫内膜病理学检查

有助于了解有无排卵、黄体功能以及是否有其他病理改变。

2. 睾丸活检

睾丸活检是通过一种简单的手术方法取出一小块活体睾丸组织，进行病理切片组织学观察，来了解睾丸生精的状况，用于诊断睾丸疾病，评估预后。

（五）其他检查

1. 腹腔镜检查

在腹腔镜直视下观察盆腔，并经阴道上宫腔镜或通液管经宫颈口注入稀释的美蓝液，行输卵管通液，通畅者注入美蓝液无阻力，即见美蓝液自伞端流出；通而不畅者推液时有轻度阻力，输卵管先膨大、屈曲，最后见美蓝液从伞端流出。 不通者推液阻力大，未见美蓝液自伞端流出，而子宫蓝染，进入子宫血管，或者从宫颈口漏出。

2.宫腔镜检查

可于直视下检查子宫腔内情况，必要时与腹腔镜同时进行，更有利于全面评价患者的情况。

3.输卵管镜检查

输卵管镜能直接进入输卵管内，检查时不仅能准确了解输卵管阻塞的部位和程度、输卵管蠕动的情况，还能发现输卵管内的息肉、粘连、瘢痕等器质性病变。

4.基础体温测定

周期性连续的基础体温测定可以大致反映排卵和黄体功能。 一般情况下，排卵时体温稍有下降，排卵后平均上升 0.5℃，一直持续到下次月经来潮再恢复到原来的体温水平。

四、诊断

对不孕不育的诊断和判断，可以分成 3 个方面：查寻不孕原因；判断预后；制定治疗方案。 故医生会尽可能详细地询问夫妻双方的基本情况，结合一系列检查结果来寻找病因。

1.询问病史

(1)主诉：不孕的时间，女性月经的情况，男女主要症状。

(2)现病史：治疗史，性生活史，以前的关于不孕的检查和结果。

(3)生长发育史：有无生长发育迟缓，青春期发育是否正常，生殖器和第二性征发育情况、有无先天性畸形。

(4)月经生育史：月经初潮时间、周期、经期和经量，有无痛经及其程度，最近 3 次月经的具体情况；询问结婚年龄、有无避孕史（含避孕方式和避孕持续时间），有无人流史（具体手术的时间、方式和手术时的孕周），有无再婚史，过去生育情况，有无难产和产后大出血史。

(5)不育史：原发不育、继发不育，不育年限，是否接受治疗及疗效。

(6)既往史：有无内分泌疾病、代谢性疾病、精神疾病、高血压和消化系统疾病及用药史；有无感染史，如炎症、结核病；有无接触有害化学物质、放射线物质；有无手术史等。

(7)家族史：有无先天性遗传性疾病，了解兄弟姐妹生育情况。

2.检查

包括全身体格检查及必要的实验室、影像学检查。

五、鉴别诊断

主要是病因的鉴别。

六、治疗

不孕不育应首先明确病因，不是所有类型的不孕不育都有治愈的可能。医生会根据病因、病情推断患者的预后，并结合患者年龄、身体状况、实际能承受的成本上限，推荐适合的治疗方案。初始治疗方式常为药物治疗、手术治疗。对有强烈生育需求，但通过常规治疗无法实现受孕者，医生可能会推荐辅助生殖技术，如试管婴儿、人工授精等。这可能涉及大量的财力、身体、心理和时间投入。

（一）一般治疗

（1）增强体质和增进健康。

（2）纠正贫血和营养不良，积极治疗全身性慢性疾病。

（3）戒烟、戒酒等。

（4）学会自我预测排卵，在排卵期同房，增加受孕机会。

（二）药物治疗

1.男性使用药物

（1）促性腺激素释放激素（GnRH）：促进男性身体产生激素以保障精子的正常产生。

（2）HCG（人绒毛膜性腺激素）和HMG（人绝经后尿促性腺激素）联合治疗。

（3）溴隐亭和卡麦角林：如果男性体内催乳素水平太高，会阻止男性激素释放和精子产生，溴隐亭和卡麦角林能降低催乳素水平。

2.女性使用药物

（1）促排卵药：氯米芬，辅助生殖技术也需要该类药物的配合使用。

（2）促性腺激素：注射这种激素能刺激卵巢产生成熟的卵子。

（3）促性腺激素释放激素（GnRH）：它能促进女性身体产生激素以保障卵子的正常产生。

（4）溴隐亭：如果女性体内催乳素水平太高，会抑制排卵，溴隐亭能降低催乳素水平。

（5）促性腺激素释放激素（GnRH）类似物，用于体外受精。

（6）治疗多囊卵巢综合征的药物，例如氯米芬。

（7）雌激素：用以诱发排卵和改善宫颈黏液质量。 方法有单纯雌激素周期治疗和雌－孕激素联合的人工周期治疗，例如炔雌醇。

（8）孕激素：在月经周期后半期使用孕激素或雌－孕激素联合治疗，可以改善卵巢功能，促使下一周期排卵。

（三）手术治疗

1. 男性手术治疗

如梗阻性无精子症，通过手术干预，修复和再通阻塞的管道。 如果梗阻是在附睾，多建议显微镜下输精管附睾吻合术。 如果是梗阻在输精管，多建议显微外科输精管吻合术。 精索静脉曲张患者必要时可通过手术修复。

2. 女性手术治疗

子宫内膜息肉、子宫中隔、子宫内瘢痕组织和某些肌瘤等子宫问题可以通过宫腔镜手术治疗。 子宫内膜异位、盆腔粘连和较大的肌瘤可能需要腹腔镜手术或腹部较大切口的手术。 输卵管阻塞者可通过手术再通。

（四）其他治疗

辅助生殖技术目前成功率有限，价格较昂贵，夫妻双方应做好各项准备。

1. 人工授精

人工授精是将精子以非性交方式送入女性生殖道，以使卵子和精子自然受精达到妊娠目的的技术。 可以提取丈夫的精子进行人工授精，在丈夫不能提供精子时，夫妻双方可根据自身需求选择精子库里他人的精子。

2. 试管婴儿

试管婴儿是我们经常听到的辅助生殖技术，从字面意思上理解是在试管里培育婴儿，但这只是一个俗称，它的学称为体外受精－胚胎移植，即从不孕女性体内取出卵细胞，与精子在体外受精后培养至早期胚胎，然后再移植回女性子宫，使胚胎继续着床发育、生长成胎儿的过程。 常规的试管婴儿治疗的主要步骤包括：控制性超促排卵、穿刺取卵、精子处理、体外受精、胚胎体外培养、胚胎移植等。 衍生技术包括如下几个。

（1）常规体外受精与胚胎移植（IVF－ET）：常规体外受精与胚胎

移植是将不孕不育患者夫妇的卵子与精子取出体外，在体外培养系统中受精并发育成胚胎后，将优质胚胎移植入患者宫腔内，让其种植以实现妊娠的技术。

（2）卵细胞浆内单精子注射（ICSI）：是指在显微操作系统的帮助下，在体外直接将单个精子注入卵细胞浆内使其受精，然后进行胚胎移植的技术。

（3）植入前胚胎遗传学诊断（PGD）：是指在体外对配子和胚胎进行遗传学诊断，避免遗传病患儿出生的技术。 当胚胎体外培养发育到6~10个卵裂球时，通过显微操作技术取1~2个卵裂球进行分子遗传学检查，或者胚胎发育到囊胚期时，取滋养外胚层细胞，将未携带遗传病的胚胎移植回子宫使女方妊娠，从而避免遗传病患儿的妊娠、出生。广义上还包括受精前配子的检测，如卵子取极体进行基因或染色体检测。

（4）人类配子、胚胎的冷冻和复苏：将人类配子包括精子和卵子、各个发育阶段的胚胎（采用一定的程序或方法）进行深低温冷冻保存，在适当的时候解冻复苏，使其保持继续发育的能力。

（5）囊胚培养：是指将第2天或第3天的卵裂期胚胎，继续在体外经适当的培养条件使其发育至空腔化或扩展阶段的囊胚。 该技术有利于选择优质胚胎移植，也为移植胚胎提供了更接近生理的生存环境。

（6）配子输卵管内移植（GIFT）和合子输卵管内移植（ZIFT）：配子输卵管内移植是将取出的卵子和处理后的精子从输卵管的伞端注入壶腹部，使卵子和精子在输卵管内相遇并结合。 合子输卵管内移植是经阴道取出卵子后体外受精，发育到原核阶段，行腹腔镜将合子移植入输卵管。

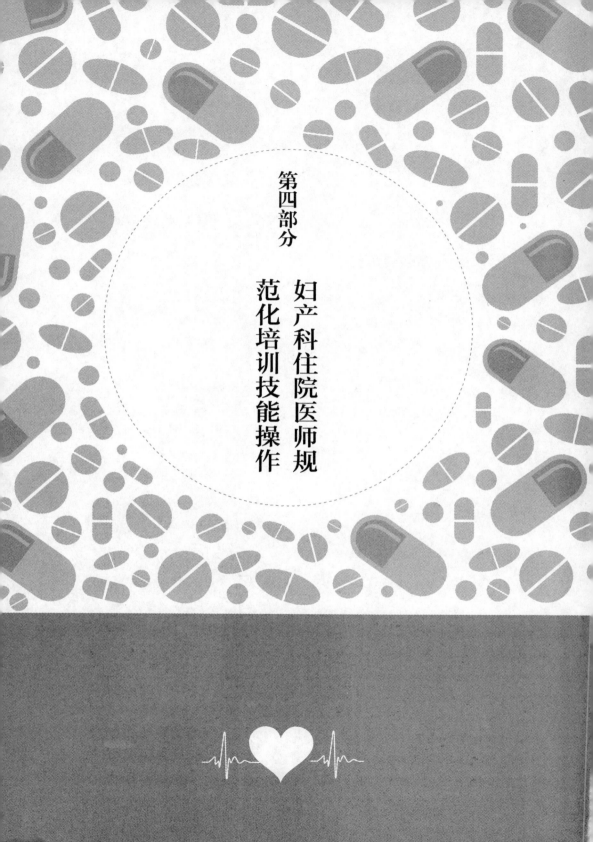

第四部分

妇产科住院医师规范化培训技能操作

第一章　四步触诊法

四步触诊法是通过触诊判定胎产式、胎先露、胎方位、胎先露是否衔接，以及子宫大小是否与孕周相符，并估计胎儿的大小和羊水量的多少的方法。

四步触诊法可以在孕期检查是否是正常的胎产式，意思是胎儿的脊柱是顺着母亲的脊柱方向的。 正常的胎方位是头先露，胎头朝下，最先进入骨盆。 正常胎势为胎头俯屈、两臂交叉于前胸、两下肢盘曲于腹前，其体积及体表面积均明显缩小，整个胎体成为头端小、臀端大的椭圆形，以适应妊娠晚期椭圆形宫腔的形状。

一、临床意义

发现异常胎位，需要检查的人群：妊娠期 24 周以后的妇女。

二、注意事项

检查前：孕妇排尿后，仰卧于检查的床上，暴露腹部，双腿略屈外展，腹肌放松。

检查时：放松身体，积极配合医生。

三、检查过程

第一步：检查者两手置于宫底部，手测宫底高度，根据其高度评估胎儿大小与妊娠周期是否相符。 后以两手指腹相对交替轻推，若宫底部的胎儿部分为胎头，则感觉硬而圆且有浮球感；若为胎臀，则柔软且形态不规则。

第二步：检查者双手掌置于腹部左、右两侧，轻轻深按进行检查。触到平坦饱满部分为胎背，并确定胎背是向前、向侧方还是向后。 触到可变形的高低不平部分为胎儿肢体，有时可感到胎儿肢体在活动。

第三步：检查者右手拇指与其他 4 指分开，置于耻骨联合上方握住胎先露部，进一步查清是胎头还是胎臀，左右推动以确定是否衔接。若可推动则未衔接。

第四步：检查者左右手分别置于胎先露部的两侧，沿骨盆入口向下深按，进一步核实胎先露部的诊断是否正确，并确定胎先露部入盆程度。 先露部为胎头时，一手可顺利进入骨盆入口，另一手则被胎头隆起部阻挡，该隆起部称胎头隆突。 枕先露时，胎头隆突为额骨，与胎儿肢体同侧；面先露时，胎头隆突为枕骨，与胎背同侧。

第二章　后穹隆穿刺术

后穹隆穿刺术是穿刺后穹隆抽出液体用于检查的手术。

一、临床意义

异常结果：①疑盆腔有液体、积血或积脓时，可做穿刺抽液检查，以了解积液性质。②盆腔脓肿的穿刺引流及局部注射药物。③分娩过程中，发现卵巢囊肿在盆腔嵌顿，阻碍分娩，在排除恶性的情况下，可急行穿刺抽出囊液，让胎先露自然下降，有条件时应行剖宫产术及囊肿切除术。④盆腔肿块位于子宫直肠窝内，经后穹隆穿刺，直接抽吸肿块内容物做涂片，行细胞学检查。若高度怀疑恶性肿瘤应忌穿刺。一旦穿刺诊断为恶性，应及时手术。⑤宫外孕破裂后，可在后穹隆抽出腹腔血液明确诊断。若抽出不凝血即表示有内出血；抽出脓汁表示有感染。有时当血块位于直肠子宫陷凹时，有可能抽不出血液，此时可先注入 10~20mL 生理盐水，再抽吸时则有可能抽出暗红色血水，有助于诊断。

二、注意事项

1. 不合宜人群

经期妇女，子宫后壁有炎性粘连者。穿刺深度及方向要适宜，避免损伤直肠、子宫。误穿入子宫时，应有实性组织内穿入感，此时亦可能抽出少许血液，应为鲜红色且易凝。

2. 检查时的要求

检查时放松心情，检查可能会对身体及心理造成负担，应该积极面对，并积极配合检查。抽出脓液应做细菌涂片检查及培养。抽出腹水按腹水常规送检，并做细胞学检查。

三、检查过程

检查过程：①膀胱截石位，常规消毒外阴、阴道。②用窥阴器暴露宫颈，以宫颈钳钳夹宫颈后唇，向前上方牵拉，暴露后穹隆，用碘酊、乙醇再次消毒穿刺部位。③用 10mL 注射器接上 12 号穿刺针，于宫颈阴道黏膜交界下方 1cm 处的后穹隆正中，与宫颈管平行方向刺入。

当针穿过阴道壁后失去阻力，有落空感时，表示进入子宫直肠陷凹，将针头偏向病侧，一面抽吸，一面退针。

第三章　妇科双合诊

妇科双合诊是盆腔检查中最重要的一项检查。

一、检查方法

检查者一手的两指或一指放入阴道，另一手在腹部配合检查。

二、目的

检查阴道、宫颈、宫体、输卵管、卵巢、宫旁结缔组织以及骨盆腔有无异常。

三、操作方法

（一）妇科双合诊妇科内诊

1. 患者取截石位

2. 窥阴器检查

将窥阴器两叶并拢，侧向沿阴道后侧壁缓慢放入阴道内，然后向上向后推进，同时将窥阴器转平并张开两叶，暴露宫颈与阴道壁。 观察宫颈大小、颜色、外口形状、有无糜烂、腺体囊肿、息肉、肿瘤或接触性出血，并注意阴道黏膜颜色、皱襞多少，有无炎症、畸形、肿瘤，以及分泌物的量、性质、颜色、有无臭味等。

3. 双合诊检查（阴道腹部联合检查）

（1）检查阴道。 检查者一手戴无菌手套，以食、中二指沾无菌肥皂液少许后放入阴道内，触摸阴道的弹性、通畅度，有无触痛、畸形、肿物、后穹隆结节及饱满感。

（2）宫颈。 观察大小、软硬度、活动度，有无痒痛、肿物或接触性出血等。

（3）检查子宫及附件。 用阴道内手指将子宫颈推向后上方，使子宫体向前移位，同时另一手的四指放耻骨联合上方向盆腔内按压，将子宫夹在两手之间，来回移动，可查清子宫的位置、大小、形状、软硬度、活动度及有无压痛。

然后将阴道内二指移向侧穹隆，在下腹部的手也移向盆腔的一侧，在内外两手之间检查宫旁组织、卵巢、输卵管，正常输卵管难以扪清，卵巢有时可触及，压之有酸胀感。注意附件有无增厚、压痛或肿块，如有肿块，应进一步查清肿物的大小、形状、软硬度、活动度、有无压痛以及与子宫的关系。

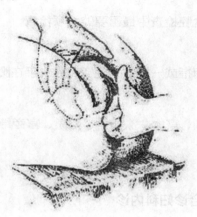

图2　双合诊检查

第四章　三合诊检查

三合诊就是经直肠、阴道、腹部联合检查。

一、临床意义

异常结果：①检查阴道，即触摸阴道的弹性、通畅度，有无触痛、畸形、肿物、后穹隆结节及饱满感。②宫颈，即检查大小、软硬度、活动度、有无痒痛、肿物或接触性出血等。③检查子宫及附件，即查清子宫的位置、大小、形状、软硬度、活动度及有无压痛。了解后倾后屈子宫的大小，发现子宫后壁、子宫直肠陷凹、子宫骶韧带及双侧盆腔后壁的病变，估计盆腔癌肿浸润盆壁的范围，以及扪诊直肠阴道隔、骶骨前方及直肠内有无病变等。需要检查的人群为已婚妇女。

二、注意事项

不合宜人群：未婚妇女。 检查应在月经干净后的 3 ~ 7 天。 检查前几天要注意饮食，不要吃过多油腻、不易消化的食物，不饮酒，不要吃对肝、肾功能有损害的药物。 检查时要求放松心情，检查可能会对身体及心理造成负担，应该积极面对，并积极配合检查。

三、检查方法

一般用食指进阴道，中指进直肠，另一手置下腹部协同触摸。 这种方法可以查清骨盆腔较后部及子宫直肠窝的情况。

第五章 上环术

上环即放置宫内节育器（IUD）。 宫内节育器是一种安全、有效、经济、长效和可逆的避孕方法，为我国育龄妇女的主要避孕措施，适用于长期避孕、紧急避孕。 IUD 主要是阻止精子和卵子相遇。 IUD 可能使精子难以通过女性生殖道，降低卵子受精的可能性，也可能阻止受精卵植入子宫壁。 宫内节育器分为两代：第一代宫内节育器又称为惰性宫内节育器，有金属的不锈钢弹簧或单环、双环或麻花形，也有塑料或塑料金属混合制品；第二代宫内节育器又称为活性宫内节育器，缓慢释放铜、消炎止血药或孕激素，具有第一代所缺乏的活性，进一步改善了避孕效果。 目前，第二代宫内节育器在国内外得到广泛使用。

一、麻醉方式

可以选用局部麻醉。

二、术前准备

（1）详细了解病史。

（2）上环前 3 天要严禁性生活，保持阴道清洁。

（3）手术前进行全面检查，有妇科炎症者，需治愈炎症后再进行手术。

三、适应证

（1）凡育龄妇女无禁忌证，要求放置宫内节育器（IUD）者均可放置。

（2）用于紧急避孕，更适于愿继续以宫内节育器作为避孕手段而无禁忌者。

四、禁忌证

（1）妊娠或妊娠可疑者。

（2）人工流产、分娩或剖宫产后有妊娠组织物残留或感染可能者。

（3）生殖道急性炎症。

（4）生殖器肿瘤、子宫畸形。

（5）宫颈过松、重度陈旧性宫颈裂伤或子宫脱垂。

（6）严重的全身疾患。

（7）铜过敏史者禁忌使用含铜 IUD。

五、手术时机

一般在月经干净后 3～7 天内无性交可以放置。 此期属于安全期，妊娠可能性小，可以避免带孕上环而造成子宫出血或流产。

根据具体情况可以选择以下各时期放环。

（1）月经未净时放置。

月经来潮第 3～5 天放置，这段时间放置有三个好处：一是子宫口松，容易放入。 二是月经刚来，可以排除怀孕，不会误把环放到已经怀孕的子宫里。 三是避免了妇女因放环后引起的少量出血而产生的顾虑和不便。 例如含孕激素的曼月乐环。

（2）月经干净后放置。

以月经干净后 3～7 天，没有性生活史放环为宜。 因为这个时候子宫内膜才刚刚开始生长，内膜较薄，放置时可以避免出血，同时月经后没有性生活，也避免了放环时受精卵已长在子宫内膜上的可能性。 一般多数妇女选择在此时放环。

（3）分娩后即刻放环。

这时放置手术简单易行，又可及时落实避孕措施，但需经产科医生检查准许后才可放置。

（4）产后42天放置。

即在产后42天左右做健康检查的同时放置，此时放置的优点有：一是子宫口松；二是子宫已恢复正常大小还没有因喂奶过久而缩小；三是及时落实了避孕措施，方便了妇女，可避免"暗胎"的发生。

（5）产后三个月以上也可以放环。

但应该注意的是如果这个时间正是哺乳期，虽然不来月经，但仍旧有怀孕的可能，所以产后还没有来月经的妇女，应当先请医生检查，在确诊没有怀孕的情况下方可放环。

（6）人工流产或钳刮手术后立即放环。

优点是手术的同时落实避孕措施，既减少了妇女的痛苦，也方便了妇女。

（7）自然流产或人工流产刮宫后正常月经恢复后放环。

（8）剖宫产的同时或手术满半年，情况正常，也可以考虑放环。

（9）以前放置的环年限已满，要求换环的，可在取环的同时放入一个新环，也可以在下次月经干净后再放入一个新环。但是必须记住在取环后这一个月要注意避孕。

（10）在无防护性行为之后的5天内放置，可用于紧急避孕。

六、手术步骤

（1）双合诊了解子宫大小、位置及附件情况。

（2）外阴及阴道常规消毒，窥阴器暴露宫颈后再次消毒，以宫颈钳夹持宫颈前唇，用子宫探针顺子宫位置探测宫腔深度。

（3）用放置器将节育器送入宫腔。

（4）观察无出血即可取出宫颈钳和阴道窥器。

七、并发症

上环后会有不规则阴道出血、腰酸、腹坠等。可并发感染、节育器嵌顿、异位、脱落，带器妊娠等。

八、注意事项

（1）在放置IUD的过程中，避免进入宫腔的器械和IUD等与阴道壁接触。

（2）放置时如感到IUD未放置到宫底，应取出重放。

（3）放置IUD的过程中，如遇多量出血、器械空落感、宫腔深度异常、受术者突感下腹疼痛等，应立即停止操作，进一步检查原因，采取相应措施。

（4）绝经过渡期停经1年内应取出节育器。

九、术后护理

（1）术后休息3日，1周内忌重体力劳动，2周内忌性生活及盆浴，保持外阴清洁。

（2）放置节育器后3个月内，在经期及大便后应注意宫内节育器是否脱出；放置带尾丝节育器者，经期不使用阴道棉塞。

（3）掌握放置的节育器的种类、使用年限、随访时间，在放置节育器后的第一次月经干净后3~5天复查，以后定期复查。术后3个月、6个月、1年各复查1次，以后每年检查1次，复查一般应安排在月经干净后。

（4）放置后可能有少量阴道出血及下腹不适感，为正常现象，如出血多、腹痛、发热、白带异常等应及时就诊。

第六章　产钳术

产钳术是指使用产钳牵引胎头帮助胎儿娩出的手术。

一、分类

根据放置产钳时，胎头在盆腔内位置的高低分为高位产钳术、中位产钳术、低位产钳术、出口产钳术。

高位产钳术系指胎儿头未衔接时上产钳，危险性大，已不采用。胎头衔接后上产钳，称中位产钳术，也很少采用。胎儿头颅顶骨最低部位（不是先锋头的最低部分）降达坐骨棘水平以下，先露部达骨盆底，S+3或以下上钳，称低位产钳术。胎儿头显露于阴道口，双顶径达骨盆底时上产钳，为出口产钳术。尤其是出口产钳术，困难多较小、较安全。

二、适应证

（1）需要缩短第二产程（分娩时不宜过度用力或增加腹压者，如心脏病、瘢痕子宫、肺部疾病）。

（2）胎儿窘迫。

（3）产妇宫缩乏力、第二产程延长。

（4）胎头吸引术失败，经阴道检查属于出口、低位产钳分娩者，否则应改行剖宫产术。

（5）胎儿情况紧急有熟悉产钳术者，如臀位后出头困难者、剖宫产出头困难者。

三、禁忌证

（1）不具备产钳术条件者。

（2）胎儿窘迫，估计产钳不能短时间结束分娩者。

（3）异常胎方位如额先露、高直位等。

四、术前准备

均需会阴侧切，且切口宜大。

五、手术步骤

产钳分左、右两叶，操作时左手握左叶，置入产妇盆腔的左侧，右叶反之。手术分为产钳的置入、合拢、牵引与下钳几个步骤。术前必须导尿。现以枕前位的产钳术为例介绍。

1. 置入

置入前先检查器械。先放钳的左叶，后放右叶，才能扣合。用左手握左叶，涂上润滑剂，右手做引导，缓缓送入阴道。胎儿头位置低者，用食、中二指做引导即可；位置较高者，须将手的大部分伸入阴道做引导。

开始置入时，钳与地面垂直，钳的凹面向着会阴部，经阴道后壁轻轻插入，在右手的引导下，顺骨盆的弯度慢慢前进，边进边移向骨盆左侧，放到胎头的左侧面。放妥后取出右手，此时叶柄与地面平行，可用左手的无名指及小指托住或由助手托住。然后以同样方法，用右手握产钳的右叶，在左手的引导下慢慢送入阴道，置于胎儿头的右侧面。

2. 合拢

如两叶放置适当，即可顺利合拢，否则可略向前后上下移动使其合拢，并使两柄间始终保持约一指尖宽的距离，不要紧靠，以免过度压迫胎头。若合拢不易，表示放置不妥，应取出重放。合拢后注意听胎心音，倘有突变，说明可能扣合过紧或夹住脐带，应松开详细检查。

3. 牵引及下钳

合拢后如胎心音正常，可开始牵引。 牵引应在阵缩时进行，用力应随宫缩而逐渐加强，再渐渐减弱。 阵缩间歇期间应松开产钳，以减少胎儿头受压，并注意听胎心音，牵引方向随胎儿头的下降而改变。开始钳柄与地面平行（头位置较高者，应稍向下牵引）。 当枕部出现于耻骨弓下方，会阴部明显膨隆时，可改用单手缓缓向上提，助胎儿头仰伸娩出。

胎儿头"着冠"后，可取下产钳。 取钳顺序与置入时相反，先下右叶，再下左叶，然后用手助胎儿头娩出。 要注意保护会阴。

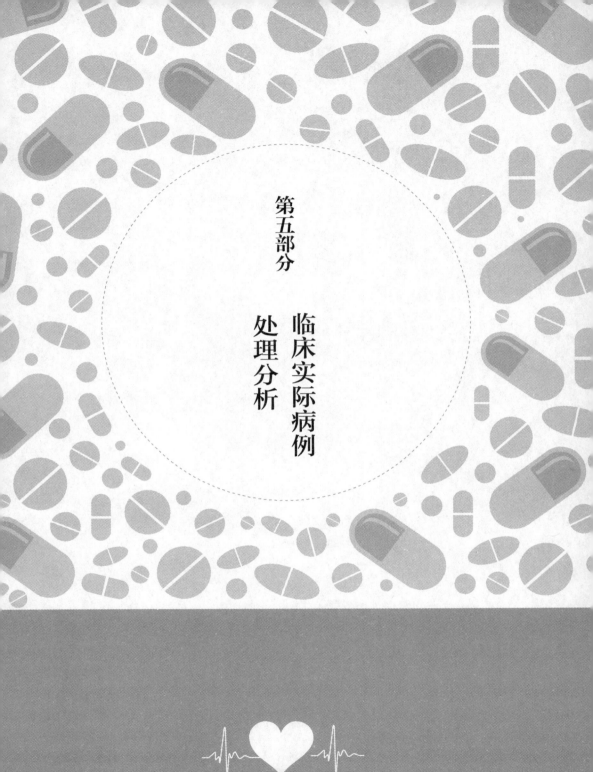

第五部分

临床实际病例

处理分析

病例 1：胎儿生长受限

一、病例介绍

宝妈,33 岁,G1P0,孕 36 + 5 周,单胎,自然受孕,无使用促排卵药物,OGTT:4.2 - 10.5 - 7.1mmol/L,诊断为妊娠期糖尿病,饮食控制血糖平稳。NT 正常,中唐低风险,大排畸未见异常。

超声检查:宫内见 1 个胎儿,双顶径 86mm,头围 294mm,腹围 301mm,股骨长 67mm,肱骨长 58mm,胎盘位于前壁,厚度 26mm,分级 Ⅱ,羊水指数 124mm,胎儿脐血流指数:PI = 0.9,RI = 0.61,S/D = 2.57。

根据超声结果,体重估计 2 291g,百分位 6.1% 。这种情况是胎儿生长受限(FGR)。

二、病例分析

1. 如果产检提示 FGR,孕妈该怎么办呢?

发现 FGR,就要查找病因,治疗原发病。

目前 FGR 没有确切有效的治疗手段,传统上使用的吸氧、静滴营养物质、低分子肝素等方法都没有实质的效果。 一旦诊断 FGR,应该做的是对胎儿进行严密监测、评估,预防发生死胎、胎窘等不良预后。

单胎 FGR 孕妇每天计数胎动。 但是计数胎动对预防 FGR 胎儿发生胎死宫内的有效性尚不确定。

FGR 孕妇如发现胎动减少,则需要及时就诊,进一步行胎儿评估,做 B 超检查脐带血流情况,这些有着重要的意义。

所以重要的事情说三遍:数好胎动! 数好胎动! 数好胎动!

2. FGR 可以预防吗?

孕妇戒烟可预防 FGR 的发生。

对于子痫前期高危孕妇,孕 16 周前预防性口服阿司匹林,除可预防子痫前期外,也可以预防 FGR。

对于 FGR 高危人群,低分子量肝素不能有效预防 FGR 的发生。

补充孕激素及钙剂等措施并不能预防 FGR 的发生。

病例 2：生殖道畸形

一、病例介绍

患者,女,12 岁,未婚,0 - 0 - 0 - 0,因"不规则阴道流血 2 年,超声发现异常 3 天"入院。

现病史：患者月经初潮 2018 年 2 月，初潮后 2 年来月经均不规则，阴道流血持续 4～5 天，量中，每日需 2～3 片卫生巾，均未湿透，色红，血止 2～12 天不等再次出现阴道流血，反复至今，经期无腹痛、腹胀，无发热畏寒，无尿频、尿急，无头痛、头晕等不适，末次月经 3 月 28 日。患者 2019 年 5 月在无明显诱因下出现异常阴道流血，量多，约半小时湿透一片卫生巾，伴血块，无腹痛、腹胀，无发热畏寒等不适，至当地医院就诊，予避孕药口服治疗 2 月（具体不详），后不规则阴道流血情况同前。患者 1 月前至当地医院就诊，行超声检查示"宫颈口及阴道扩张，内见范围约 64mm×27mm 液性暗区"，考虑"月经失调"，予"妇科千金片及乌鸡白凤丸"口服治疗 1 月，症状未见明显好转。患者 3 天前于当地医院复查，超声示"双子宫；宫颈管及阴道积液（考虑处女膜闭锁）；左侧附件囊性包块"，考虑"处女膜闭锁可能"，建议手术治疗。患者为求进一步诊治，来我院就诊，查超声示"双子宫，阴道积液（阴道斜隔综合征可能），左卵巢内囊性块（黄体囊肿可能）"，现少量阴道流血，无腹痛、腹胀，无发热畏寒，无头痛、头晕等不适，急诊拟"阴道斜隔综合征"收住入院。

月经史：月经初潮 2018 年 2 月，月经周期 7～17 天，经期 4～5 天，量中，色红，无痛经。末次月经：2020－03－28。

一般查体：体温：37.2℃，脉搏：106 次/分，呼吸：19 次/分，血压：14.99/9.46kPa(108/71mmHg)。心肺听诊无殊，腹软，无压痛及反跳痛，双下肢无水肿。

妇科检查：肛腹诊，外阴：未婚未产式，阴道：肛查触及阴道上端略膨大，无明显张力，宫颈：未查，子宫：可及双子宫，常大，未及压痛，活动度可，附件：左附件区略增厚，无压痛及反跳痛；右附件区未及明显包块及压痛，其他：无殊。

辅助检查：入院查血常规、血生化、血凝、生殖内分泌激素全套、甲状腺功能、血肿瘤标志物、STD、肝炎系列、乙肝三系、胸片及心电图等，未见明显异常。

本院经腹子宫附件超声检查示：盆腔内探及两个子宫。左侧子宫正常大，内膜厚 0.34cm（双层），宫壁回声均匀。右侧子宫正常大，内膜厚 0.29cm（双层），宫壁回声均匀。阴道内见 5.6cm×4.1cm×3.0cm 暗区，内液稠，下端距会阴口约 1.6cm，右卵巢正常大，回声无殊。左卵巢内见 3.5cm×3.2cm×3.7cm 囊性块，内呈絮状回声。备注：右肾正常大，回声无殊，左肾区未及明显肾脏回声。诊断结果：双子宫阴道积液（阴道斜隔综合征可能），左卵巢内囊性块（黄体囊肿可能）。

初步诊断：阴道斜隔，双子宫，其他的，单侧肾缺如（左侧），左侧卵巢囊肿。

诊疗计划：完善相关检查，排除手术禁忌后，择期行阴道斜隔切开术。

二、手术及预后

手术经过：患者在硬膜外麻醉下行"宫腔镜阴道斜隔切断术，处女膜修补缝合术"。术中置宫腔镜，用 GS 液体作为膨宫剂。宫腔镜下右下方可见右侧宫颈，略小，光滑，未见明显赘生物，宫颈口见经血流出，阴道左上侧壁可见一肌性斜隔组织，略突起，粉色，隔表面光滑，未见明显开口，左侧宫颈因斜隔阻挡不可见。

手术操作：暴露阴道斜隔，用针状电切割器以斜隔最突出处为起始点逐步切开阴道斜隔组织，见暗红色积血流出，约 30mL，陈旧性经血流出后阴道壁包块完全塌陷，宫腔镜下无法完全探及斜隔边缘，行阴道检查，可及斜隔面积约 2.0cm × 1.5cm，遂行经阴道斜隔电切术，消毒尿道口，留置导尿。阴道拉钩暴露右侧宫颈，剪刀扩大斜隔边缘，完全切除斜隔组织，切缘电凝止血，2 – 0 可吸收线连续锁边缝合止血。5 –0 可吸收线间断缝合处女膜 5 点裂伤。

术后常规病理：（宫腔）子宫内膜呈分泌期反应及子宫内膜息肉，（子宫病损）纤维平滑肌组织。

出院诊断：阴道斜隔，双子宫，其他的，单侧肾缺如（左侧），左侧卵巢囊肿。

出院医嘱：①注意休息，避免剧烈运动，加强营养，避免感染；②禁盆浴、游泳及性生活 1 个月；③如有腹痛、阴道流血多、发热等不适及时随诊；④术后 1 个月门诊复查；⑤1 月后复查 CA125、甲状腺功能，必要时去相关科室就诊；⑥出院带药：无。

三、病例分析

生殖道畸形各种各样，有的常合并泌尿系统畸形。此病例生殖道畸形就同时合并泌尿系统畸形，所以在发现有生殖道或者泌尿系统畸形时，应扩宽思路，寻找更多问题。如果女性 16 岁未来月经应进行检查，减少经血流出不畅，经血逆流，导致盆腔粘连发生，以及子宫内膜异位症发生，同时月经异常要与异常子宫出血做好鉴别诊断。

该患者 10 岁月经来潮，月经初潮后 2 年来月经均不规则，阴道流血持续 4 ~ 5 天，血止 2 ~ 12 天不等再次出现阴道流血，反复至今。多次至当地医院就诊,考虑"青春期异常子宫出血",予调经治疗数月,症状未见好转。 近期患者再次于当地医院复查,超声示"双子宫;宫颈管及阴道积液(考虑处女膜闭锁);左侧附件囊性包块",考虑"处女膜闭锁可能",建议手术治疗。 患者至我院就诊,肛腹诊查触及阴道上端略膨大,无明显张力。 行超声检查示"双子宫,阴道积液(阴道斜隔综合征可能),左肾缺如"。 查血常规、血凝、生殖内分泌激素全套、甲状腺功能,未见明显异常。 诊断考虑:阴道斜隔综合征。 该病需与以下情况相鉴别。

1. 阴道壁囊肿

阴道壁囊肿不会随月经周期的出现增大或减小,患者无周期性下腹痛症状,盆腔 B 超检查多提示子宫及双侧附件正常,泌尿系统 B 超检查多无囊肿侧肾缺如表现。

2. 盆腔脓肿

患者多有发热、腹痛症状,且多合并盆腔炎病史。 妇科检查脓肿最低点位置较高,位于后穹隆子宫直肠陷凹处,未见阴道壁肿物。 辅助检查:血白细胞升高,盆腔 B 超检查多提示输卵管和盆腔积脓而无内生殖器畸形,泌尿系统 B 超检查多正常。 需特别警惕阴道斜隔综合征并发盆腔脓肿的情况。

3. 盆腔或卵巢肿物

妇科检查盆腔肿物位置较高,未见阴道壁肿物。 盆腔 B 超检查多提示附件区肿物而无内生殖器畸形,泌尿系统 B 超检查多正常。 要警惕阴道斜隔综合征并发卵巢子宫内膜异位囊肿。

病例 3:子宫内膜非典型增生

一、病例介绍

患者为 54 岁女性,因"绝经 2 年,阴道出血 7 天"于 2020 年 5 月 22 日入院。G2P1,顺产 1 胎,人流 1 次。患者平时月经规律,13 岁,3 ~ 4/30 天,色暗红,量中等,无痛经史。末次月经 2018 年 3 月。于 7 天前无明显诱因出现阴道出血,量少,无腹痛、腹胀及肛门坠胀感等不适,未行治疗,来我院就诊,门诊行 B 超示子宫肌瘤(约 1.8cm × 1.7cm),子宫内膜增厚并回声不均,宫内节育环位置正常,右侧附件区囊性包块(约 3.2cm ×

2.8cm)。门诊以"(1)子宫内膜病变;(2)子宫肌瘤;(3)宫内节育环"收住院。入院后查体:外阴已婚已产型,阴道畅,少许暗红色血液,宫颈充血,光滑,触血,子宫前位,常大,质韧,无压痛,双附件未触及明显异常。入院完善相关辅助检查:盆腔正位片示"O"形环,血常规、凝血功能、肝肾功能、血糖、电解质、心电图、胸片无异常,乙肝、丙型、梅毒、艾滋、新冠抗体检测均阴性,肝、胆、脾、胰、双肾、输尿管彩超示:考虑右肾小结石。

于 2020 年 5 月 23 日行诊刮术 + 取环术,术前探宫腔 7cm,顺利取出一"O"形环状,刮出宫内组织约 3g,未见明显糟脆组织,手术经过顺利,术后予以抗生素预防感染治疗,术后阴道无明显出血,行宫颈 TCT:未见癌细胞和上皮内病变细胞。HPV 阴性。

术后病检示:子宫内膜复杂性增生伴灶性区域非典型增生。充分向患者及家属告知病情,于 2020 年 6 月 1 日在全麻 + 腰硬联合麻醉下行腹腔镜辅助阴式全子宫切除术 + 双侧附件切除术,术中见子宫稍饱满,形态不规则,子宫前壁可见一 3cm×3cm 大小肌瘤向浆膜面突起,质硬,右侧卵巢见一 4cm×3cm 大小囊肿,囊壁薄,囊液清亮,左侧附件及右侧输卵管外观未见明显异常。手术顺利,术后病检回报:①子宫内膜非典型增生;②慢性子宫颈炎;③子宫腺肌症;④子宫多发性平滑肌瘤,其中一枚为富于细胞性平滑肌瘤;⑤(左侧)卵巢滤泡囊肿伴白体;⑥(右侧)卵巢单纯性囊肿伴白体;⑦(双侧)慢性输卵管炎。免疫组化:ER (+)、Des (+)、SMA (+)、H - Caldesmon (-)、CD10 (-)、Ki67LI 约 1%。告知患者及家属病检结果,其要求到上级医院行病理会诊,遂到上级医院行病理会诊,与我院病检结果一致。术后第七天按期出院。出院医嘱:①注意休息、加强营养;②禁房事、禁盆浴 3 月;③定期复查;④不适随诊。

二、病例分析

子宫平滑肌瘤是女性生殖系统中最常见的肿瘤,其发生率在 35 岁以上妇女为 20% ~ 30%。子宫平滑肌瘤形态多样,可表现富于细胞性、细胞异型性、核分裂象增多以及浸润性边界。其中富于细胞平滑肌瘤是常见的一种特殊类型。子宫富于细胞型平滑肌瘤是其中在组织学及生长方式上变异的一种平滑肌瘤,是子宫交界性平滑肌瘤。

子宫内膜增生分为单纯性增生、复杂性增生、不典型增生。

年龄大于 35 岁,药物治疗无效或者存在子宫内膜癌高危因素的异常子宫出血,应行诊断性刮宫。怀疑子宫内膜癌时,要行分段诊刮,通过病理检查,明确诊断。

患者为 54 岁,有绝经后出血,有子宫内膜癌高危因素,故行诊断性刮宫，病检提示：子宫内膜复杂性增生伴灶性区域非典型增生，患者54岁，没有生育要求，故选择治疗方式为全子宫切除术＋双侧附件切除术。

病例4：异常子宫出血

一、病例介绍

患者，女，46岁，主诉"月经不规律伴经期延长1年，阴道不规则流血20＋天"，来我院门诊就诊。

现病史：患者平素月经规律，13岁初潮，6～7/30天，量中，无痛经。1年前出现月经周期不规律，35～60天不等，伴经期延长，10～15天。经量时多时少，无痛经。其间口服中药间断调理，症状未见明显好转。2018年11月因经期延长伴经量增多20天，于当地医院行超声检查，提示子宫内膜厚行刮宫术＋节育环取出术，血止，术后石蜡病理回报增生期子宫内膜。后续仍间断性口服中药调理，症状时好时坏。近来月经持续20＋天未净，前5天经量稍多，每日4～5片卫生巾，无血块，无痛经，自行口服云南白药止血药，经量有所减少，但仍有阴道淋漓流血持续至今，现为求进一步诊治，来我院就诊。患者无头晕乏力，无心慌气短，无潮热出汗及情绪波动，无鼻出血及牙龈出血，饮食、睡眠可，大小便正常，体重无明显变化。

既往史：否认高血压、糖尿病史，否认手术外伤史，否认药物、食物过敏史，否认血液系统、甲状腺及肝肾功能异常病史。孕1产1，10年前自然分娩一女婴，现体健。

查体：体温37℃，血压15.99/10.39kPa（120/78mmHg），心率67次/分，神清语明，无贫血貌，面部无痤疮，无多毛，甲状腺无肿大，腹平软，未触及包块及压痛，周身无瘀斑及出血点。

妇科检查：外阴发育正常，阴道畅，其内可见少量积血，色暗红。宫颈正常大小，经产型，表面光滑，宫颈口未见活动性出血。子宫正常大小，居中，质中，表面光滑，活动度可，无压痛。双侧附件区软，无压痛，未触及包块。

辅助检查：血常规：Hb 91g/L，白细胞及血小板未见异常。盆腔彩超提示子宫大小6cm×5cm×4cm，子宫内膜厚0.8cm，子宫后壁肌壁间见3cm×2cm×1cm低回声团，考虑子宫肌瘤。双附件区未见占位性病变。

血清 HCG 阴性。性激素检查,FSH 9.0IU/L,LH 11IU/L,E2 102.06pg/mL,P 0.3ng/mL,T 0.5ng/mL,PRL 15μg/L。甲功及肝肾功能均未见异常。

初步诊断:围绝经期异常子宫出血—排卵障碍,子宫平滑肌瘤,轻度贫血。

二、治疗经过

地屈黄体酮(孕酮)20mg/d,连服 10 天,同时口服铁剂纠正贫血。停药后第 3 天月经再次来潮,阴道流血同平素月经量,持续 6 天,患者于月经第 5 天复查盆腔超声,提示子宫内膜厚 0.5cm,告知患者后续调节月经周期,保护内膜治疗可周期性口服孕激素或宫内置入曼月乐。患者拒绝使用避孕环,要求周期性口服孕激素治疗。 嘱患者下次月经第 15 天起口服地屈黄体酮(孕酮)20mg/d,连服 10 天,停药后等待月经来潮,待月经来潮第 15 天继续口服地屈黄体酮(孕酮),连服至少 3~6 周期,甚至长期服用。 告知患者其间需按时服药,避免漏服,患者依从性良好,服药期间至今每月均较规律行经,经量中等,无痛经。

三、病例分析

围绝经期指绝经前后的时期。 其标志通常是月经失调、潮热、情绪变化等相关症状,虽然绝经的平均年龄是 49~51 岁,但高度可变性是绝经过程中的月经变化。 围绝经期患者卵巢功能不断衰退,卵泡数量急剧减少。 从绝经前 6 年到绝经后最后一个月,有排卵的月经所占比例从 60% 降到 10% 左右,在围绝经期月经异常中,无排卵型异常子宫出血占很大的比例。 围绝经期的患者由于卵巢功能的衰退,雌激素小于 200pg/mL,或虽然大于 200pg/mL 但持续时间较短,不能诱发 LH 峰,从而无排卵,孕激素水平明显降低,子宫内膜单纯受雌激素作用,而无孕激素对抗,从而发生不规则的出血。

患者 46 岁,处于围绝经期,1 年前出现月经周期不规律,35 + ~60 +天不等(周期变化≥7 天),同时伴经期延长,10~15 天(大于 7 天),妇科检查阴道及宫颈均未见异常,血清 HCG 阴性,可考虑为围绝经期异常子宫出血。 患者 2018 年 11 月因经期延长伴经量增多 20 天行刮宫术,术后病理示增生期子宫内膜,提示患者由于长期不排卵引起的内膜在雌激素作用下称增生期子宫内膜。 性激素检查:FSH 9IU/L, LH 11IU/L, E2 102.06pg/mL, P 0.3ng/mL, E2 102.06pg/mL,患者雌激素水平并不低,但未达到 200pg/mL。 LH 水平虽增高,但无持续的高水平的雌激素刺激,LH 无法达到峰值,引起排卵。 故此病例初步诊断为异常子宫出血—排卵障碍，子宫肌瘤。

排卵障碍的异常出血急性期以止血为目标，长期治疗以调整周期、控制出血量和防止子宫内膜病变为目标。异常子宫出血目前常用的止血方法包括孕激素内膜脱落法、短效复方口服避孕药、高效合成孕激素或 GnRHa 的内膜萎缩法和诊刮。辅助止血药物有氨甲环酸和中药。其中使用性激素止血是根据血红蛋白来制定方案。对于血红蛋白 > 90g/L 的患者使用口服孕激素或肌注黄体酮。孕激素可以使雌激素作用下持续增殖的子宫内膜转化为分泌期，并且有对抗雌激素的作用。2018 年中国绝经管理与绝经激素治疗指南指出：孕激素的选择推荐天然或最接近天然的孕激素，地屈黄体酮（孕酮）是最接近天然的孕激素，对乳腺的刺激较小，生物利用度高，副作用小。需要指出的是，如果停药后内膜剥脱无完全，还需要考虑是否有内膜病变的可能，必要时刮宫进一步明确诊断。

患者为围绝经期，虽阴道不规则流血 20 余天，但现已流血较少，生命体征平稳，且半年内曾做过诊断性刮宫术，病理汇报增生期子宫内膜。血常规提示 Hb：91g/L，故此次选用孕激素子宫内膜脱落法止血。给予地屈黄体酮（孕酮）20mg/d，连服 10 天充分转化内膜，同时口服铁剂纠正贫血，停药后第 3 天月经再次来潮。患者于月经第 5 天复查盆腔超声，提示子宫内膜厚 0.5cm，说明使用子宫内膜脱落法后，子宫内膜脱落非常完全，基本排除内膜病变可能，同时配合铁剂纠正贫血。

围绝经期 AUB－O 血止后，因病因未祛除，停药后多数患者会复发，子宫内膜增生、子宫内膜癌的风险增加。需长期应用孕激素直到出现孕激素不能撤退出血、自然绝经，预防再次发生异常子宫出血及子宫内膜病变。孕激素包括口服孕激素及宫内置入曼月乐。口服孕激素分为后半周期疗法（即月经第 15 天起使用，连用 10～14 天）和全周期疗法（即月经第 5 天起使用，连用 20 天）。后半周期疗法对于减少月经量作用有限，不适合月经多的患者，在后半周期疗法效果不理想时可采用全周期疗法以减少月经量。另外，如果围绝经期患者伴有绝经症状如潮热出汗、情绪改变及睡眠障碍等，且单纯孕激素撤退不能缓解症状可考虑改用雌孕激素序贯方案，如使用芬吗通调节月经周期。

止血后调整月经周期，两步缺一不可。患者 46 岁，虽已进入围绝经期，但雌激素水平不低，尚未出现潮热出汗、情绪改变等绝经症状。围绝经期无排卵性异常出血，首先缺乏的是孕激素，无排卵则孕激素水平低下，子宫内膜在单一的雌激素作用下出现停经、异常出血或子宫内膜病变。患者不规则出血两年，月经淋漓不尽，病理提示增生期子宫内膜。为预防内膜病变，嘱患者每次月经周期第 15 天起口服地屈黄体酮(孕酮)20mg/d，连服 10 天，停药后等待月经来潮，直至绝经。地屈黄体酮(孕酮)可使子宫内膜进入完全的分泌期，且口服方便，剂量小，易被患者接受，安全性高，可长期使用。

围绝经期排卵障碍性异常子宫出血主要由于卵巢功能衰退，卵子数量及质量下降，虽有卵泡存在但数量较少且质量较差，雌激素水平波动较大，早期雌激素水平不低，但无持续性高水平的雌激素引起下丘脑 - 垂体 - 卵巢轴的正反馈的发生，无法诱发 LH 峰，出现排卵障碍，孕激素水平明显不足而发生突破性出血。诊治的核心是明确诊断，结合病史、查体、辅助检查，排除导致 AUB 的其他病因，血常规和盆腔超声是两项最基本的检查。治疗原则为控制出血，调整周期，保护子宫内膜，避免再次异常出血。围绝经期 AUB - O 控制出血的方法推荐孕激素内膜脱落法、高效合成孕激素或 GnRHa 的内膜萎缩法和诊刮，对于近期已行刮宫的患者，不建议反复刮宫。血止后还需要长期的激素管理，如口服孕激素或宫内置入 LNG - IUS 保护内膜。如果患者同时伴有潮热出汗、情绪改变等绝经症状，可考虑雌孕激素序贯方案治疗。

病例 5：妊娠期糖尿病

一、病历介绍

高龄初产妇年龄 40 岁，身高 162cm，体重 62kg，BMI：23.6，孕 24 + 2 周，在本院妇产科接受 OGTT 检查，为空腹 5.3mmol/L，服用葡萄糖后 1h 为 13.4mmol/L，2h 为 11.9mmol/L，均超过标准，诊断为妊娠糖尿病（GDM）。糖化血红蛋白为 6.1%（正常为 6.0% 以下，反映近期 2 到 3 个月的平均血糖值）。予以住院，营养科会诊调整饮食，以及运动控制血糖，住院期间监测 7 点，血糖控制不理想，行内分泌科会诊后建议地特胰岛素（长效胰岛素）3u 睡前皮下注射控制血糖，后续监测血糖控制较理想，孕期 NT、NIPT、大排畸正常及血压正常。患者孕 38 周顺利产下 3 200g 健康胎儿。产后 42 天门诊随访，复查 OGTT 正常。

主要诊断：妊娠期糖尿病（GDM）。

二、病例分析

1. 什么样的妊娠期糖尿病需要用胰岛素治疗？

大约95%以上的 GDM 孕妇可以通过单纯的医学营养治疗即可将血糖控制在理想水平，但是会有不到5%的 GDM 孕妇需要用胰岛素治疗才能将血糖控制在理想水平。

采用医学营养治疗2周后血糖仍达不到以下标准者：空腹血糖<5.3mmol/L、餐后1h 血糖<7.8mmol/L、餐后2h 血糖<6.7mmol/L，且只要有下面一项不达标者即需要用胰岛素治疗。

（1）用医学营养治疗后血糖虽达到上述标准，但患者出现体重减轻者。

（2）用医学营养治疗后虽达到上述标准，患者体重也不减轻，但出现酮症者。

2. 孕期如何来控制好血糖避免出现并发症？

妊娠糖尿病妈妈可就母体的血糖及宝宝的营养情况咨询营养师进行饮食的指导，并进行自我血糖监测和体重控制。 由于孕妇不适合服食降血糖药物，因此妊娠糖尿病的病情较为严重的孕妇需要注射胰岛素，以平衡血糖水平。

妊娠期糖尿病的并发症通常是可以控制和预防的。 预防的关键是在诊断出糖尿病后尽快控制血糖水平。

病例 6：妊娠期糖尿病

一、病例介绍

患者,女性,32 岁,患者主诉:停经 37 周,入院待产。

现病史:平素月经不规律,末次月经为 2019 年 12 月 29 日,预产期为 2020 年 10 月 6 日,停经 1 月余自测尿 HCG 知早孕,遂于妇幼保健院就诊,行妇科 B 超未见孕囊,血 HCG 阳性知早孕,20 余天该院复查妇科 B 超,提示宫内早孕。与孕期不相符,结合早期 B 超推算末次月经为 2020 年 1 月 12 日;修正预产期为 2020 年 10 月 19 日。孕早期无上呼吸道感染、风疹等病毒感染史及毒物接触史,无明显早孕反应;孕 4 月余自感胎动至今,同期查甲功提示:"TSH 3.26mIU/L,FT 417.35pmol/L",考虑妊娠合并亚临床甲状腺功能减退,予左甲状腺素钠片 25ug 口服治疗至今;孕期行无创 DNA(低风险)、血红蛋白成分分析等检查,未见明显异常;腹部随停经月份的增加而增大,孕期于外院及我院产检8次。孕期无畏寒、发热,无头昏、眼花,无心悸、气促,无腹痛、腹胀,无阴道流液及全身皮肤瘙痒等症状,未服用特殊药物。孕期精神、饮食、睡眠好,二便正常,体重随孕周渐增。患者8年前无诱因逐渐出现多饮、多食、多尿,遂就诊于我院行相关检查后考虑诊断"Ⅰ型糖尿病",予二甲双胍口服治疗2年;血糖控制不满意,继之于温州医院予胰岛素(长秀霖胰岛素注射液,量不详)皮下注射,三餐前;优泌乐50注射液14单位,皮下注射,睡前治疗。于2015年返回本县,改用重组人胰岛素(具体治疗情况不详)治疗,于2018年因血糖控制不佳于凯里州医院就诊,予重组人胰岛素注射液12U、11U、12U皮下注射,三餐前;甘精胰岛素注射液24单位,皮下注射,睡前,治疗至今。

既往史:既往身体状况一般,否认"高血压、心脏病"等慢性病史,否认肝炎、结核、伤寒等传染病病史,预防接种史不详,2010年足月平产1女(孕期血糖正常);2011年因出现多饮、多食、多尿,就诊于我院行相关检查后考虑诊断"Ⅰ型糖尿病";2018年于外院行腹腔镜下畸胎瘤剥除术,手术过程顺利,无输血史,否认药物及食物过敏史。

家族史:家庭其他成员健康状况良好。

体格检查:神清,查体合作,心肺查体未见明显异常,双下肢中凹陷性水肿。专科情况:腹膨隆,腹围100cm,宫高31cm,胎心音139次/分,胎头跨耻征(−),胎位LOA,无宫缩。阴查:外阴皮肤增厚、粗糙,阴道黏膜无充血及出血,阴道分泌物少,白色,无臭,头先露,S−3,胎膜未破,宫颈位置居中,质中,宫口未开,宫颈管未消退,骨盆外测量经产妇免测,耻骨弓角度约90°。

辅助检查:(2020−04−09)甲功TSH 3.26mIU/L,FT 417.35pmol/L,FT3 4.94pmol/L;(2020−08−17)甲功TSH 3.69mIU/L,FT4 14.40pmol/L,糖化血红蛋白6.0%,D二聚体0.48ug/mL。(2020−09−15我院)产科彩超:双顶径87mm,股骨长67mm,腹围350mm,头围319mm,羊水最大深度60mm,羊水指数141mm,胎心132次/分,S/D=2.32;胎盘Ⅱ级,位于子宫后壁;提示宫内妊娠,单胎头位;血常规:白细胞数7.13×10^9/L,红细胞数4.07×10^{12}/L,血红蛋白浓度121.00g/L,红细胞比容40.30%,血小板数236×10^9/L;(2020−09−27)凝血功能:活化部分凝血活酶时间29.40s,凝血酶原时间10.40s,国际标准化比值0.90,纤维蛋白原4.97g/L,凝血酶时间比值0.90;尿常规:白细胞+2;肝功能:谷丙转氨酶12U/L,谷草转氨酶20U/L,总胆汁酸5.8μmol/L,碱性磷酸酶

238U/L,总蛋白 62.3g/L,白蛋白 35.8g/L,总胆红素 14.8μmol/L,直接胆红素 5.73μmol/L;血脂:总胆固醇 5.12mmol/L,甘油三酯 4.75mmol/L;血糖: 5.91mmol/L。

初步诊断:①Ⅰ型糖尿病合并妊娠;②G3P1 孕 37WLOA 宫内单活胎;③妊娠合并亚临床甲状腺功能减退。

入院后用药:重组人胰岛素注射液 12U、11U、12U,皮下注射,三餐前;甘精胰岛素注射液 24 单位,皮下注射,睡前控制血糖。

二、治疗经过

此次孕期该孕妇一直予重组人胰岛素注射液 12U、11U、12U,皮下注射;甘精胰岛素注射液 24 单位,睡前皮下注射治疗,予监测胎心;自数胎动;严格糖尿病饮食,监测血糖;(2020 - 09 - 23)监测五点血糖:6.7 - 8.7 - 10.3 - 7.0 - 6.6mmol/L;(2020 - 09 - 24)监测五点血糖:5.0 - 5.5 - 8.3 - 10.0 - 9.5mmol/L。

三、病例分析

Ⅰ型糖尿病合并妊娠,需使用胰岛素治疗,容易发生糖尿病酮症酸中毒,危及母儿生命安全,合并妊娠对胰岛素的需求增加,要做好血糖监测,调整胰岛素剂量。血糖控制不好,则胎儿畸形、羊水过多、死胎等并发症增多。

患者控制血糖不理想,予以调整胰岛素用量,将血糖控制在餐前血糖小于或等于 5.3mmol,餐后 2h 血糖小于或等于 6.7mmol。患者孕周仅仅 37 周,胎儿 B 超检查无异常发现,继续观察胎心情况,做 NST,如果无母儿并发症,在严密监测下可以到预产期,到预产期没有临产,可以引产。糖尿病本身不是剖宫产指征,如果有产科指征,血糖控制不好,胎儿偏大,既往有死胎、死产者,应放宽剖宫产指征。如遇到分娩,则需做好血糖监测,避免低血糖、高血糖、酮症酸中毒等。

患者血糖高,易并发感染,故产后应予以预防性抗感染治疗。

病例 7:妊娠期高血压疾病

一、病例介绍

宝妈因停经 40 + 5W,产检发现血压升高 1 + 月,加重 2 天入院。

现病史:平素月经规律,LMP 2017 年 4 月 27 日,EDC 2018 年 2 月 2

日,停经1+月自测 HCG 阳性,同期于外院行首次 B 超,提示"宫内早孕",同期有轻微恶心、呕吐等早孕反应,症状持续至4+月自行好转,同期建卡,孕4+月感胎动至今,腹部随停经月份的增加而增大,孕中晚期在外院及我院检查6次,孕期无腹痛、腹胀,无阴道流血、流液等症状,无放射线及化学药物接触史,未服用特殊药物。患者于1+月前产检时发现血压升高,最高血压可达 18.66/13.33kPa(140/100mmHg),未予重视及任何治疗。2 天前于我院门诊产检再次发现血压升高,高达22.66/15.99kPa(170/120mmHg),遂收入我院我科住院治疗。孕期精神、饮食、睡眠好,大小便正常,体重随孕周渐增,体重增长无明显异常。

既往史:既往身体状况良好,糖尿病病史2年,最高血糖可达9.0mmol/L(空腹),予口服二甲双胍控制血糖不理想,自行停用,后未予处理,具体不详;否认"心脏病"等慢性病史,否认肝炎、结核、伤寒等传染病病史,预防接种史不详,无手术外伤史,无输血史,否认药物及食物过敏史。

家族史:家庭其他成员健康状况良好,家族中无传染病,否认家族性遗传病。

体格检查:宫底剑下三横指,腹围 123cm,宫高 37cm,胎心音136 次/分,胎头跨耻征(−),胎方位 LOA,无宫缩。阴查:宫口未开,头先露,S−3,宫颈管未消失,胎膜未破;骨盆外测量各径:27−25−20−9cm,耻骨弓角度>90°。

辅助检查:B 超:胎头双顶径90mm,股骨长69mm,腹围 335mm,胎盘位于子宫前壁,厚37mm,胎盘Ⅱ级,羊水最大深度50mm。提示:晚期妊娠,单胎头位。心电图:①窦性心动过速为 103 次/分;②电轴不偏(+75°)。血常规:白细胞数 7.60×10^9/L,红细胞数5.05×10^{12}/L,血红蛋白浓度 144.0g/L,血小板数 142.0×10^9/L;血型 O 型,RH 血型(+);活化部分凝血活酶时间 29.10s,凝血酶原时间 10.80s,国际标准化比值0.92,凝血酶时间 11.20s,纤维蛋白原 3.55g/L,部分凝血活酶时间比值1.08,凝血酶时间比值0.92;谷丙转氨酶 12.0U/L,谷草转氨酶12.0U/L,总胆红素 8.0μmol/L,间接胆红素 5.0μmol/L,直接胆红素3.0μmol/L,总胆汁酸4.4μmol/L,尿素3.12mmol/L,肌酐66.0μmol/L,尿酸279.0μmol/L,葡萄糖11.54mmol/L,总胆固醇5.51mmol/L,甘油三酯 3.38mmol/L,总蛋白61.6g/L,白蛋白 34.0g/L,球蛋白 27.6g/L,白球比 1.23,钙2.26mmol/L,磷1.44mmol/L,镁 0.93mmol/L;尿常规:葡萄糖(+−),胆红素(−),酮体(−),亚硝酸盐(−),潜血(−),白细胞(−),pH 值

(5.0),尿比重(1.025),尿胆原(-),维生素 C(-),颜色为黄色,白细胞(小便)(0~3),红细胞(小便)(0~3),尿蛋白(+2),浑浊度为透明。余暂缺。

初步诊断:①G2P0,孕 40+5W,LOA,宫内单活胎;②重度子痫前期;③糖尿病合并妊娠;④肥胖症。

二、治疗经过

患者入院后,予以解痉、降压、对症治疗,监测胎心,发现有胎心基线平直,急诊行剖宫产术,术后予以抗感染、解痉、对症治疗,监测血糖情况、子宫复旧、阴道流血及生命体征情况。

三、病例分析

妊娠期高血压疾病治疗的基本原则是休息、镇静、解痉,有指征地降压、利尿,密切监测母胎情况,适时终止妊娠,而适时终止妊娠是最有效的处理措施。 应根据病情轻重分类,进行个体化治疗。

患者已经足月妊娠,病情重,不宜继续妊娠,故在予以硫酸镁防治子痫发生后,予以终止妊娠,但患者肥胖,合并糖尿病,胎心基线平直,故权衡后,予以行剖宫产术,孕妇肥胖并且合并糖尿病,故妊娠期高血压疾病发病率增加,患者发生产后出血的风险高,术前应该做好配血、备血准备工作,患者肥胖、合并糖尿病,故术后伤口愈合困难,手术中注意伤口缝合技巧,术后监测、控制血糖水平,如果伤口出现液化情况,则早期予以处理伤口,予以切口换药。 患者病情重,故术后继续予以硫酸镁解痉治疗,预防产后子痫发生。

硫酸镁是子痫治疗的一线药物,也是重度子痫前期预防子痫发作的关键用药。 对于非重度子痫前期患者也可考虑应用硫酸镁。 在子痫发作时,硫酸镁也是控制抽搐状态的关键用药。

如术后血压≥21.33/14.66kPa(160/110mmHg),应继续给予降压治疗。 子痫前期患者产前卧床休息时间超过 4 天或剖宫产术后 24h,可酌情使用阿司匹林、低分子肝素等抗凝药物以预防血栓形成。

患者产后需继续低盐饮食、监测血压,如果患者产后 6 周血压仍未恢复正常,应于产后 12 周再次去内科随诊复查血压,排除慢性高血压,同时监测尿蛋白情况,以便早期发现肾脏损伤。

病例 8：妊娠期高血压疾病

一、病例介绍

宝妈，女性，23 岁，汉族，患者主诉：停经 36 + 5W，产检发现高血压 1 天。

现病史：平素月经规律，LMP 2017 年 7 月 20 日，EDC 2018 年 4 月 27 日，孕 1 + 月在我院行 B 超，提示"宫内早孕"，孕早期有恶心、呕吐等早孕反应，未予特殊处理，孕 3 + 月自行消失，孕 4 + 月感胎动至今，腹部随停经月份的增加而增大，孕 7 + 月于我院产检，提示血糖稍高，嘱控制饮食，定期复查（具体不详），孕中晚期在外院及我院检查 8 次，均未见明显异常。孕期无腹痛、腹泻，无阴道流血、流液等症状，无放射线及化学药物接触史，未服用特殊药物。无腹痛、腹胀，无阴道流血、流液不适，10 + 天前于我院产检发现 TSH：3.420mIU/L，未予药物治疗，嘱定期复查，今于我科门诊产检，休息后测量血压为 21.33/13.73kPa（166/103mmHg），无头晕、头痛，无眼花、目眩等不适，收入我科住院治疗。孕期精神、饮食、睡眠好，大小便正常，体重随孕周渐增，体重增长无明显异常。

既往史：既往身体状况良好，否认高血压、糖尿病、心脏病等慢性病史，否认肝炎、结核、伤寒等传染病病史，预防接种史不详，无手术外伤史，无输血史，否认药物及食物过敏史。

家族史：家庭其他成员健康状况良好，家族中无传染病，否认家族性遗传病。

体格检查：宫底剑下三横指，腹围 95cm，宫高 27cm，胎心音 146 次/分，胎头跨耻征（ - ），胎位 LOA，无宫缩。阴查：宫口未开，头先露，S - 3，宫颈管未消失，胎膜未破；骨盆外测量经产妇免测，耻骨弓角度 >90°。

辅助检查：胎头双顶径 80mm，股骨长 60mm，腹围 302mm，羊水指数 123mm，胎盘 Ⅱ + 级，提示：晚期妊娠，单胎头位；心电图：窦性心动过缓，为 52 次/分。血常规：白细胞数 6.6×10^9/L，红细胞数 4.43×10^{12}/L，血红蛋白浓度 128.0g/L，血小板数 55.0×10^9/L，偏低；凝血功能：活化部分凝血活酶时间 17.1s，偏低；凝血酶原时间 10.2s，凝血酶时间 11.1s，纤维蛋白原 3.85g/L；余暂缺。血型 O 型，RH（D）阳性，输血前四项：HBsAg、抗 HIV、抗 HCV、抗 TP 均阴性。血糖：葡萄糖 3.48mmol/L，肝功能、肾功能未见明显异常。甲功三项：T3 4.76pmol/L，T4 12.45pmol/L，TSH 3.420mIu/L。尿蛋白： + + +/HP。

初步诊断：①G2P1，孕 36 +5W，LOA，宫内单活胎；②重度子痫前期。

二、治疗经过

予硫酸镁解痉降压，拉贝洛尔 100mg，Q8h 口服降压。

按产科常规一级护理，完善相关辅查。 上氧、监测胎心。 核查孕周未足月，胎儿大小适中，无明显头盆不称，予硫酸镁解痉降压，拉贝洛尔 100mg，Q8h 口服降压。 记 24h 尿量，观察膝反射，监测血压。

三、病例分析

患者孕周尚未足月，但有胎儿生长受限表现，入院后，予以硫酸镁预防子痫发生，降压治疗，监测血压及胎儿胎心情况，若血压控制不满意，应适时终止妊娠。 如患者宫颈条件不成熟，则可以放宽剖宫产手术指征，密观患者生命体征及胎动、胎心音情况，注意孕妇是否有胎盘早剥。

同时 B 超检查脐带血流情况，可以早期发现胎儿窘迫现象，及时终止妊娠。

病例 9：妊娠合并心脏病

一、病例介绍

刘××，女性，28 岁，汉族。患者主诉：停经 37 +5W，发热、心悸 1 +天。病史：平素月经规律，LMP：2017 年 5 月 16 日，EDC：2018 年 2 月 23日，孕 1 +月在外院行 B 超，提示"宫内早孕"，孕 2 +月于瑞安市马屿镇建卡定期产检，孕早期稍有恶心、呕吐等早孕反应，未予特殊处理，孕 3 +月自行消失，孕 4 +月感胎动至今，腹部随停经月份的增加而增大，孕中晚期在外院及我院检查 7 次，均未见明显异常，孕期无腹痛、腹泻，无阴道流血、流液等症状，无放射线及化学药物接触史，未服用特殊药物。10 +天前受凉后出现鼻塞、流涕，自予板蓝根颗粒口服治疗，未见明显好转，1 +天前出现发热、心悸，就诊我院收入我科住院治疗。孕期精神、饮食、睡眠好，大小便正常，体重随孕周渐增，体重增长无明显异常。既往史：既往身体状况良好，否认高血压、糖尿病、心脏病等慢性病史，否认肝炎、结核、伤寒等传染病病史，预防接种史不详，无手术外伤史，无输血史，否认药物及食物过敏史。过敏史：无。家族史：家庭其他成员健康状况良好，家族中无传染病，否认家族性遗传病。体格检查：体温 37℃，心率

122次/分,呼吸24次/分;血压13.59/9.99kPa(102/75mmHg),心肺无特殊,腹膨隆,宫底剑下三横指,腹围104cm,宫高29cm,胎心音142次/分,胎头跨耻征(-),胎位LOA,无宫缩。阴查:未查;骨盆外测量26-24-20-9cm,耻骨弓角度>90°。辅助检查:(2018-02-06)B超:胎头双顶径95mm,股骨长70mm,腹围328mm,胎盘Ⅰ+级,羊水最大深度54mm,提示:(1)晚期妊娠,单胎头位;(2)脐带绕颈1周。心脏彩超:静息状态下,心内结构及血流未见明显异常;心电图:窦性心动过速122次/分。血常规示:WBC 6.73×10⁹/L,RBC 3.76×10¹²/L,HGB 105.0g/L,PLT 235.0×10⁹/L,血型B型,RH(D)阳性;凝血功能PT 12.00秒,FIB 3.00g/L,TT 11.60秒,APTT 24.50秒;输血前四项:HBsAg、抗HIV、抗HCV、抗TP均阴性。甲功三项:T3 5.35pmol/L,T3 12.89pmol/L,TSH 3.820mIU/L,肝功能、肾功能无明显异常,尿常规示:pH 7.0,NIT-,GLU-,Vc-,SG 1.015,BLD-,PRO-,BILURO-,KET-,WBC-。

初步诊断:①G2P0,孕37+5W,LOA,宫内单活胎;②上呼吸道感染;③心肌炎?

二、治疗经过

按产前常规护理Ⅰ级,完善相关检查(心肌酶、C反应蛋白、胸片)。下病重,上氧,监测胎心,心电监护持续监测,嘱其卧床休息。孕妇有发热、咳嗽、心悸等不适,心率161次/分,予辅酶A、三磷酸腺苷、钾镁合剂、维生素C改善营养心肌,抗病毒治疗,向孕妇及其家属说明病情,密观患者病情变化及胎心音、胎动情况。患者抽血检查提示心肌酶谱增高,考虑心肌炎。

三、病例分析

患者妊娠合并心肌炎,心功能1级,心功能尚可,胎心监护无异常,予以继续营养心肌治疗、抗病毒治疗。如果患者分娩发动,患者没有产科指征,可以经阴道分娩。但患者如果病情加重,心功能下降,可放宽剖宫产手术指征。

经阴道分娩,可使用产钳助产,减少心脏负担。

妊娠后心脏负担加重,特别是第二产程,胎儿娩出,腹压降低,腹腔血流增多,而后子宫收缩,回心脏血流增多,是特别危险的时期,心肌炎患者容易出现心脏衰竭,故要控制好输液速度,预防感染,预防心力衰竭,预防产后出血,不能使用麦角新碱。

病例 10：妊娠合并呼吸系统感染

一、病例介绍

龙××，性别：女，年龄：30 岁，民族：汉，职业：护士。

患者因"停经 33 + 3W，胸闷、左肩背疼痛 1 天，反复发热 10 + 小时"入院。

现病史：LMP 2018 年 11 月 2 日，EDC 2019 年 8 月 9 日。该妇平素月经规律，月经未按时来潮后自行验尿，HCG 阳性，遂至剑河县人民医院行 B 超检查，确认宫内妊娠（未见报告单）。孕早期有轻微恶心、呕吐早孕症状，孕 4 + 月时自感胎动至今，孕期不定期在剑河县人民医院及我院行产前检查，未见明显异常，随孕期的进展，腹部渐隆，孕期无恶寒发热、头晕头痛、心慌胸闷、腹痛腹胀等不适症状，孕期无化学药物及放射性物质接触史。昨日患者自觉胸闷、左肩背疼痛不适，逐到我科就诊，予以心电图检查，未见明显异常，嘱其继续上氧处理。10 + 小时前患者无明显诱因出现发热不适，体温波动在 38.3 ~ 39.1℃，伴有全身酸痛、头痛、胸闷、心慌及胸部疼痛不适，疼痛放射至两侧肩部及背部，平躺时感胸闷症状加重，侧卧位休息时胸闷症状稍好转；无头晕、鼻塞流涕、咳嗽、咳痰及咽痛等症状，出现上述症状后，患者遂至县人民医院就诊，予以头孢曲松钠输液及口服布洛芬混悬液治疗（具体不详），之后上述症状稍好转，但易反复。现患者为求进一步治疗，遂至我院就诊，门诊以"（1）G3P1，孕 33 + 3W，宫内单活胎。（2）上呼吸道感染"收入院。该妇孕期精神可，睡眠及饮食欠佳，二便正常。体重随孕周正常增加。

既往史：2014 年 11 月患者因"甲状腺包块"于我院行手术治疗，治愈出院。否认心脏病、高血压病、糖尿病等慢性疾病史；否认肝炎、结核、伤寒等传染病史，否认重大外伤、输血史，否认中毒、药物过敏、药物成瘾及食物过敏史。预防接种史不详。

过敏史：否认中毒、药物过敏、药物成瘾及食物过敏史。

家族史：父母健在，兄弟姐妹均体键，否认家族性遗传性病史。

体格检查：T 36.4℃，P 96 次/分，R 20 次/分，BP 94/64mmHg，体重 54kg，发育正常；营养良好；形体中等；神清合作，慢性面容，扶入病房；全身皮肤及巩膜无黄染；浅表淋巴结未扪及肿大；五官头颅正常；双瞳孔等大等圆，对光反射存在；唇无发绀；口腔黏膜无溃疡，咽不充血；扁桃体不大；颈软；气管居中；甲状腺无肿大；颈静脉无怒张，胸廓对称无畸形，双肺呼吸音清晰、未闻及干湿性啰音；乳房丰满，乳头凸，无乳汁分泌；心界不大,心率 96 次/分,律齐,各瓣膜听诊区未闻及病理性杂音;腹部膨隆,大小与妊娠月份相符,腹部可扪及增大的子宫及胎体;腹壁静脉无曲张,肝脾未扪及肿大,肠鸣音 5 次/分。双肾区无叩击痛;脊柱四肢无异常;双下肢无水肿;肛门及外生殖器无异常。神经系统检查:生理反射征存在,病理反射征未引出。舌尖红,有瘀点,苔薄黄,脉浮数。

辅助检查:(2019 - 06 - 24)县人民医院血常规(五分类)WBC 12.1 × 10^9/L↑,NEUT 87.0%↑,NEUT#10.56 × 10^9/L↑,超敏 C 反应蛋白:21.67mg/L↑,(葡萄糖)GLU 6.7mmol/L↑。(2019 - 06 - 25)我院 B 超:晚妊、目前头位;胎盘成熟度Ⅰ+,胎儿脐带绕颈(胎儿颈后皮肤线见 U 型压迹)。心电图:窦性心律(94 次/分)。(2019 - 06 - 25)凝血四项:FIB 4.61g/L↑。尿常规检查 + 尿液分析:葡萄糖 + - mmol/L。红细胞沉降率:40.29mm/h↑。输血前四项回示均阴性;(2019 - 06 - 26)复查血常规(五分类)回示:RBC 3.35 × 10^{12}/L↓,HGB 107g/L↓,NEUT 74.6%↑。免疫分析:0.07ng/mL。今日上腹部彩超回示:右肝内胆管结石,脾大,右肾积水并输尿管上段扩张,双肾内小结石。(2019 - 06 - 26)复查葡萄糖回示:4.0mmol/L;既往两年前曾胸闷不适,当时查心电图示心肌缺血改变。心电图示 V4ST - T 改变,心肌酶谱正常。

初步诊断:①G3P1,孕 33 +3W,LOA,宫内单活胎。②右肝内胆管结石。③双肾小结石。④急性上呼吸道感染。⑤脾大。⑥急性心肌炎?⑦右肾积水并输尿管上段扩张。⑧脐带绕颈 1W?

二、诊断

患者有发热,考虑有感染,C 反应蛋白增高,白细胞增高,多为细菌感染,故可以予以抗生素治疗,妊娠期抗生素宜选用青霉素或者头孢类抗生素,急性心肌炎诊断缺乏诊断依据,伴有全身酸痛、头痛、胸闷、心慌及胸部疼痛不适,疼痛放射至两侧肩部及背部,平躺时感胸闷症状加重,侧卧位休息时胸闷症状稍好转,考虑为肺部感染导致。

三、病例分析

患者胸闷、发热、全身酸痛、头痛、心慌及胸部疼痛不适,疼痛放射至两侧肩部及背部,平躺时感胸闷症状加重,侧卧位休息时胸闷症状稍好转,虽然肺部听诊无异常,但还是考虑肺部感染导致。 为明确诊断,可以跟患者及家属充分沟通后,做 CT 检查,了解肺部情况。 右肾积水并输尿管上段扩张,可能是泌尿系结石导致,注意是否合并泌尿系感染,患者发热、感染,可以导致胎儿缺氧,甚至死胎,故做好胎心监护,必要时提前终止妊娠。

CT 及 X 片检查历来被误解，不能用于妊娠患者，但根据目前证据显示，单次 CT 的放射剂量没有到达致畸剂量，新冠肺炎期间孕妇接受 CT 检查，也没有发现不良后果，所以跟家属做好解释工作，可以明确诊断，避免延误病情。

患者胸闷、发热、全身酸痛、头痛、心慌及胸部疼痛不适，还要考虑有败血症可能，使用抗生素前，应做血培养及药敏实验，选用敏感抗生素治疗。

病例 11：胎儿窘迫

一、病例介绍

龙××,性别:女,年龄:23 岁,民族:汉。

患者主诉:停经约 36W,胎心基线平直 1 天。

现病史:该妇平素月经不规律,周期 30~45 天,末次月经是 2019 年 8 月 28 日,预产期是 2020 年 6 月 5 日,停经 2 月余于外院做 B 超,提示"宫内早孕",与实际孕周相差约 10 天。孕 4 月余自感胎动至今,腹部随停经月份的增加而增大;同期行唐氏筛查,提示"低风险",甲状腺功能检查及血红蛋白成分分析检查未见明显异常。孕 6 月行 OGTT,提示 5.39 - 7.13 - 6.54mmol/L,孕早期血糖正常,考虑"妊娠期糖尿病",嘱控制饮食,定期监测血糖。孕 7 月余查血脂,提示甘油三酯 7.82mmol/L,嘱低脂、清淡饮食;铁蛋白 14.26ng/mL,考虑孕期铁摄入不足,予"琥珀酸亚铁片及维生素 C 片"口服补铁治疗;复查血糖 4.78mmol/L。2 天前于我院复查血脂,提示甘油三酯 10.39mmol/L,建议去上级医院复查。1 天前于贵州医科大学第二附属医院复查血脂,提示甘油三酯 8.67mmol/L,建议住院治疗,未执行。今日该妇于我院门诊产检行胎心监测,提示基线平直,予吸氧、改变体位后复测基线无明显改善,考虑"胎儿宫内窘迫"可能,予收住院治疗。

既往史:身体状况良好,否认"高血压、糖尿病、心脏病"等慢性病史,否认肝炎、结核、伤寒等传染病病史,预防接种史不详,无手术外伤史,无输血史,否认药物及食物过敏史。

家族史:家庭其他成员健康状况良好。

体格检查:入院查体:体温 36.5℃,脉搏 95 次/分,呼吸 20 次/分,血压 17.33/10.79kPa(130/81mmHg),神清,查体合作,全身皮肤、巩膜无黄染,心、肺无明显特殊;腹部膨隆,腹软,无压痛、反跳痛及肌紧张,扪及胎体、胎肢;双下肢无明显水肿。专科情况:宫底剑下三指,腹围104cm,宫高33cm,胎心音140次/分,胎头跨耻征(-),胎位LOA,无宫缩。阴查:头先露,S-3,宫颈管未消,宫口未开,胎膜未破;经产妇骨盆。

辅助检查:(2020-03-30)血脂:总胆固醇5.74mmol/L,甘油三酯7.82mmol/L;(2020-04-14我院)心脏彩超提示:心内结构及血流未见明显异常;(2020-05-09)血常规:白细胞数13.33×10^9/L,红细胞数3.27×10^{12}/L,血红蛋白浓度104.0g/L,血小板数288.0×10^9/L;(2020-05-16)血脂:甘油三酯10.39mmol/L;(2020-05-17)血脂:甘油三酯8.67mmol/L;(2020-05-19)产科B超示:双顶径88mm,股骨长68mm,腹围333mm,羊水最大深度74mm,羊水指数194mm,胎心152次/分,S/D 2.5,胎盘Ⅱ级,胎儿颈部可见U形压迹,提示:宫内妊娠,单胎头位,脐带绕颈1周;腹部彩超提示:肝、胆、胰、脾、双肾未见明显异常;肝功能:谷丙转氨酶8.0U/L,谷草转氨酶17.0U/L,总胆汁酸3.1μmol/L,总蛋白52.8g/L,白蛋白31.5g/L,总胆红素14.1μmol/L;肾功能:尿素3.12mmol/L,肌酐43.0μmol/L,尿酸355.0μmol/L;葡萄糖:4.31mmol/L;心肌酶:肌酸激酶28.0U/L,肌酸激酶同功酶9.0U/L;淀粉酶:57.0U/L;电解质:钙2.03mmol/L;二氧化碳:20.7mmol/L;凝血功能:凝血酶原时间9.8s,凝血酶时间16.5s,凝血酶时间比值0.85;C反应蛋白:4.61mg/L;D二聚体:0.59μg/mL;甲功五项:正常;尿常规:无明显异常;昨日监测五点血糖:6.3-5.7-7.0-6.3-6.2mmol/L。(2020-05-20)心电图:窦性心律(76次/分);血常规:白细胞数11.49×10^9/L,红细胞数2.88×10^{12}/L,血红蛋白浓度93.0g/L,血小板数333.0×10^9/L;血脂:甘油三酯8.65mmol/L,高密度胆固醇0.88mmol/L,低密度胆固醇0.97mmol/L。

初步诊断:①G2P1,孕约36W,LOA,宫内单活胎;②高脂血症;③妊娠期糖尿病;④轻度贫血;⑤胎儿宫内窘迫。

二、治疗经过

入院后予监测胎心、监测五点血糖,嘱自数胎动、低脂低糖清淡饮食,吸氧增加胎盘氧含量,静脉输液改善微循环及血流灌注等治疗。

三、病例分析

患者胎心基线平直,属于二类胎心监护。二类胎心监护:除一类和三类以外的图形,包括以下任一项。①基线率:胎儿心动过缓但不伴基线变异缺失、胎儿心动过速。 ②基线变异：变异缺失不伴反复晚减、微小变异、显著变异。 ③加速：刺激胎儿后没有加速。 ④周期性或偶发性减速：反复性变异减速伴正常变异、延长减速、反复性晚减伴正常变异。 变异减速有其他特征，如恢复基线缓慢，"尖峰"或"双肩峰"。 二类胎心监护可以发展为三类胎心监护。 此孕妇经声音刺激，推动胎儿肢体，输液。 吸氧后，胎心基线仍然平直，故考虑胎儿窘迫，妊娠期糖尿病、血脂高者，容易导致胎盘功能性供氧障碍，患者胎儿窘迫需急诊行剖宫产终止妊娠，术中要做好新生儿窒息复苏团队抢救准备。 糖尿病患者产后出血率增加，故还应做好配血、备血准备，患者血糖高，术后感染发生率增加，故术后可予以抗生素预防感染。 妊娠期糖尿病还可导致产妇伤口愈合困难，术后监测、控制血糖，故术中注意切口不留死腔，如果术后出现切口液化倾向，则需尽早处理。

患者妊娠后，血脂增高，与孕妇自身代谢改变有关，跟饮食结构有关，血脂过高，胰腺炎发病率增高，容易发展为重症胰腺炎，危及母儿生命安全，故应调整饮食结构，监测血脂水平。 孕妇有妊娠期糖尿病，但总体血糖水平不高，妊娠期可以就母体的血糖及宝宝的营养情况咨询营养师进行饮食的指导，并自我监测血糖和控制体重。 由于孕妇不适合服食降血糖药物，因此妊娠糖尿病的病情较为严重的孕妇需要注射胰岛素，以平衡血糖水平。 妊娠期糖尿病的并发症通常是可以控制和预防的。 预防的关键是在诊断出糖尿病后尽快控制血糖水平。 采用医学营养治疗后 2 周血糖仍达不到以下标准者：空腹血糖 <5.3mmol/L、餐后 1h 血糖 <7.8mmol/L、餐后 2h 血糖 <6.7mmol/L，且只要有以下一项不达标者即需要用胰岛素治疗：①用医学营养治疗后血糖虽达到上述标准，但患者出现体重减轻者。 ②用医学营养治疗后虽达到上述标准，患者体重也不减轻，但出现酮症者。 妊娠期糖尿病的并发症通常是可以控制和预防的,预防的关键是在诊断出糖尿病后尽快控制血糖水平。

病例 12：妊娠期肝内胆汁淤积症

一、病例介绍

腾××,性别:女,年龄:27 岁,民族:汉,职业:技术工人。

患者主诉:停经 36 +6W,皮肤瘙痒半月。

现病史:平素月经规律,LMP 2017 年 8 月 9 日,EDC 2018 年 5 月 16

日。2017年8月26日于外院行胚胎移植术，术后28天于该院查B超，提示"宫内双胎早孕"。孕早期稍有恶心、呕吐等早孕反应，未予特殊处理，孕3+月自行消失，孕4+月感胎动至今，腹部随停经月份的增加而增大。孕期不定期于我院及外院产检共6次，行无创提示低风险，因个人因素未行地中海贫血检查。孕期无腹痛、腹泻，无阴道流血、流液等症状，无放射线及化学药物接触史。半月前出现皮肤瘙痒，腹部皮肤瘙痒较明显，并出现局部红疹，皮肤、巩膜无黄染。2天前于我院就诊行肝功能检查，提示TBA 1.4μmol/L，考虑"过敏性皮炎"，予"炉甘石洗剂"局部擦用后皮肤瘙痒较前无明显缓解。现孕36+6W，皮肤瘙痒持续存在，为系统治疗，遂就诊于我科，考虑"妊娠期肝内胆汁淤积症及妊娠特异性皮炎"并收入我科住院治疗。孕期精神、饮食、睡眠好，大小便正常，体重随孕周渐增。

既往史：既往身体状况良好，否认"高血压、糖尿病、心脏病"等慢性病史，否认肝炎、结核、伤寒等传染病病史，预防接种史不详，无手术外伤史，无输血史，自述青霉素过敏，否认食物过敏史。

过敏史：自述青霉素过敏，否认食物过敏史。

家族史：家庭其他成员健康状况良好，家族中无传染病，否认家族性遗传病。

体格检查：宫底剑下三横指，腹围113cm，宫高45cm，A胎心音147次/分，B胎心音136次/分。胎头跨耻征(−)，胎方位LOA，无宫缩。阴查：宫口未开，头先露，宫颈管未消失，胎膜未破；骨盆外测量：经产妇免测，耻骨弓角度>90°。

辅助检查：B超：胎儿双顶径92mm，股骨长71mm，腹围326mm，胎盘属Ⅱ级，A胎羊水暗区57mm，S/D=1.8，B胎羊水暗区47mm，S/D=2.0，B超示晚期妊娠；双胎头位，B胎脐带绕颈一周。血常规：白细胞数7.31×10^9/L，中性粒细胞绝对值5.24×10^9/L，红细胞数3.88×10^{12}/L，血红蛋白浓度122g/L，红细胞比容37.4%，血小板数190×10^9/L；血型A型，RH血型(+)；凝血功能：活化，部分凝血活酶时间23.5s，凝血酶原时间12.5s，凝血酶时间11.4sec，纤维蛋白原2.83g/L，部分凝血活酶时间比0.87，凝血酶时间比值1.07；肝肾功能：总蛋白60.9g/L，白蛋白38.5g/L，总胆红素7.7μmol/L，直接胆红素0.7μmol/L，间接胆红素7.0μmol/L，总胆汁酸1.4μmol/L，谷丙转氨酶13U/L，谷草转氨酶19U/L，碱性磷酸酶168U/L，乳酸脱氢酶256U/L，尿素2.69mmol/L，尿酸330μmol/L。葡萄糖4.67mmol/L。输血前四项：HBsAg、HIV抗体、HCV抗体、TP抗体均阴性(−)。尿常规：酮体(−0)，潜血(−0)，白细胞(+3)，pH值5.5，尿比重 1.025,尿蛋白（ + - ）。

初步诊断：①G2P1，孕 36 + 6W，ROA/LOA，宫内双活胎。②ICP？③妊娠特发性皮炎？④IVF – ET 术后。

二、治疗

孕妇皮肤瘙痒，要考虑妊娠期肝内胆汁淤积症。妊娠期肝内胆汁淤积症以皮肤瘙痒为主要症状，程度轻重不等，无皮疹。

诊断要点：总胆汁酸是诊断的可靠指标，$\geq 10 \mu mol/L$ 可诊断为 ICP；胆汁酸水平正常，但有其他原因无法解释的肝功能异常。瘙痒和肝功能异常在产后恢复正常。

患者的胆汁酸水平正常，肝功能正常，故不考虑妊娠期肝内胆汁淤积症，考虑为湿疹，湿疹的临床表现也有皮肤瘙痒，予以皮肤局部用药后好转。

三、病例分析

孕妇皮肤瘙痒，其中危害较大的有妊娠期肝内胆汁淤积症。妊娠期肝内胆汁淤积症主要危害胎儿，导致围产儿病死率增高，可以发生胎儿窘迫、早产、羊水胎盘胎粪污染；可以导致不能预测的胎儿突然死亡、新生儿颅内出血；对孕妇可以导致凝血功能异常、产后出血。

ICP 分度如下。

轻度：血总胆汁酸 $10 \sim 39.9 \mu mol/L$，主要症状为瘙痒，无其他明显症状。

重度：血总胆汁酸大于或等于 $40 \mu mol/L$，症状严重伴其他情况，如多胎妊娠、妊娠期高血压疾病、复发性 ICP、既往有因 ICP 的死胎或新生儿窒息死亡历史等。

此孕妇胆汁酸不增高，肝功能正常，故缺乏诊断依据，可以针对皮肤瘙痒予以对症处理。